CÁC BỆNH MÃN TÍNH
GÂY TỬ VONG HÀNG ĐẦU
VÀ CÁC BIỆN PHÁP PHÒNG NGỪA VÀ ĐIỀU TRỊ

CÁC BỆNH MÃN TÍNH
GÂY TỬ VONG HÀNG ĐẦU
VÀ CÁC BIỆN PHÁP PHÒNG NGỪA VÀ ĐIỀU TRỊ
Sách tài liệu Y học **Charlie Nguyễn, DC, OMD, MD**
Bìa: **Uyên Nguyên Trần Triết**
Dàn trang: **Nguyễn Thành**
Nhân Ảnh Xuất Bản **2020**
ISBN: **978-1989993323**
Copyright © 2020 by Charlie Nguyen

CÁC BỆNH MÃN TÍNH
GÂY TỬ VONG HÀNG ĐẦU
VÀ CÁC BIỆN PHÁP PHÒNG NGỪA VÀ ĐIỀU TRỊ

CÁC BỆNH MÃN TÍNH KHÓ CHỮA
NHƯNG CÓ THỂ NGĂN NGỪA VÀ KIỂM SOÁT:

CAO MỠ - CAO MÁU - TIỂU ĐƯỜNG -
BỆNH TIM MẠCH - ĐỘT QUỴ -
ALZHEIMER VÀ UNG THƯ

CHARLIE NGUYỄN, DC, OMD, MD

NHÀ XUẤT BẢN NHÂN ẢNH
2020

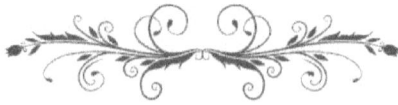

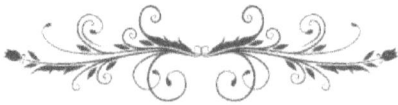

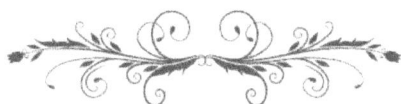

Dành cho tất cả độc giả của cuốn sách này,
với lời chúc chân thành nhất của tôi
cho một cuộc sống lâu dài và khỏe mạnh.

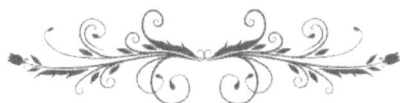

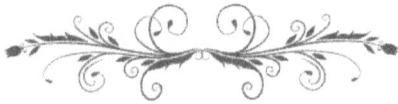

Gửi đến tất cả các bệnh nhân của tôi,

Những gì trong cuốn sách này
tôi đều học được từ các bạn

vì các bạn đã và sẵn sàng tham gia cùng tôi
trong cuộc hành trình này.

Nếu mọi người nhìn thấy tôi,
đó là vì các bạn đã nâng tôi lên!

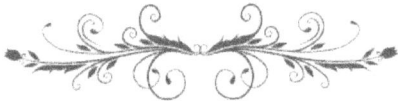

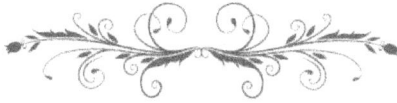

Tưởng niệm cha tôi,
một người đầy sáng tạo, kiên nhẫn, và vị tha.

Gửi đến mẹ tôi, người đã dạy tôi
sự can đảm, và học hỏi.

Gửi đến người vợ xinh đẹp của tôi, Thu-Hồng.
Người bạn đời đã chia sẻ vui, buồn,
và luôn đồng hành vượt qua mọi khó khăn.
Cảm ơn tình yêu của em.

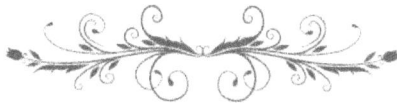

Lời Ngỏ

Khoa học và y học tiến mãi không ngừng. Chúng ta đã chứng kiến các khám phá kỳ diệu, có tính đột phá trong khoa học nói chung và y học nói riêng trong những thập kỷ qua. Con người, một sinh vật thông minh, có mặt chỉ trong một thời gian ngắn so với các sinh vật khác và đã trở thành chủ nhân của trái đất này.

Triết gia Pascal đã nói "con người là một cây sậy, nhưng là cây sậy biết suy nghĩ". Con người là một sinh vật yếu đuối, chịu ảnh hưởng của quy trình sinh, lão, bệnh, tử của thiên nhiên. Nhưng chính sự suy nghĩ làm con người trở thành một sinh vật thượng đẳng, có khả năng can thiệp vào quy trình sinh tử của thiên nhiên.

Có những sự kiện khoa học cách mạng đánh dấu bước tiến của loài người như thuyết Tiến Hóa của Darwin; sự xuất hiện của Vật lý Lượng tử (với Max Planck) và thuyết Tương Đối (với Albert Einstein) vào cuối thế kỷ XIX đầu thế kỷ XX; sự khám phá insulin của các ông Banting và Best (giải Nobel năm 1923); sự khám phá ra cơ chế điều hòa cholesterol của các ông Brown và Goldstein (giải Nobel năm 1985); cũng như các nghiên cứu (Seven country Study, Framingham Heart study...) về tìm hiểu các yếu tố nguy cơ và biện pháp ngăn ngừa của các bệnh gây tử vong phổ biến của con người. Cuộc cách mạng y học đang có mặt trong các phòng thí nghiệm sinh học phân tử của các trường đại học và công nghiệp trên khắp thế giới. Kết quả của cuộc cách mạng này sẽ dẫn đến kéo dài tuổi thọ hoặc số năm sống không bệnh tật. Các nghiên cứu giải trình tự bộ gen của người, và của các vi sinh vật sống trên và trong cơ thể con người cũng đã và đang phát triển. Các sự kiện này được coi là khoa học viễn tưởng cách đây vài ba thập kỷ. Những nhà khoa học phát hiện ra rằng các bệnh mãn tính liên quan đến tuổi tác như bệnh tim, tiểu đường loại 2, viêm khớp, rối loạn tiêu hoá, mất trí tuệ, và một số dạng ung thư không phải là hậu quả tất yếu của quá trình lão hoá. Thực vậy, chúng đang được công nhận là kết quả của yếu tố di truyền của cá nhân và những lựa chọn của họ về chế độ ăn uống tổng thể, lượng dinh dưỡng cụ thể, lối sống và môi trường sống. Chế độ dinh dưỡng và lối sống chẳng những có ảnh hưởng đến sức khỏe của bạn mà cũng có ảnh hưởng đến thế hệ tiếp nối của bạn thông qua cơ chế di truyền biểu sinh, cơ chế di truyền với không thay đổi trình tự DNA. Khi đọc "Các Bệnh Mãn Tính Gây Tử Vong Hàng Đầu", bạn sẽ không chỉ hiểu thêm về những vấn đề cơ bản trong các chế độ dinh dưỡng, và lối sống mà còn về việc áp dụng thông tin này vào cuộc sống của bạn. Mục tiêu của cuốn sách này là cung cấp cho bạn những công cụ mà bạn có thể sử dụng hằng ngày để giảm nguy cơ mắc bệnh, kéo dài tuổi thọ, và tăng cường sức khỏe khi chúng ta già đi. Các thông tin trong cuốn sách này không phải là kết quả của công việc hay nhận thức sâu sắc của một cá nhân đơn lẻ mà là sự đóng góp tích lũy của nhiều người, nhiều năm; công việc của hàng ngàn nhà khoa học và chuyên gia y tế.

Trong nhiều năm, chúng ta đã có các khuyến cáo về sức khỏe cộng đồng để giảm các yếu tố nguy cơ mắc bệnh tim và ung thư. Các đề xuất như giảm cholesterol trong máu, bỏ hút thuốc, kiểm soát huyết áp, và giảm chất béo và cholesterol trong chế độ ăn nhằm ngăn ngừa bệnh tim. Tuy nhiên, thật không may, tất cả chúng ta đều biết rằng có những người không có yếu tố nguy cơ nào vẫn chết vì bệnh đau tim. Tương tự, để ngăn ngừa ung thư, chúng ta được khuyên nên ăn nhiều chất xơ, ngừng hút thuốc, tránh nắng, giảm lượng chất béo trong khẩu phần ăn, giảm rượu, ăn nhiều trái cây và rau cải và tránh các loại thịt hun khói, hay chế biến. Tuy nhiên, chúng tôi biết những người đã làm theo khuyến cáo này cũng bị ung thư.

Điều đó có thể giải thích là yếu tố di truyền của chúng ta có một vai trò trong việc xác định nguy cơ của chúng ta đối với hầu hết các bệnh liên quan đến tuổi tác. Nhưng sự lão hoá khoẻ mạnh được kiểm soát nhiều bởi cách chúng ta giao tiếp với gen của mình qua chế độ ăn uống và lối sống lành mạnh. Cải thiện sức khỏe khi chúng ta già đi không chỉ phụ thuộc vào việc cung cấp tốt hơn các thông điệp về sức khỏe nói chung, mà còn vào việc áp dụng các khuyến nghị này cho nhu cầu của từng cá nhân cụ thể được xác định bởi điểm mạnh và điểm yếu trong di truyền của họ. Chế độ dinh dưỡng và lối sống lành mạnh giúp bạn chịu trách nhiệm về chương trình sức khoẻ của chính mình.

Một mô hình y tế mới được xây dựng trên những khám phá của sinh học phân tử đang mở ra những cách thức mới đáng chú ý để giữ cho mọi người khoẻ mạnh trong suốt cuộc đời. Cơ hội này, được chia sẻ bởi các nhân viên y tế và cả bác sĩ, là trọng tâm của cuốn sách này.

CÁC BỆNH MÃN TÍNH GÂY TỬ VONG HÀNG ĐẦU

NỘI DUNG

Phần I
TÌM HIỂU CỘI RỄ CỦA VẤN ĐỀ

PHẦN I

TÌM HIỂU
CỘI RỄ CỦA VẤN ĐỀ

CHƯƠNG 1
CÁC NGUYÊN DO TỬ VONG HÀNG ĐẦU

Theo thống kê của Tổ chức Y tế Thế giới (WHO) trong 56,9 triệu người chết của toàn cầu năm 2016, hơn một nửa (54%) là ở trong nhóm 10 nguyên do tử vong chính.

• Bệnh thiếu máu cơ tim và bệnh đột quỵ là hai bệnh làm tử vong nhiều nhất, gồm khoảng 15,2 triệu tử vong năm 2016. Hai bệnh này là nguyên do tử vong đứng đầu của thế giới trong suốt 15 năm qua.

• Bệnh phổi tắc nghẽn mãn tính làm tử vong khoảng 3 triệu người năm 2016.

• Bệnh ung thư phổi (hay ung thư khí và phế quản) làm tử vong khoảng 1,7 triệu người.

• Bệnh tiểu đường làm tử vong khoảng 1,6 triệu người trong năm 2016, so với khoảng dưới 1 triệu người trong năm 2000.

• Tử vong do bệnh Alzheimer và mất trí nhiều hơn gấp đôi từ năm 2000 đến 2016, và trở thành bệnh tử vong đứng thứ năm của toàn cầu.

• Bệnh nhiễm trùng đường hô hấp dưới (như bệnh viêm phổi) vẫn là bệnh truyền nhiễm gây tử vong nhiều nhất, gây khoảng 3 triệu người chết trong toàn cầu năm 2016.

• Tử vong do tiêu chảy giảm gần 1 triệu từ năm 2000 đến 2016, nhưng cũng gây tử vong khoảng 1,4 triệu người năm 2016.

• Tương tự số tử vong do bệnh lao cũng giảm trong cùng khoảng thời gian đó, gây tử vong khoảng 1,3 triệu người.

• Bệnh HIV-AIDS không thuộc trong nhóm 10 nguyên do tử vong chính, nhưng cũng gây tử vong 1 triệu người trong năm 2016, so với 1,5 triệu người trong năm 2000.

• Tai nạn giao thông gây tử vong khoảng 1,4 triệu người năm 2016, trong đó khoảng ba phần tư (74%) là đàn ông và thanh niên.

10 nguyên do tử vong hàng đầu của thế giới (năm 2016)

1- Bệnh thiếu máu cơ tim (gần 10 triệu người)
2- Bệnh đột quỵ (gần 6 triệu người)
3- Bệnh phổi tắc nghẽn mãn tính (3 triệu người)
4- Bệnh nhiễm trùng đường hô hấp dưới (gần 3 triệu người)
5- Bệnh Alzheimer và các bệnh mất trí khác (2 triệu người)
6- Bệnh ung thư phổi, khí và phế quản (1,7 triệu người)
7- Bệnh tiểu đường (1,6 triệu người)
8- Tai nạn giao thông (1,4 triệu người)
9- Bệnh tiêu chảy (1,4 triệu người)
10- Bệnh lao (1,3 triệu người)

10 nguyên do tử vong hàng đầu của thế giới (năm 2000)

1- Bệnh thiếu máu cơ tim (7 triệu người)
2- Bệnh đột quỵ (trên 5 triệu người)
3- Bệnh nhiễm trùng đường hô hấp dưới (trên 3 triệu người)
4- Bệnh phổi tắc nghẽn mãn tính (dưới 3 triệu người)
5- Bệnh tiêu chảy (trên 2 triệu người)
6- Bệnh lao (trên 1,5 triệu người)
7- Bệnh HIV-AIDS (1,4 triệu người)
8- Biến chứng sinh non (1,3 triệu người)
9- Bệnh ung thư phổi, khí và phế quản (1,2 triệu người)
10- Tai nạn giao thông (trên 1 triệu người)

Ngân hàng thế giới phân chia các quốc gia thành 4 nhóm căn cứ trên lợi tức bình quân của mỗi đầu người trong năm (GNI per capita): cao, trung bình trên, trung bình dưới, và thấp.

Từ ngày 1 tháng 7 năm 2019 nhóm lợi tức thấp dựa trên GNI per capita là 1.025 USD hay thấp hơn, nhóm lợi tức trung bình thấp có GNI per capita từ 1.026 USD - 3.995 USD, nhóm lợi tức trung bình cao có GNI per capita từ 3.996 USD - 12.375 USD, nhóm lợi tức cao có GNI per capita là 12.376 USD hay hơn.

Thống kê năm 2017 cho thấy Việt Nam thuộc về nhóm

lợi tức trung bình cao, có GNI per capita là 6.143 USD. Hoa Kỳ thuộc vào nhóm lợi tức cao có GNI per capita là 53.535 USD. Tình trạng kinh tế của mỗi quốc gia thay đổi theo thời gian, bây giờ có ít hơn các quốc gia có lợi tức thấp, và có nhiều hơn các quốc gia đạt được tình trạng lợi tức trung bình hay cao. Từ năm 2003 số quốc gia có lợi tức thấp giảm hơn một nửa, giảm từ 66 nước xuống 31 nước so với năm 2019. Các quốc gia có lợi tức cao hiện giờ là 80 nước, so với 50 nước vào năm 1990. Các quốc gia có lợi tức trung bình là 107 nước (60 quốc gia lợi tức trung bình cao và 47 quốc gia lợi tức trung bình thấp), không thay đổi mấy.

Hơn một nửa số tử vong của các quốc gia có lợi tức thấp, vào năm 2016, gây ra bởi các bệnh truyền nhiễm, biến chứng trong khi mang thai hay sinh con, và do thiếu dinh dưỡng. Ngược lại, số tử vong do các bệnh trên ở các quốc gia có lợi tức cao chỉ dưới 7%. Bệnh nhiễm trùng đường hô hấp dưới vẫn là một trong những nguyên do tử vong hàng đầu ở tất cả nhóm các quốc gia.

Bệnh không truyền nhiễm gây 71% tử vong toàn cầu, trải từ 37% ở các quốc gia lợi tức thấp đến 88% ở các quốc gia có lợi tức cao. Ở các quốc gia lợi tức cao, 9 trong 10 nguyên do tử vong hàng đầu là do các bệnh không truyền nhiễm. Tai nạn gây 4,9 triệu tử vong năm 2016. Hơn một phần tư (29%) số tử vong là do tai nạn giao thông. Quốc gia có lợi tức thấp có số tử vong cao nhất với 29,4 tử vong cho mỗi 100.000 dân; Tỷ lệ toàn cầu là 18,8 tử vong cho mỗi 100.000 dân. Tai nạn giao thông là một trong 10 nguyên do hàng đầu gây tử vong ở các quốc gia có lợi tức thấp, trung bình thấp và trung bình cao.

Vào năm 2017, Hoa Kỳ có dân số 324,8 triệu, GNI per capita là 53.535 USD, tỷ lệ sinh sản là 1,8, số năm học trung bình là 13,5 năm. Tuổi thọ trung bình của phụ nữ là 81,1 năm, của đàn ông là 76,1 năm.

Các nguyên do tử vong hàng đầu (năm 2017)   %
thay đổi từ 2007 đến 2017

1- Bệnh thiếu máu cơ tim   +4.3%
2- Bệnh Alzheimer   +30.8%
3- Bệnh ung thư phổi   +9.6%
4- Bệnh đột quỵ   +11.0%
5- Bệnh phổi tắc nghẽn mãn tính (COPD)   +22.4%
6- Bệnh nhiễm trùng đường hô hấp dưới   +17.1%
7- Bệnh thận mãn tính   +37.4%
8- Bệnh ung thư đại-trực tràng   +13.9%
9 -Bệnh tiểu đường   +2.5%
10 -Dùng thuốc gây nghiện   +163.1%
11 -Bệnh xơ gan   +29.6%

Các yếu tố rủi ro đưa đến tử vong và tàn phế (năm 2017)
% thay đổi từ 2007 đến 2017

1- Cao BMI (nặng cân, béo phì)   +22.4%
2- Hút thuốc lá   -3.1%
3- Dinh dưỡng   +9.8%
4- Cao đường huyết   +26.5%
5- Cao huyết áp   +11.9%
6- Dùng thuốc gây nghiện   +67.0%
7- Uống rượu   +15.9%
8- Cao LDL   -1.4%
9- Giảm chức năng thận   +23.2%
10- Rủi ro nghề nghiệp   +7.4%
11- Ô nhiễm không khí   -5.0%

Vào năm 2017, Việt Nam có dân số 96,1 triệu, GNI per capita là 6.143 USD, tỷ lệ sinh sản là 1,9, số năm học trung bình là 8,6 năm. Tuổi thọ trung bình của phụ nữ là 79,2 năm, của đàn ông là 70 năm.

Các nguyên do tử vong hàng đầu (năm 2017) %
thay đổi từ 2007 đến 2017

1- Bệnh đột quỵ   +15.9%
2- Bệnh thiếu máu cơ tim   +37.2%
3- Bệnh ung thư phổi   +41.1%
4- Bệnh phổi tắc nghẽn mãn tính   +25.3%
5- Bệnh Alzheimer   +40.3%
6- Bệnh tiểu đường   +51.7%
7- Bệnh xơ gan   +28.8%
8- Tai nạn giao thông   +4.6%
9- Bệnh nhiễm trùng đường hô hấp dưới   +3.7%
10- Bệnh lao   -15.1%

Các yếu tố rủi ro đưa đến tử vong và tàn phế (năm 2017)
thay đổi từ 2007 đến 2017   %

1- Dinh dưỡng   +17.3%
2- Hút thuốc lá   +27.2%
3- Cao huyết áp   +26.7%
4- Cao đường huyết   +42.0%
5- Dùng rượu   +26.9%
6- Ô nhiễm không khí   +2.3%
7- Cao BMI (nặng cân, béo phì)   +99.5%
8- Suy dinh dưỡng (nhẹ cân)   -37.6%
9- Rủi ro nghề nghiệp   +26.7%
10- Cao LDL   +36.6%
11- Giảm chức năng thận   +25.5%

Các Cấp độ Phòng ngừa Bệnh

Để khảo sát nguyên nhân và sự phát triển của một chứng bệnh người ta thường tìm hiểu:

● Những nguy cơ gây ra bệnh tiềm ẩn trong xã hội hay môi trường.

● Khả năng mắc bệnh của mỗi cá nhân hay tập thể.

● Tình trạng nhiễm hay mắc bệnh nhưng chưa có triệu chứng.

● Giai đoạn phát bệnh.

● Giai đoạn hồi phục, tàn tật, hay tử vong.

Tương ứng với các giai đoạn tự nhiên liên quan đến bệnh tật chúng ta có các biện pháp thích hợp để phòng ngừa như: phòng ngừa nguyên thuỷ, phòng ngừa chính, phòng ngừa thứ cấp, phòng ngừa bậc ba, và phòng ngừa bậc bốn. Phối hợp các biện pháp phòng ngừa này không chỉ để ngăn ngừa sự khởi phát bệnh mà cũng còn làm giảm bệnh và các biến chứng của bệnh.

(1) Phòng ngừa nguyên thủy (primordial prevention)

Phòng ngừa nguyên thủy được thêm vào những biện pháp phòng ngừa truyền thống từ năm 1978; phòng ngừa nguyên thủy có tác dụng làm giảm các nguy cơ gây bệnh nhắm vào đại chúng, và tập trung vào cải thiện xã hội và môi trường sống.

Các ví dụ:

● Cải tiến các lối đi bộ an toàn trong thành phố để thúc đẩy các sinh hoạt thể dục của người dân hầu để giảm thiểu rủi ro béo phì, bệnh tim, và tiểu đường loại 2.

● Tăng thuế lên thuốc lá, hạn chế quảng cáo thuốc lá.

(2) Phòng ngừa chính (primary prevention)

Phòng ngừa chính nhắm vào các người khoẻ mạnh, mục đích để ngăn ngừa cho bệnh không xảy ra.

Các ví dụ:

- Chương trình chủng ngừa.
- Chương trình cai thuốc lá.
- Chương trình trao đổi kim chích.
- Chương trình bổ sung các chất dinh dưỡng vi lượng.

(3) Phòng ngừa thứ cấp (secondary prevention)

Phòng ngừa thứ cấp đặt nặng vào sự phát hiện bệnh sớm và nhắm vào các đối tượng có bề ngoài khỏe mạnh nhưng có khả năng mắc bệnh nhưng chưa có triệu chứng. Những người này có thể có những thay đổi bệnh lý nhưng chưa có những biểu hiện bên ngoài. Phòng ngừa thứ cấp có mục đích để ngăn ngừa sự khởi phát của bệnh. Những biện pháp thường làm ở dạng sàng lọc.

Các ví dụ:

- Dùng Pap smear để phát hiện sớm bệnh ung thư tử cung.
- Dùng nhũ ảnh (mammography) để phát hiện sớm bệnh ung thư ngực.
- Dùng nội soi ruột già (colonoscopy) để phát hiện sớm ung thư đại tràng.
- Đo huyết áp để phát hiện cao huyết áp.

(4) Phòng ngừa bậc 3 (tertiary prevention)

Phòng ngừa bậc 3 nhắm vào giai đoạn phát bệnh và hậu quả của bệnh. Đối tượng là những người đã có triệu chứng bệnh và mục đích là để giảm thiểu độ trầm trọng của bệnh cũng như của các dư chứng. Trong khi phòng ngừa thứ cấp dùng để ngăn ngừa sự khởi phát của bệnh, phòng ngừa bậc 3 dùng để giảm thiểu hậu quả của bệnh khi bệnh đã phát. Những hình thức của ngăn ngừa bậc 3 thường là các cố gắng để phục hồi chức năng.

Các ví dụ:

- Nghề nghiệp và vật lý trị liệu cho bệnh nhân bị phỏng.

● Phục hồi chức năng tim mạch sau nhồi máu cơ tim.

● Chăm sóc chân của bệnh nhân tiểu đường.

● Phục hồi chức năng sau đột quỵ.

(5) Phòng ngừa bậc 4 (quaternary prevention)

Những hành động can thiệp để bảo vệ bệnh nhân khỏi tác dụng hại của sự trị liệu hay các thủ thuật y khoa mà chính nó gây hại hơn lợi.

Các ví dụ:

● Các liệu pháp thay thế kích thích tố có thể đưa đến gia tăng ung thư ngực, tai biến, và các tình trạng thuyên tắc mạch máu.

● Các thuốc chống loạn nhịp sau nhồi máu cơ tim làm giảm rối loạn nhịp tim nhưng làm tăng tử vong.

● X rays liều cao có thể đưa đến gia tăng các trường hợp ung thư.

CHƯƠNG 2
"NGHIÊN CỨU TIM FRAMINGHAM"

Nghiên cứu tim Framingham là một nghiên cứu lâu dài và còn đang diễn tiến. Đây là một nghiên cứu về bệnh tim mạch trong những nhóm dân cư ngụ ở thành phố Framingham, bang Massachusetts (Hoa Kỳ). Nghiên cứu này đã bắt đầu từ năm 1948 với 5.209 đối tượng người lớn ở Framingham, và đến bây giờ thì với những người tham gia của thế hệ thứ tư.

Trước nghiên cứu này, gần như người ta không biết gì về dịch tễ học của bệnh cao huyết áp và bệnh xơ vữa động mạch tim. Những kiến thức thông thường để phòng ngừa bệnh bây giờ có được về bệnh tim mạch cũng như hiệu quả của chế độ ăn uống, tập thể dục thường xuyên, và của các thuốc thông dụng như aspirin là dựa trên nghiên cứu này. Đây là dự án của Viện Tim Phổi và Máu Quốc gia (NHLBI) cộng tác với trường đại học "Boston University" từ năm 1971.

Vào năm 1948, sự nghiên cứu được uỷ nhiệm bởi Quốc Hội Hoa Kỳ với sự lựa chọn giữa 2 thành phố Framingham, bang Massachusetts và Paintsville, bang Kentucky. Thành phố Framingham đã được chọn vì các cư dân ở đây tỏ ra quan tâm trong nghiên cứu hơn cư dân của thành phố Paintsville. Ông Thomas Royle Dawber là giám đốc nghiên cứu từ năm 1949 đến năm 1966. Ông được chỉ định làm nhà dịch tễ học trưởng chỉ một thời gian ngắn sau khi khởi sự dự án.

Nghiên cứu dự tính sẽ kéo dài 20 năm; tuy nhiên vào năm 1968, có những tranh luận về sự nghiên cứu nguyên thủy đã đạt được mục đích của nó và nên chấm dứt theo lịch trình đã đề ra. Một ủy ban đã được triệu tập và đề nghị rằng: sau 20 năm, nghiên cứu Framingham nên kết thúc bởi vì các giả thuyết nêu ra đã được thử nghiệm và nhiều dữ liệu rộng rãi về bệnh tim mạch đã được thu thập. Bất chấp đề nghị này, Quốc

Hội không chấp nhận và đã bỏ phiếu để tiếp tục sự nghiên cứu. Sự nghiên cứu đã được tiếp tục và những người tham gia trong nghiên cứu lúc bấy giờ được tách làm hai đội; với sự tiến triển của nghiên cứu này ngày nay có tất cả là 5 đội.

• Đội nguyên thủy, thành lập năm 1948, với 5.209 đàn ông và phụ nữ. Điều kiện để tham gia là ở hạn tuổi 30 - 62 tại thời điểm khám lần đầu, với tiền sử không có cơn đau tim hay đột quy.

• Đội thế hệ con, thành lập năm 1971, là nghiên cứu thế hệ thứ hai trong đó con của những người trong đội nguyên thủy là đủ điều kiện. Người hôn phối cũng đủ điều kiện nếu đã có thai hay sinh hai con trở lên với người tham gia của đội nguyên thủy.

• Đội omni một, thành lập năm 1994, khảo sát về khả năng ảnh hưởng của chủng tộc và di truyền như yếu tố rủi ro của bệnh tim mạch.

• Đội thế hệ thứ ba, thành lập năm 2002, là nghiên cứu của thế hệ thứ ba, gồm con của đội thế hệ con và là cháu của đội nguyên thuỷ. Tuổi tối thiểu để được nhận là 20 tuổi.

• Đội omni hai, thành lập năm 2003, là nghiên cứu liên quan con của những người tham gia đội omni một. Người tham gia trẻ đến 13 tuổi cũng đủ điều kiện.

Hơn 3.000 bài báo khoa học đã được xuất bản liên quan đến nghiên cứu tim Framingham. Nó đã được công nhận là xuất sắc trong phạm vi nghiên cứu bệnh tim mạch và thời gian nghiên cứu lâu dài; và nói chung đã được cho là rất hữu ích. Nghiên cứu tim Framingham đã dự đoán đúng từ đầu là sức khỏe tim mạch bị ảnh hưởng bởi lối sống, các yếu tố môi trường, và cũng bởi yếu tố di truyền.

Nghiên cứu tim Framingham là nguồn dữ liệu của các yếu tố nguy cơ dẫn đến bệnh tim mạch. Trước nghiên cứu này, những chuyên viên y tế biết rất ít về các biện pháp phòng ngừa bệnh tim mạch. Vào những năm 1950, người ta tin rằng các tình trạng nghẽn và hẹp động mạch là những hiện tượng bình thường của sự lão hoá, chúng xảy ra cho tất cả mọi người khi người ta thêm tuổi. Cao huyết áp và cao lượng cholesterol trong máu cũng được xem là kết quả bình thường của sự lão hoá vào những năm 1950, và thường không có trị liệu. Những yếu tố nguy cơ khác của bệnh tim như là cao homocysteine trong máu đã được phát hiện sau này.

Nghiên cứu tim Framingham cùng với các nghiên cứu dịch tễ học rộng rãi và quan trọng khác như "Nghiên cứu Bảy Quốc gia" và "Nghiên cứu Sức khỏe Y tá" đã cho thấy rằng chế độ ăn uống lành mạnh, không bị nặng cân hay béo phì, và tập thể dục đều đặn là những yếu tố quan trọng để duy trì sức khỏe tốt; và đồng thời cũng có sự khác biệt trong sự phát triển bệnh tim mạch giữa đàn ông và phụ nữ.

Cùng với những nghiên cứu quan trọng khác về hút thuốc lá, "Nghiên cứu Bác sĩ Anh Quốc" đã xác nhận rằng khói thuốc lá là yếu tố nguy cơ rất đáng kể trong sự phát triển bệnh tim mạch, đưa đến nhiều trường hợp nghiêm trọng như cơn đau tim, nhồi máu cơ tim, và tử vong do bệnh động mạch vành.

Rủi ro tim mạch 10 năm của mỗi cá nhân có thể được ước tính với "điểm rủi ro Framingham". Điểm rủi ro Framingham được tính dựa trên những dữ liệu thu thập từ nghiên cứu tim Framingham.

Các phát hiện quan trọng từ nghiên cứu tim Framingham:

Trong những năm 1960:

● Khói thuốc lá làm tăng rủi ro cho bệnh tim mạch.

● Cao cholesterol máu và cao huyết áp gia tăng rủi ro mắc bệnh tim mạch.

● Tập thể dục làm giảm rủi ro mắc bệnh tim mạch, và béo phì làm gia tăng bệnh.

Trong những năm 1970:

● Cao huyết áp gia tăng nguy cơ bị cơn đột quy.

● Phụ nữ sau mãn kinh có nguy cơ mắc bệnh tim mạch gia tăng so với phụ nữ tiền mãn kinh.

● Yếu tố tâm lý có ảnh hưởng đến nguy cơ mắc bệnh tim mạch.

Trong những năm 1980:

● Lượng HDL cholesterol trong máu cao làm tăng nguy cơ mắc bệnh tim mạch.

● Không có bằng chứng xác nhận thuốc lá đầu lọc làm giảm nguy cơ mắc bệnh tim mạch so với thuốc lá không đầu lọc.

Trong những năm 1990:

● Tình trạng phì đại tâm thất trái của tim làm gia tăng nguy cơ bị cơn đột quy.

● Tăng huyết áp có thể tiến triển đến bệnh suy tim.

● Điểm rủi ro Framingham được phát hành và dự đoán chính xác rủi ro 10 năm của các bệnh động mạch vành tim.

● Tại tuổi 40, rủi ro suốt đời của bệnh tim do mạch vành là 50% cho đàn ông và 33% cho phụ nữ.

Trong những năm 2000:

● Tình trạng huyết áp cao-bình thường (hay tiền cao huyết áp) làm gia tăng nguy cơ cho bệnh tim mạch, nó được định nghĩa khi huyết áp tâm thu ở khoảng 120 - 139 mmHg và/ hay huyết áp tâm trương ở khoảng 80 - 89 mmHg.

● Rủi ro suốt đời của phát triển bệnh cao huyết áp là 90%.

● Béo phì là một yếu tố nguy cơ của suy tim.

● Lượng aldosteron trong máu có thể dùng để dự đoán nguy cơ của bệnh cao huyết áp.

● Rủi ro suốt đời của béo phì là khoảng 50%.

● Dự án "SHARe" thông báo: đã kết hợp nghiên cứu genome trong nghiên cứu tim Framingham.

• Các liên lạc xã hội của một người rất quan trọng và có ảnh hưởng đến béo phì, hút thuốc lá, hay quyết định bỏ thuốc lá. Bởi cung cấp tin tức của các liên lạc, nghiên cứu tim Framingham đã thành lập những mạng lưới quan hệ cá nhân, nối kết những người tham gia qua những liên hệ bạn bè, cộng sự, thân nhân, hàng xóm.

• Bốn yếu tố rủi ro của điềm báo trước cho suy tim được phát hiện.

• Rủi ro 30 năm của cơn đau tim nghiêm trọng có thể tính được.

• Hiệp hội Tim mạch Hoa Kỳ (AHA) quan tâm vài phát hiện genomic của nghiên cứu tim Framingham. Vài genes gia tăng nguy cơ của bệnh rung nhĩ được phát hiện.

• Nguy cơ kém trí nhớ gia tăng ở người đàn ông trung niên và phụ nữ nếu cha mẹ bị chứng mất trí nhớ.

"ĐIỂM RỦI RO FRAMINGHAM"

Điểm rủi ro Framingham là một thuật toán chuyên biệt dùng để ước tính rủi ro tim mạch 10 năm của mỗi cá nhân. Điểm rủi ro Framingham được phát triển đầu tiên dựa trên những dữ liệu thu thập từ nghiên cứu tim Framingham để dự đoán rủi ro bệnh tim mạch của một người trong 10 năm tới. Điểm rủi ro được đặt ra và áp dụng cho người 20 tuổi hay lớn hơn và những người này không biết mình có bệnh tim mạch hay không có bệnh tiểu đường.

Những yếu tố ảnh hưởng được dùng trong thuật toán này bao gồm phái tính (nam hay nữ), tuổi tác, có hút thuốc lá hay không, lượng cholesterol toàn phần, lượng HDL cholesterol, số đo huyết áp tâm thu và có điều trị cao huyết áp hay không. Điểm rủi ro được tính toán dựa trên những yếu tố này. Điểm rủi ro có thể không đủ để phản ảnh nguy cơ bệnh tim mạch lâu dài hay suốt đời ở người trẻ; ở những người 40 tuổi có rủi ro suốt đời cho bệnh tim mạch là 50% cho đàn ông và 33% cho phụ nữ.

Lượng cholesterol toàn phần là tổng cộng của tất cả cholesterol trong máu. Lượng cholesterol toàn phần càng cao thì rủi ro cho bệnh tim mạch càng cao.

• Lượng cholesterol toàn phần dưới 200mg/dl là tốt, sẽ giúp giảm rủi ro của bệnh tim mạch. Lượng cao hơn 200 mg/dl sẽ gia tăng rủi ro.

• Lượng cholesterol toàn phần từ 200 đến 239 mg/dl là giới hạn cao.

• Lượng cholesterol toàn phần 240 mg/dl hay cao hơn là cao cholesterol máu. Người có lượng cholesterol cao này sẽ có gấp đôi rủi ro bệnh tim mạch so với người có lượng cholesterol toàn phần dưới 200 mg/dl.

HDL-C (high-density lipoprotein cholesterol) là cholesterol tốt. HDL chuyên chở cholesterol trong máu từ các phần khác của cơ thể về gan; có nghĩa là cholesterol sẽ được loại bỏ khỏi cơ thể. Như vậy HDL giúp ngăn ngừa cholesterol giảm tích tụ ở thành các động mạch. Lượng HDL cholesterol càng cao càng tốt.

• Lượng HDL-C 60 mg/dl hay hơn được xem là bảo vệ chống bệnh tim mạch.

• Lượng HDL-C dưới 40 mg/dl là yếu tố nguy cơ cho bệnh tim mạch.

Huyết áp tâm thu là số huyết áp đầu tiên hay ở trên khi ghi nhận số đo của huyết áp. Huyết áp tâm thu là áp suất trong mạch máu khi cơ tim co bóp tống máu vào mạch máu. Huyết áp tâm thu cao làm gia tăng rủi ro cho bệnh tim mạch và bệnh đột quỵ.

Xếp loại rủi ro trong "Điểm Rủi ro Framingham":

• Rủi ro cao: Khi điểm rủi ro hơn 20%, rủi ro mà một người có thể phát triển cơn đau tim hay tử vong do bệnh động mạch vành trong 10 năm tới. Rủi ro này có thể giảm thiểu bằng cách giải quyết và quản lý các yếu tố rủi ro với sự giúp đỡ của các nhân viên y tế.

• Rủi ro trung bình: Điểm rủi ro từ 10-20%, rủi ro để phát triển cơn đau tim hay tử vong do bệnh động mạch vành.

• Rủi ro thấp: Điểm rủi ro dưới 10%, rủi ro để phát triển cơn đau tim hay tử vong do bệnh động mạch vành. Tiếp tục quản lý yếu tố rủi ro và đi khám bệnh thường xuyên để theo dõi đánh giá rủi ro.

Điểm rủi ro Framingham được dùng để xác định rủi ro cho phát triển bệnh tim mạch, cũng có nghĩa để xác định ai có khả năng hưởng lợi nhiều nhất khi được điều trị; điểm rủi ro Framingham được dùng để xác định ai nên được cho thuốc để phòng ngừa bệnh tim mạch, như thuốc hạ huyết áp và thuốc hạ mỡ máu.

"NGHIÊN CỨU SỨC KHỎE Y TÁ"

Nghiên cứu Sức khỏe Y tá là một loạt các nghiên cứu tiền cứu khảo sát dịch tễ học về hiệu quả của sự dinh dưỡng, nội tiết tố, môi trường sống, và cuộc sống làm việc của các y tá và sự phát triển bệnh tật. Nghiên cứu này là một trong những điều tra rộng rãi nhất về các yếu tố rủi ro của các bệnh mãn tính phổ biến, chưa bao giờ được thực hiện trước đó. Nghiên cứu Sức khỏe Y tá đã đưa đến nhiều cái nhìn sâu sắc về sức khỏe, bao gồm các kiến thức trong ngăn ngừa ung thư, bệnh tim mạch và tiểu đường loại 2.

• "Nghiên cứu Sức khỏe Y tá nguyên thủy" được thành lập năm 1976 bởi bác sĩ Frank Speizer. Lúc đầu, nghiên cứu điều tra sự sử dụng thuốc tránh thai, hút thuốc lá, và những ảnh hưởng trên bệnh ung thư, và bệnh tim mạch. Đối tượng năm 1976 gồm những nữ y tá có gia đình tuổi từ 30 đến 55; tổng cộng 121.700 người tham gia trên 11 tiểu bang đông dân ở Hoa Kỳ (California, Connecticut, Florida, Maryland, Massachusetts, Michigan, New Jersey, New York, Ohio, Pennsylvania, và Texas).

● "Nghiên cứu Sức khỏe Y tá 2" được thành lập năm 1989 bởi bác sĩ Walter Willett, ông là điều tra viên chính từ khi thành lập. Trọng tâm của nghiên cứu là sức khoẻ phụ nữ, đặc biệt là tác dụng phụ lâu dài của thuốc tránh thai.

● "Nghiên cứu Sức khỏe Y tá 3" được thành lập năm 2010 bởi các bác sĩ Jorge Chavarro, Walter willett, Janet Rich Edwards, và Stacey Missmer. Nghiên cứu này bao gồm những người tham gia ở cả hai phái nam và nữ từ năm 2015.

Các Phát hiện của "Nghiên cứu Sức khỏe Y tá"

Nghiên cứu cho thấy nhiều mối tương quan giữa yếu tố môi trường và nguy cơ cho các tình trạng sức khoẻ:

● Hút thuốc lá: liên quan đến gia tăng nguy cơ mắc bệnh tiểu đường, bệnh tim mạch, ung thư tụy tạng và đại trực tràng, bệnh vảy nến, bệnh đa xơ cứng, và bệnh mất trí nhớ.

● Tập thể dục: thiếu hoạt động thể lực có liên quan đến nguy cơ phát triển tiểu đường loại 2. Tập thể dục có liên quan trực tiếp đến sự sống sót của bệnh nhân ung thư ngực. Hoạt động thể lực có liên quan đến giảm nguy cơ phát triển bệnh tim mạch.

● Béo phì: có liên quan đến nguy cơ mắc bệnh tiểu đường loại 2, bệnh tim mạch, ung thư ngực, ung thư tụy tạng, bệnh vảy nến, bệnh đa xơ cứng, sỏi mật, và bệnh mất trí nhớ.

● Dùng thuốc tránh thai: dùng thuốc tránh thai làm giảm nguy cơ mắc bệnh ung thư buồng trứng. Không có số thống kê đáng kể về hiệu quả của thuốc tránh thai trên ung thư ngực. Đang hay đã dùng thuốc tránh thai không có liên hệ đáng kể với bệnh tim mạch.

● Trị liệu nội tiết tố sau mãn kinh: dùng thuốc nội tiết tố liên quan đến giảm nguy cơ bệnh tim mạch. Phối hợp nội tiết tố (progesterone và estrogen) liên quan với tăng nguy cơ cho bệnh ung thư ngực.

CHƯƠNG 3
CHOLESTEROL VÀ CƠ CHẾ ĐIỀU HÒA VÀ GIẢI NOBEL VỀ SINH LÝ HỌC HAY Y HỌC NĂM 1985

Năm 1758, bác sĩ Francois Poulletier de la Salle (1719 - 1788), cũng là một nhà hoá học người Pháp ở Paris, là người đầu tiên cô lập được các tinh thể cholesterol trong các viên sỏi mật, do đó có danh từ cholesterol (chole = mật, stereos = thể rắn, ol = alcohol).

Cholesterol là một phân tử hữu cơ, là một sterol hay là một loại mỡ (lipid). Cholesterol được tổng hợp bởi tất cả tế bào động vật, và là chất thuộc về cấu trúc của màng tế bào. Cholesterol cũng là một tiền chất trong sự sinh tổng hợp các chất quan trọng như nội tiết tố loại steroid, axit mật, và vitamin D. Trong các động vật có xương sống, gan và ruột là nơi sản xuất một lượng lớn cholesterol. Mỗi ngày khoảng 75% lượng cholesterol trong máu được tạo ra ở gan và ruột, những nơi khác cũng sản xuất lượng đáng kể cholesterol như tuyến thượng thận và các tuyến sinh dục. Cholesterol được tái hấp thụ và sử dụng lại trong cơ thể. Gan sản xuất cholesterol, tiết vào dịch mật, và trữ trong túi mật; sau mỗi bữa ăn dịch mật được tiết vào ống tiêu hóa để giúp tiêu hóa mỡ . Thông thường khoảng 50% lượng cholesterol trong dịch mật sẽ được tái hấp thụ ở ruột non và trở về máu để sử dụng lại và lượng còn lại sẽ được bài tiết theo phân.

Một người đàn ông nặng 150 pounds mỗi ngày sản xuất được 1 gram cholesterol. Cơ thể người này chứa tổng cộng khoảng 35 grams cholesterol (đa số trong màng tế bào). Mỗi ngày, chế độ ăn uống của một người Mỹ mang vào trung bình khoảng 307 mg cholesterol. Bình thường cơ thể có cơ chế bù trừ cho sự hấp thụ cholesterol ở ruột bằng cách gia giảm sản xuất cholesterol ở gan.

Hầu hết cholesterol trong thức ăn được ăn vào ở dạng ester, dạng này khó hấp thụ ở ruột. Mỡ động vật trong thức ăn là hỗn hợp của triglycerides, và cholesterol và một ít phospholipid.

Nguồn thực phẩm chính cung cấp cholesterol là thịt đỏ, tròng đỏ trứng, gan, thận, đồ lòng, dầu cá, và bơ, sữa. Sữa người cũng chứa một lượng đáng kể cholesterol.

Các tế bào thực vật củng tổng hợp cholesterol như là tiền chất của các chất sinh học cần thiết như phytosterols và steroidal glycoalkaloids. Tuy nhiên, lượng cholesterol có trong các thức ăn nguồn gốc thực vật là rất ít hay không có. Các phytosterols có trong thức ăn như trái bơ, hạt lanh và đậu phộng. Các phytosterols có cấu trúc tương tự với cholesterol và có tác dụng cạnh tranh với cholesterol trong sự hấp thụ ở ruột. Một bữa ăn trung bình cung cấp khoảng 200 mg phytosterols, số lượng này không đủ để ngăn chặn sự hấp thụ của cholesterol. Sự bổ sung phytosterols ở dạng thực phẩm chức năng có tiềm năng làm giảm lượng LDL cholesterol trong máu. Phytosterols đã được đề nghị dùng khoảng 1,6 - 3,0 grams mỗi ngày.

Giải Nobel về Sinh lý học hay Y học năm 1985

Hội đồng Nobel tại học viện "Karolinska Institute" đã quyết định trao giải thưởng Nobel 1985 về sinh lý học hay y học cho các ông Michael S. Brown và Joseph L. Goldstein cho những khám phá liên quan đến cơ chế điều hòa cholesterol.

Ông Michael Stuart Brown (sinh ngày 13/4/1941) là một nhà di truyền học Hoa Kỳ. Ông đạt học vị bác sĩ y khoa từ trường đại học "University of Pennsylvania School of Medicine" vào năm 1966. Ông Joseph Leonard Goldstein (sinh ngày 18/4/1940) là một nhà sinh hoá học Hoa Kỳ. Ông đạt học vị bác sĩ y khoa từ trường đại học "University of Texas

Southwestern Medical School" vào năm 1966. Sau khi hoàn tất chương trình nội trú, ông làm việc chuyên về nghiên cứu sinh hóa di truyền tại Viện Y tế Quốc gia (NIH) ở Bethesda, bang Maryland. Năm 1972 ông nhận chức vụ người đứng đầu phân bộ di truyền y tế tại "Southwestern Medical Center", bang Texas. Tại đây ông hợp tác rộng rãi với ông Michael S. Brown, một nhà nghiên cứu tại trung tâm và cũng làm việc cho Viện Y tế Quốc gia (NIH).

Các ông Brown và Goldstein đã khám phá ra cơ chế cơ bản của bệnh cao cholesterol máu gia đình là do thiếu hoàn toàn hay một phần các thụ thể LDL chức năng trên màng tế bào gan. Ở người bình thường sự hấp thụ cholesterol từ thức ăn sẽ ức chế sự tổng hợp cholesterol của tế bào gan. Kết quả là số lượng thụ thể LDL trên bề mặt tế bào gan bị giảm, đưa đến gia tăng lượng cholesterol trong máu và sẽ dần tích tụ trong thành các động mạch gây ra chứng xơ vữa động mạch, và hậu quả cuối cùng sẻ là các cơn đau tim và đột quỵ. Những khám phá của các ông Brown và Goldstein đã đưa đến nguyên tắc phòng ngừa và điều trị mới cho bệnh xơ vữa động mạch.

Các ông Michael S. Brown và Joseph L. Goldstein với những khám phá của họ đã cách mạng hóa kiến thức của chúng ta về sự điều hòa chuyển hóa cholesterol và sự điều trị bệnh gây ra bởi sự gia tăng bất thường lượng cholesterol trong máu. Sự khám phá của họ đã đưa đến sự phát triển của thuốc "statin", một hợp chất làm giảm cholesterol mà ngày nay được dùng bởi khoảng 16 triệu người Mỹ và là thuốc được kê toa rộng rãi nhất ở Hoa Kỳ.

Sự tranh luận về cholesterol trong các thập niên qua đã tạo ấn tượng cho công chúng là cholesterol là cái gì phải tránh để sống còn. Cholesterol mặc dù vậy không thể tránh và cũng không nên tránh vì nó hiện diện trong tất cả các tế bào của cơ thể chúng ta. Cholesterol cực kỳ quan trọng cho nhiều quy trình bình thường của cơ thể. Cholesterol trong cơ thể có 2 nguồn gốc, từ bên trong do sự sinh tổng hợp chủ yếu ở gan và ruột, và từ bên ngoài do có sẵn trong thức ăn (thịt, mỡ, trứng, sữa). Ở gan cũng như ở ruột cholesterol được tổng hợp và đóng gói trong những hạt nhỏ theo cách mà nó có thể được chuyên chở trong máu và dịch bạch huyết. Những hạt nhỏ này được gọi là lipoprotein (là phức hợp của lipid và protein).

Có nhiều loại lipoprotein khác nhau và chúng được phân loại dựa trên mật độ của chúng:

- lipoprotein mật độ thấp (hay LDL)

- lipoprotein mật độ rất thấp (hay VLDL)

- lipoprotein mật độ cao (hay HDL)

Khoảng 50% khối lượng của hạt LDL là cholesterol và chỉ 25% là protein. Hạt HDL, ngược lại, có 20% cholesterol và 50% protein trong khối lượng của nó. Vì protein có mật độ đậm đặc cao hơn cholesterol (là một loại lipid) nên hạt HDL có mật độ đậm đặc cao hơn hạt LDL. Do đó LDL có tên lipoprotein mật độ thấp và HDL có tên lipoprotein mật độ cao. Ngoài ra, có sự khác biệt nửa là LDL có protein B-100, trong khi HDL có các protein A-I và A-II.

LDL, hạt chuyên chở cholesterol chính trong máu, là những hạt hình cầu; phần lõi của nó gồm khoảng 1.500 cholesteryl ester, là các phân tử cholesterol gắn với các axit béo chuỗi dài bởi một nối ester. Lõi mỡ (không hòa tan trong máu) này được bảo vệ, khi di chuyển trong máu, bởi một lớp ngoài (hòa tan trong máu) cấu thành bởi 500 phân tử unesterified cholesterol, 800 phân tử phospholipid, và một phân tử protein lớn gọi là "apoprotein B". Phân tử "apoprotein B" dùng để neo LDL vào những thụ thể đặc biệt trên màng tế bào, đó là thụ thể LDL.

Một người bình thường có trong huyết tương khoảng 2 g cholesterol/l. Trị số bất bình thường cao nhất của cholesterol là 10 g/l, được tìm thấy trong những thể bệnh cao cholesterol gia đình nghiêm trọng gọi tắt là FH (familial hypercholesterolemia), đây là một lỗi bẩm sinh di truyền ảnh hưởng sự điều hòa chuyển hóa cholesterol.

Cholesterol có 2 nhiệm vụ chính trong cơ thể, (1) là một thành phần cấu trúc của màng tế bào, và (2) được dùng để biến đổi thành một vài nội tiết tố loại steroid và muối mật. Hơn 90% cholesterol trong cơ thể được tìm thấy trong màng tế bào.

Mỗi tế bào của cơ thể được bao bọc bởi một màng, gọi là màng tế bào hay màng plasma. Nhiệm vụ của màng tế bào không chỉ là cái áo bảo vệ mà còn có chức năng kiểm soát "biên giới"; xác định chất nào được vào hay rời khỏi tế bào. Nhiệm vụ này được hỗ trợ nhờ sự hiện diện trên màng tế bào các thụ thể đặc biệt để giúp gắn dính các chất cụ thể và giúp hấp thụ chúng vào tế bào. Mỗi tế bào của cơ thể sản xuất cholesterol cho nhu cầu của nó, hay hấp thụ cholesterol từ các hạt LDL tuần hoàn trong dòng máu. Sự khám phá thụ thể LDL bởi các ông Brown và Goldstein vào năm 1973 là một mốc quan trọng trong sự nghiên cứu cholesterol.

Nhiều nội tiết tố được sản xuất từ cholesterol như estrogen, testosterone, cortisol và aldosterone. Cholesterol được dự trữ trong các tế bào của tuyến thượng thận và tuyến sinh dục và có thể được sử dụng khi có nhu cầu cho những nội tiết tố này. Cholesterol cũng đóng góp trong sự tổng hợp vitamin D để ngăn ngừa phát triển bệnh còi xương. Vitamin D được sản xuất ở da khi tiếp xúc với tia tử ngoại của mặt trời.

Một chức năng quan trọng khác của cholesterol có liên quan đến sự hấp thụ thức ăn. Cholesterol sau khi được biến đổi thành muối mật ở gan, được chuyển qua túi mật đến phần trên của ruột, ở đó muối mật dùng để nhũ tương hóa mỡ trong thức ăn giúp nó được hấp thụ dễ dàng hơn. Sau đó muối mật được tái hấp thụ trở về dòng máu vào gan và rồi được tiết trở lại vào ruột trên. Sự tái sử dụng muối mật giúp giới hạn nhu cầu tổng hợp cholesterol của gan.

Cholesterol có nhiệm vụ cực kỳ quan trọng trong cơ thể. Bởi vậy, bệnh thiếu cholesterol, một bệnh hiếm gặp, gây ra tổn thương nghiêm trọng ở hệ thần kinh. Nhưng sự bất thường phổ biến hơn trong chuyển hóa cholesterol là loại đối ngược, đó là dư thừa cholesterol. Cholesterol khi dư thừa sẽ tích tụ trong thành các động mạch tạo thành những mảng cồng kềnh ức chế dòng máu; đôi khi cục máu đông thành hình làm nghẽn động mạch và gây ra các cơn đau tim hay cơn đột quỵ. Sự tích tụ cholesterol trong thành động mạch là quá trình chậm, kéo dài hơn nhiều thập niên. Những yếu tố đóng góp và thúc đẩy quá trình này là bệnh cao huyết áp, sự tiêu thụ nhiều mỡ động vật trong thức ăn, hút thuốc lá, căng thẳng tâm lý, ít hoạt động thể lực, và các yếu tố di truyền.

Những nghiên cứu trên bệnh nhân cao cholesterol trong máu loại gia đình (FH) bởi các ông Michael S. Brown và Joseph L. Goldstein tạo thành nền tảng cho kiến thức hiện đại về chuyển hóa cholesterol. Bệnh cao cholesterol máu di truyền hiện hữu ở nhiều dạng khác nhau và di truyền như một gen tính trội. Cá nhân mang gen đột biến ở liều gấp đôi (đồng hợp tử hay homozygous) bị ảnh hưởng nghiêm trọng. Lượng cholesterol máu thường cao hơn so với người bình thường gấp 5 lần, và chứng xơ vữa động mạch nghiêm trọng, và bệnh nhồi máu tim thường phát hiện ở tuổi vị thành niên hay sớm hơn. Cá nhân có di truyền chỉ một gen đột biến (dị hợp tử hay heterozygous) phát triển triệu chứng trễ hơn lúc khoảng 35 - 55 tuổi; và lượng cholesterol của họ thường khoảng 2 - 3 lần cao hơn so với người bình thường.

Các ông Brown và Goldstein đã khảo sát thực nghiệm trên những tế bào fibroblast nuôi cấy của người bình thường và của người bệnh FH. Nói chung, tất cả tế bào của động vật cần cholesterol cho màng tế bào của chúng. Cholesterol ở dạng LDL được hấp thụ bởi các thụ thể chuyên biệt trên màng tế bào (thụ thể LDL). Sự khám phá cho thấy tế bào fibroblast của bệnh nhân FH thể nghiêm trọng bị thiếu hoàn toàn thụ thể LDL chức năng. Tế bào fibroblast của người bệnh FH thể nhẹ có ít thụ thể LDL hơn người bình thường, ít hơn một nửa.

Các ông Brown và Goldstein cũng đã khám phá sự tổng hợp cholesterol ở tế bào fibroblast bình thường bị ức chế khi huyết thanh có cholesterol LDL được thêm vào môi trường nuôi cấy. Trong khi, sự tổng hợp cholesterol ở tế bào fibroblasts của bệnh nhân FH thể nghiêm trọng đã không bị ảnh hưởng khi thêm huyết thanh có cholesterol LDL vào môi trường cấy, bởi vì chúng thiếu hoàn toàn các thụ thể LDL chức năng.

Trong những thực nghiệm trên các ông Brown và Goldstein chứng tỏ khi hạt LDL gắn dính vào các thụ thể trên màng tế bào, các tế bào sẻ hấp thụ chúng như một phức hợp "thụ thể và LDL": những thụ thể này định vị trên màng tế bào ở trên các hố tráng; sau khi LDL gắn dính với các thụ thể, các hố này tự lõm sâu vào phía trong tế bào tạo thành các túi và rồi bị véo ở miệng tạo thành các bọc kín. Các bọc này kết hợp với nhau cho ra thể "endosome", trong đó LDL bị phân giải tách ra khỏi thụ thể, kế đó thụ thể trở về bề mặt tế bào để được tái sử dụng và LDL được chuyển giao cho lysosome, ở đó cholesteryl ester bị cắt và phóng thích cholesterol để sử dụng cho sự tổng hợp màng tế bào hay biến đổi ra các nội tiết tố loại steroid và acid mật. Một điều quan trọng là cholesterol được hấp thụ bởi tế bào sẻ ức chế sự tổng hợp cholesterol của chính tế bào đó. Toàn bộ quy trình này có tên "ẩm bào qua trung gian thụ thể". Một kết quả khác của sự hấp thụ cholesterol là nó ức chế sự sản xuất thụ thể LDL mới trên bề mặt của tế bào. Sự giảm số lượng của thụ thể LDL sẻ dẫn đến sự giảm hấp thụ LDL trong máu. LDL sản xuất bởi tế bào duy trì trong dòng máu sẻ làm tăng tích tụ cholesterol trong thành các động mạch.

Ông Brown và Goldstein đã phát hiện ra cách điều hòa cholesterol mới và bất ngờ. Bình thường các tế bào có khả năng tổng hợp cholesterol cao cho nhu cầu của chúng. Khi lượng cholesterol LDL trong máu tuần hoàn thấp tế bào sẽ gia tăng số lượng thụ thể LDL trên bề mặt của chúng. Nồng độ LDL trong máu do đó sẽ giảm bớt. Với chế độ ăn uống có nhiều mỡ sẽ có lượng dư thừa LDL tuần hoàn trong máu.

Những khám phá quan trọng này dẫn đến cách tiếp cận mới trong điều trị xơ vữa động mạch, Sự khám phá các thụ thể LDL đã mở rộng sự hiểu biết của chúng ta về điều hòa chuyển hóa cholesterol một cách đáng kể và đã giải thích cơ chế cơ bản của bệnh tăng cholesterol gia đình.

Các ông Brown và Goldstein cũng đã dùng các kỹ thuật sinh học phân tử hiện đại để xác định cấu trúc thụ thể LDL, và đó là một glycoprotein (phức hợp của oligosaccharide hay glycan và protein) định vị trên màng tế bào. Phần protein của nó cấu thành bởi 839 amino acids, trong đó 767 amino acid có vị trí ở ngoài mặt tế bào, 22 amino acid trong màng tế bào và 50 amino acid ở bên trong tế bào hay tế bào chất.

Khiếm khuyết thụ thể LDL có thể là một trong nhiều loại khác nhau, ví dụ trong vài trường hợp thiếu thụ thể hoàn toàn, trường hợp khác LDL gắn dính vào thụ thể kém hay không gắn chút nào, và còn những trường hợp khác LDL gắn dính bình thường vào thụ thể nhưng phức hợp LDL-thụ thể không thể hấp thụ được.

Một nghiên cứu phân tích thụ thể LDL trên 2 bệnh nhân cho thấy những lỗi của phần protein bên trong tế bào: trên một bệnh nhân trong số dự tính 50 amino acid ở bên trong tế bào chỉ có 2 amino acid hiện diện, trên bệnh nhân khác chỉ có 14 amino acid hiện diện, trong đó 6 amino acid là đúng nhưng 8 amino acid còn lại là sai. Phần protein của thụ thể bên ngoài bề mặt tế bào không lỗi trên cả hai bệnh nhân.

Thể nặng (đồng hợp tử) của bệnh FH thì hiếm, khoảng 1 trong 1 triệu người. Thể nhẹ hơn (dị hợp tử) của bệnh FH thì xảy ra thường hơn, khoảng 1 trong 200 - 500 người. Đây có nghĩa rằng trong một thành phố đông dân cư như Stockholm sẽ có nhiều ngàn cư dân có bệnh FH kết hợp với gia tăng rủi ro bị chứng xơ vữa động mạch và nhồi máu cơ tim.

Các ông Brown và Goldstein đã đưa ra các nguyên tắc điều trị bệnh FH hoàn toàn mới dựa trên sự khám phá thụ thể LDL. Trong những cá nhân với thể nhẹ hơn (dị hợp tử) của bệnh FH, số thụ thể LDL đã gia tăng khi dùng thuốc cholestyramine và mevinolin (một loại statin). Cách điều trị này có kết quả làm giảm lượng cholesterol máu. Trong thể nặng hơn (đồng hợp tử) của FH, do thiếu hoàn toàn thụ thể LDL chức năng, sử dụng thuốc sẽ không có kết quả và thay gan có thể là một phương cách trị liệu tối ưu. Ví dụ, trường hợp một bé gái 6 tuổi mắc bệnh cao cholesterol máu gia đình thể nghiêm trọng, đã bị nhiều cơn đau tim, đã được thay gan và tim cùng lúc. Sau 6 tháng lượng cholesterol của bé ở khoảng 3g/l so với 12g/l trước khi thay gan.

Sự khám phá của các ông Brown và Goldstein đã mở rộng sự hiểu biết về điều hòa chuyển hóa cholesterol và gia tăng khả năng phòng ngừa và trị liệu xơ vữa động mạch và cơn đau tim. Nhồi máu cơ tim là nguyên do tử vong chính ở những quốc gia kỹ nghệ hóa. Bệnh gây ra bởi di truyền và yếu tố môi trường, cả hai gây ra giảm thiểu số lượng thụ thể LDL, làm gia tăng lượng LDL trong máu và tăng độ rủi ro của chứng xơ vữa động mạch. Những khám phá có tính cách mạng của các ông Brown và Goldstein đã mở rộng chân trời và hứa hẹn cho những sự phát triển hấp dẫn trong tương lai. Họ suy đoán về liệu pháp với thuốc làm gia tăng số lượng thụ thể LDL đồng thời với nhu cầu ít hơn cho các chế độ ăn kiêng.

CHƯƠNG 4

INSULIN VÀ GIẢI NOBEL
VỀ SINH LÝ HỌC HAY Y HỌC NĂM 1923
CHO SỰ KHÁM PHÁ INSULIN

INSULIN

Insulin (từ chữ Latin insula, hay island có nghĩa là hòn đảo) là một nội tiết tố loại peptide sản xuất bởi tế bào bêta của những đảo nhỏ Langerhans của tuyến tụy, và có tác dụng như là một nội tiết tố đồng hóa chính của cơ thể. Tuyến tụy hay tụy tạng là một tuyến vừa nội tiết và vừa ngoại tiết; phần nội tiết chiếm chỉ 2% tổng khối lượng của tuyến tụy, là những tế bào trong những đảo nhỏ Langerhans. Tế bào bêta chiếm 65-80% của tất cả các tế bào trong đảo Langerhans.

Insulin là một nội tiết tố loại peptide được khám phá năm 1921 bởi các ông Frederick G. Banting và Charles H. Best trong khi làm việc trong phòng thí nghiệm của ông J.J.R. Macleod tại trường đại học "University of Toronto". Nội tiết tố insulin được tinh chế năm 1923 bởi ông James B. Collip, và bây giờ được dùng trong thực hành lâm sàng để điều trị bệnh thiếu insulin bao gồm tiểu đường loại 1, và 2.

Insulin là một hoóc môn điều hòa trung tâm trong việc cân bằng nội mô glucose và có tác dụng trong quy trình đồng hóa bao gồm tăng trưởng và phát triển mô.

Nội tiết tố insulin có tác dụng điều hòa sự chuyển hóa đường, mỡ và đạm bằng cách thúc đẩy hấp thụ glucose từ máu vào các tế bào gan, mỡ và cơ bắp. Ở những nơi này glucose hấp thụ được sẽ được biến đổi thành glycogen thông qua quy trình tạo glycogen (glycogenesis) để dự trữ trong gan hay cơ bắp hay biến đổi thành mỡ trung tính (triglycerides) thông qua quy trình tạo mỡ (lipogenesis) để dự trữ trong gan hay mô mỡ. Sự tân tạo glucose (gluconeogenesis) từ gan bị ức chế mạnh bởi lượng insulin cao trong máu. Insulin tuần hoàn trong máu cũng ảnh hưởng đến sự tổng hợp chất đạm trong nhiều mô khác. Nói chung, nội tiết tố đồng hóa insulin thúc đẩy sự biến đổi của những phân tử nhỏ (như glucose) trong máu thành những phân tử lớn (như protein) trong tế bào.

Lượng insulin thấp trong máu có tác dụng trái ngược bởi thúc đẩy quy trình dị hóa rộng khắp, đặc biệt trên mỡ dự trữ trong cơ thể.

Các tế bào bêta nhạy cảm đặc biệt với nồng độ glucose trong máu; chúng tiết insulin vào máu để đáp ứng với lượng glucose cao. Sự hiện diện của insulin làm gia tăng hấp thụ glucose và biến đổi chúng trong những tế bào, vì vậy làm giảm lượng đường glucose trong máu.

Các tế bào alpha lân cận, bằng cách lấy tín hiệu từ các tế bào bêta, tiết ra nội tiết tố glucagon vào máu theo cách ngược lại: tăng tiết glucagon khi nồng độ glucose máu thấp, và giảm tiết khi nồng độ glucose máu cao. Glucagon làm tăng lượng glucose trong máu bởi thúc đẩy sự phân hủy glycogen (glycogenolysis) và tân tạo glucose trong gan. Sự tiết insulin và glucagon vào máu phản ứng với nồng độ glucose trong máu là cơ chế cơ bản của sự cân bằng nội mô của glucose.

Giảm hay mất hoạt động của insulin dẫn đến bệnh tiểu đường, hay tình trạng lượng đường trong máu cao. Có 2 loại bệnh tiểu đường, loại 1 và loại 2. Trong bệnh tiểu đường loại 1, các tế bào bêta bị phá huỷ bởi phản ứng tự miễn vì thế insulin không còn được tổng hợp hay tiết vào máu. Trong bệnh tiểu đường loại 2, sự phá huỷ các tế bào bêta ít rõ rệt hơn so với bệnh tiểu đường loại 1, và không phải do quy trình tự miễn. Thay vì vậy, có sự tích lũy amyloid trong các đảo nhỏ Langerhans của tuyến tụy làm phá vỡ cấu trúc giải phẫu và sinh lý của nó. Sinh bệnh học của tiểu đường loại 2 chưa được hiểu rõ hoàn toàn, nhưng có sự sụt giảm mật độ các hòn đảo tế bào bêta, giảm chức năng tiết của các hòn đảo tế bào bêta còn sống sót, và sự kháng insulin ở các mô ngoại biên. Tiểu đường loại 2 có đặc điểm bởi sự tăng tiết glucagon mà không bị ảnh hưởng và không đáp ứng với nồng độ glucose máu. Trong khi insulin vẫn còn tiết vào máu do phản ứng với glucose trong máu. Kết quả là insulin và đường tích lũy trong máu.

Những tế bào bêta của các hòn đảo Langerhans phóng thích insulin vào máu ở hai giai đoạn. Giai đoạn phóng thích đầu tiên được kích hoạt nhanh chóng bởi đáp ứng với sự tăng nồng độ glucose máu. Giai đoạn thứ 2 là sự phóng thích chậm, bền vững của các hạt chứa insulin mới hình thành, sự phóng thích này độc lập với glucose, và đạt đỉnh trong vòng 2 - 3 giờ. Giảm phóng thích insulin ở giai đoạn đầu tiên có thể là phát hiện sớm nhất của sự khiếm khuyết tế bào bêta, và có khả năng dùng để dự đoán sự khởi phát bệnh tiểu đường loại 2. Sự phóng thích giai đoạn đầu tiên và độ nhạy insulin là các dự đoán sớm của bệnh tiểu đường. Có những chất khác ngoài glucose, được biết có khả năng kích thích phóng thích insulin như các amino axit (arginine và leucine), acetylcholine, sulfonylurea, cholecystokinin, và các incretins từ ruột như glucagon-like peptide-1 (GLP- 1) và glucose-dependent insulinotropic peptide (GIP).

Sự phóng thích insulin bị ức chế mạnh bởi norepinephrine (hay noradrenaline), dẫn đến gia tăng lượng glucose trong các trạng thái căng thẳng. Có vẻ là sự phóng thích catecholamine do hệ thần kinh giao cảm có hiệu quả trái ngược trên insulin phóng thích bởi tế bào bêta, bởi vì sự phóng thích insulin bị ức chế bởi thụ thể alpha 2 -adrenergic và kích thích bởi thụ thể beta 2 -adrenergic. Hiệu ứng ròng của norepinephrine từ thần kinh giao cảm và epinephrine từ tuyến thượng thận trên phóng thích insulin là ức chế độ ưu thế của thụ thể alpha-adrenergic.

Khi lượng glucose giảm xuống đến giá trị sinh học bình thường, sự phóng thích insulin từ tế bào bêta chậm lại hay ngừng hẳn. Nếu lượng glucose máu giảm thấp hơn, đặc biệt đến một lượng thấp nghiêm trọng, sự phóng thích của các nội tiết tố tăng đường (đa số là glucagon từ tế bào alpha của các đảo Langerhans) kích thích sự phóng thích glucose vào máu từ nguồn dự trữ glycogen trong gan, và được bổ sung bởi sự tân tạo glucose nếu nguồn dự trữ glycogen ở gan hay bắp cơ cạn kiệt. Bởi gia tăng lượng glucose máu, những nội tiết tố tăng đường có tác dụng ngăn ngừa hay điều chỉnh tình trạng hạ đường huyết đe dọa tính mạng.

Chứng cớ của sự giảm phóng thích insulin giai đoạn đầu có thể thấy trong thử nghiệm dung nạp glucose (glucose tolerance test), chứng tỏ bởi lượng glucose máu tăng đáng kể tại 30 phút sau khi ăn vào một lượng glucose (75 hay 100 g glucose), theo sau bởi một giảm chậm trong 100 phút kế tiếp, để duy trì một nồng độ trên 120 mg/dl 2 giờ sau khi bắt đầu làm xét nghiệm. Trên người bình thường lượng glucose máu được điều chỉnh bình thường khi kết thúc xét nghiệm. Tăng insulin đột biến là phản ứng đầu tiên đối với việc tăng đường huyết, phản ứng này là phụ thuộc vào cá nhân và liều lượng cụ thể mặc dù trước đây nó luôn được coi là phụ thuộc vào loại thực phẩm cụ thể.

Tác dụng sinh học của insulin

Tác dụng của insulin trên sự chuyển hoá nói chung:

● Gia tăng hấp thụ tế bào của vài chất nhất định, glucose vào trong cơ bắp và mô mỡ (khoảng 2/3 tế bào của cơ thể).

● Gia tăng sao chép DNA và tổng hợp protein thông qua kiểm soát hấp thụ amino acid.

● Điều hoà hoạt động của nhiều men.

Tác dụng của insulin (gián tiếp hay trực tiếp) trên tế bào:

● Kích thích hấp thụ glucose vào gan, cơ bắp, mô mỡ (bởi cài GLUT4 transporter vào màng tế bào).

- Gia tăng tổng hợp mỡ trung tính (triglycerides) từ glucose.
- Gia tăng ester hóa các acid béo để tạo triglycerides.
- Giảm phân giải mỡ (lipolysis).
- Thúc đẩy tổng hợp glycogen (glycogenesis) từ glucose.
- Giảm tân tạo glucose (gluconeogenesis) và giảm phân giải glycogen (glycogenolysis).
- Giảm phân giải protein (proteolysis).
- Giảm phân giải các cơ quan nội bào bị hư hỏng (autophagy).
- Gia tăng hấp thụ amino acid.
- Giảm trương lực cơ của động mạch, làm gia tăng lưu lượng máu.
- Gia tăng tiết axit hydrochloric ở dạ dày.
- Gia tăng hấp thụ potassium vào tế bào.
- Giảm bài tiết sodium ở thận.

Chú ý: khi lượng insulin thấp sẻ có tác dụng ngược lại.

Các bệnh và hội chứng liên quan đến insulin:

- Bệnh tiểu đường: chỉ những tình trạng tăng đường huyết.

(1) Loại 1: tình trạng phá huỷ những tế bào bêta sản xuất insulin trong tuyến tụy qua trung gian tự miễn, dẫn đến kết quả thiếu insulin tuyệt đối.

(2) Loại 2: có thể là tế bào bêta sản xuất insulin không đủ hay tình trạng kháng insulin, hay cả hai bởi vì nguyên nhân chưa được hiểu biết hoàn toàn. Tiểu đường loại 2 được nghỉ có liên quan đến chế độ ăn uống, với cách sống nhàn rỗi, với béo phì, với tuổi tác và với hội chứng chuyển hóa. Người không béo phì cũng có thể mắc bệnh tiểu đường loại 2 do chế độ ăn uống, lối sống nhàn rỗi và những yếu tố rủi ro khác chưa biết. Có khả năng là có khuynh hướng di truyền để phát triển bệnh tiểu đường.

- Insulinoma: bướu tế bào bêta sản xuất dư thừa insulin.

• Hội chứng chuyển hóa: lúc đầu được gọi là "hội chứng X" bởi ông Gerald Reaven. Có các đặc điểm như tăng huyết áp, rối loạn mỡ máu, và tăng vòng eo. Nguyên nhân cơ bản có thể là hiện tượng kháng insulin xảy ra trước tiểu đường loại 2, đó là sự giảm khả năng phản ứng insulin trong vài loại mô (như cơ bắp, mô mỡ). Thường thúc đẩy phát triển những bệnh như cao huyết áp vô căn, béo phì, tiểu đường loại 2, và bệnh động mạch vành tim.

• Hội chứng buồng trứng đa nang (PCOS): hội chứng phức tạp ở phụ nữ trong hạn tuổi sinh sản. Triệu chứng thường có như không rụng trứng và dư thừa androgen (hirsutism). Trong nhiều trường hợp của PCOS có hiện tượng kháng insulin.

GIẢI NOBEL
VỀ SINH LÝ HỌC HAY Y HỌC NĂM 1923
CHO SỰ KHÁM PHÁ INSULIN

Uỷ ban Giải thưởng Nobel năm 1923 đã ghi nhận việc chiết xuất insulin thực nghiệm do một đội ở trường đại học "University of Toronto" và trao giải Nobel cho 2 ông, Frederick Banting và J. J. R. Macleod.

Các ông đã được trao giải Nobel về sinh lý học hay y học năm 1923 cho sự khám phá insulin. Ông Banting đả chia giải thưởng với ông Charles H. Best, và ông Macleod cũng đã chia sẻ với ông James B. Collip. Bằng sáng chế insulin đã được chuyển nhượng cho "University of Toronto" với giá một dollar.

Hai giải thưởng Nobel khác cũng đã được trao cho sự làm việc trên insulin. Ông Frederick Sanger, nhà sinh học phân tử người Anh, đã xác định cấu trúc cơ bản của insulin năm 1955, được trao giải Nobel về hoá học năm 1958. Bà Rosalyn Sussman Yalow nhận giải Nobel về y học cho sự phát triển radioimmunoassay insulin năm 1977.

Nhiều giải thưởng Nobel có liên quan gián tiếp với insulin. Ông George Minot, người đồng nhận giải Nobel năm 1934 cho sự phát triển một trị liệu hiệu quả đầu tiên cho bệnh thiếu máu ác tính, ông mắc bệnh tiểu đường. Bác sĩ William Castle đã dùng insulin được khám phá vào năm 1921 đúng lúc để giúp ông Minot sống sót; do đó sự khám phá insulin cũng có góp phần cho sự khám phá một phương pháp chữa bệnh thiếu máu ác tính. Bà Dorothy Hodgkin được trao giải Nobel về hoá học năm 1964 cho sự phát triển kỹ thuật tinh thể học, dùng để giải mã cấu trúc phân tử hoàn chỉnh của insulin năm 1969.

Insulin của người cấu thành bởi 51 amino acid và có khối lượng phân tử là 5808 Dalton. Nó gồm 2 chuỗi A và B nối với nhau bởi 2 cầu nối disulfide. Chuỗi A gồm 21 amino acids, trong khi chuỗi B có 30 amino acids. Cấu trúc của insulin khác nhau rất ít giữa các loài động vật. Insulin nguồn gốc thú vật khác phần nào về hiệu quả (chuyển hóa carb) so với insulin người. Insulin từ heo (porcine insulin) đặc biệt gần giống với insulin người và được dùng rộng rãi để chữa bệnh tiểu đường loại 1 trước khi insulin người được sản xuất với số lượng lớn bởi công nghệ DNA tái tổ hợp.

Insulin nằm trong danh sách mẫu các thuốc thiết yếu của Tổ chức Y tế Thế giới, những thuốc tối quan trọng cần thiết trong hệ thống y tế cơ bản.

CHƯƠNG 5
HỘI CHỨNG CHUYỂN HÓA

Hội chứng chuyển hóa là một tập hợp ít nhất ba trong 5 tình trạng y khoa:

- Béo trung ương
- Cao huyết áp
- Cao đường huyết
- Cao triglycerides máu
- Giảm HDL cholesterol máu

Hội chứng chuyển hóa liên quan đến gia tăng nguy cơ phát triển bệnh tim mạch và tiểu đường loại 2. Ở Hoa Kỳ, hội chứng chuyển hóa gia tăng với tuổi tác, ngoài ra ảnh hưởng trên chủng tộc cũng khác nhau trong đó những sắc dân thiểu số đặc biệt ảnh hưởng.

Tình trạng kháng insulin, hội chứng chuyển hóa và tiền tiểu đường có liên quan gần gũi và có ảnh hưởng chồng chéo. Hội chứng chuyển hóa được nghỉ gây ra bởi rối loạn cơ bản về dùng và dự trữ năng lượng. Nguyên nhân chính xác của hội chứng còn đang được nghiên cứu. Hội chứng có thể được ngăn ngừa và chữa trị bởi chế độ ăn kiêng và luyện tập cơ thể.

Dấu chứng chính của hội chứng là béo trung ương, cũng được biết là béo nội tạng hay thể tạng trái táo. Có đặc điểm mỡ tích tụ chủ yếu quanh eo. Những dấu chứng khác gồm cao huyết áp, giảm HDL cholesterol, tăng triglycerides đói, rối loạn đường đói, kháng insulin, hay tiền tiểu đường. Những tình trạng kết hợp như cao acid uric máu, hội chứng buồng trứng đa nang ở phụ nữ và rối loạn cương dương ở đàn ông.

Cơ chế chính xác của hội chứng chuyển hoá còn đang nghiên cứu. Đa số người mắc phải là lớn tuổi, béo phì, có lối sống nhàn rỗi, và có tình trạng kháng insulin. Căng thẳng tâm lý cũng là một yếu tố đóng góp. Yếu tố quan trọng nhất là ăn uống (đặc biệt là tiêu thụ thức uống ngọt có đường), khuynh hướng di truyền, tuổi già, cách sống nhàn rỗi hay kém hoạt động thể lực, rối loạn giấc ngủ, rối loạn tâm trạng hay dùng thuốc tâm thần kinh, uống rượu quá nhiều. Có những tranh luận hoặc là béo phì hay kháng insulin là nguyên nhân của hội chứng chuyển hóa. Một số dấu hiệu của viêm hệ thống bao gồm C-reactive protein cũng như fibrinogen, interleukin 6, yếu tố hoại tử khối u - alpha (TNF-alpha) thường gia tăng, và tăng axit uric gây ra bởi fructose trong dinh dưỡng.

● Các nghiên cứu chứng tỏ thói quen ăn uống phương Tây là yếu tố phát triển hội chứng chuyển hóa với tiêu thụ nhiều thức ăn không thích hợp cho sinh hóa con người. Lên cân kết hợp với hội chứng chuyển hóa. Triệu chứng lâm sàng chính của hội chứng là mỡ nội tạng hay mỡ tích tụ sai lạc vị trí; thay vì béo toàn thân, mỡ trong nội tạng không thiết kế cho dự trữ mỡ. Sự cung cấp năng lượng liên tục qua carbohydrates, mỡ, và đạm trong thức ăn không tương xứng với hoạt động thể lực hay nhu cầu năng lượng tạo ra ùn đọng các sản phẩm của oxit hóa ti thể, một quy trình liên hệ đến rối loạn chức năng ti thể tiến triển và kháng insulin.

● Nghiên cứu gần đây cho thấy các căng thẳng tâm lý kéo dài có thể góp phần phát triển hội chứng biến dưỡng vì phá vỡ cân bằng nội tiết của trục dưới đồi - tuyến thông - thượng thận (trục HPA). Rối loạn chức năng trục HPA có khả năng làm tăng lượng cortisol trong máu, dẫn đến tăng lượng glucose và insulin máu, thúc đẩy phát triển mỡ nội tạng, tình trạng kháng insulin, rối loạn mỡ máu và cao huyết áp. Rối loạn chức năng trục HPA có thể giải thích nguy cơ của béo bụng hay mỡ nội tạng cho các bệnh tim mạch, tiểu đường loại 2 và đột quỵ.

● Nặng cân: Béo trung ương là tính năng chính của hội chứng chuyển hóa, vừa là dấu chứng vừa là nguyên nhân, trong đó gia tăng mỡ bụng làm tăng vòng eo và có thể là kết quả và góp phần cho kháng insulin. Tuy vậy, mặc dù sự quan trọng của béo phì, người có cân nặng bình thường cũng có thể có tình trạng kháng insulin và hội chứng chuyển hóa.

- Lối sống nhàn rỗi: Không hoạt động thể lực là yếu tố nguy cơ cho bệnh tim mạch. Những thành phần của hội chứng chuyển hóa thường kết hợp với lối sống nhàn rỗi bao gồm béo trung ương, giảm HDL cholesterol, tăng triglycerides, huyết áp, và glucose máu. So với người thường xem TV hay dùng computer ít hơn 1 giờ mỗi ngày, người xem hơn 4 giờ một ngày có gia tăng gấp đôi rủi ro hội chứng chuyển hóa.

- Tuổi già: Hội chứng chuyển hóa ảnh hưởng 60% dân số Hoa Kỳ già hơn 50 tuổi. Tỷ lệ của phụ nữ có hội chứng cao hơn đàn ông.

- Hội chứng chuyển hóa tăng gấp năm lần nguy cơ bệnh tiểu đường loại 2. Tiểu đường loại 2 được xem là biến chứng của hội chứng chuyển hóa. Ở người với giảm dung nạp glucose hay rối loạn glucose đói, sự hiện diện của hội chứng gia tăng gấp đôi rủi ro phát triển tiểu đường loại 2. Có vẻ như tiền tiểu đường và hội chứng chuyển hóa biểu thị cùng một rối loạn. Sự hiện diện của hội chứng chuyển hoá kết hợp với tỷ lệ mắc bệnh tim mạch cao hơn tiểu đường loại 2 hay giảm dung nạp glucose không có hội chứng. Giảm adiponectin máu đã chứng tỏ gia tăng kháng insulin và được xem là yếu tố rủi ro phát triển hội chứng chuyển hóa.

- Bệnh động mạch vành: Tỷ lệ mắc phải hội chứng chuyển hoá ở người bệnh động mạch vành là 50%, với tỷ lệ 37% ở người bệnh động mạch vành sớm (tuổi 45), đặc biệt ở phụ nữ. Với phục hồi chức năng tim mạch thích hợp và thay đổi lối sống (dinh dưỡng, hoạt động thể lực, giảm cân, và trong vài trường hợp giảm thuốc gây nghiện), tỷ lệ mắc phải hội chứng có thể giảm bớt.

- Loạn dưỡng mỡ (Lipodystrophy): Rối loạn phát triển mỡ nói chung có liên quan đến hội chứng chuyển hóa. Cả hai thể di truyền và mắc phải của bệnh loạn dưỡng mỡ có thể sinh ra kháng insulin nghiêm trọng và nhiều thành phần khác của hội chứng chuyển hóa.

Sinh lý bệnh:

Trong hội chứng chuyển hóa thường có sự phát triển mỡ nội tạng, và gia tăng trong máu lượng TNF-alpha và thay đổi lượng của những chất khác như adiponectin, resistin, và PAI-1. TNF-alpha đã chứng tỏ không chỉ gây sản xuất các cytokine viêm, cũng có thể kích hoạt các tín hiệu tế bào tương tác với thụ thể TNF-alpha từ đó đưa đến kháng insulin. Thực nghiệm cho chuột ăn 33% đường sucrose đã được dự kiến là khuôn mẫu để phát triển hội chứng chuyển hóa. Đường sucrose trước tiên gia tăng lượng triglycerides máu, đưa đến mỡ nội tạng và cuối cùng là kháng insulin. Sự tiến triển từ mỡ nội tạng đến tăng TNF-alpha đến kháng insulin có vài sự song song đến phát triển hội chứng chuyển hoá trên người. Sự gia tăng mô mỡ cùng gia tăng số tế bào miễn nhiễm hiện diện có vai trò trong chứng viêm. Viêm kinh niên góp phần gia tăng rủi ro của cao huyết áp, xơ vữa động mạch và tiểu đường.

Sự liên quan của hệ thống endocannabinoid trong phát triển hội chứng chuyển hoá là không thể tranh luận. Sự sản xuất dư thừa endocannabinoid có thể đưa đến rối loạn hệ thống khen thưởng và gây rối loạn chức năng điều hành, duy trì hành vi không lành mạnh. Não bộ là yếu tố chủ yếu phát triển hội chứng chuyển hóa, điều chỉnh đường ngoại biên và chuyển hóa mỡ.

Hội chứng chuyển hoá có thể gây ra bởi cho ăn dư thừa đường hay fructose, đặc biệt cùng với ăn nhiều mỡ. Kết quả của bổ sung dư thừa axit béo omega-6, đặc biệt arachidonic axit (AA), là một yếu tố quan trọng trong sinh bệnh học của hội chứng chuyển hóa. Arachidonic axit (với tiền chất của nó là linoleic axit) đóng vai trò chất nền cho sự sản xuất các chất viêm trung gian như eicosanoids, trong khi đó phức hợp diacylglycerol (DAG) là tiền chất cho chất endocannabinoid 2-arachidonoylglycerol (2-AG) trong khi fatty acid amide hydroxylase (FAAH) trung gian chuyển hóa anandamide thành arachidonic axit. Anandamide và 2 -AG cũng có thể thuỷ phân ra arachidonic axit, tiềm năng gia tăng tổng hợp eicosanoid.

Hội chứng chuyển hóa là yếu tố nguy cơ cho rối loạn thần kinh. Những nghiên cứu chuyển hoá cho thấy dư thừa các acid hữu cơ, rối loạn sản phẩm phụ oxy hóa lipid, axit béo cần thiết và amino axit cần thiết trong máu của người mắc bệnh. Mặc dù vậy, nó không hoàn toàn rõ hoặc là sự tích tụ axit béo cần thiết và amino axit là kết quả của tiêu thụ quá nhiều hay sản xuất quá nhiều bởi vi khuẩn ruột.

Các Yếu tố Chẩn đoán

Tổ chức Y tế Thế giới (WHO)

Tiêu chuẩn 1999 của tổ chức y tế thế giới đòi hỏi một trong tiểu đường, rối loạn dung nạp glucose, rối loạn đường đói hay kháng insulin, và 2 yếu tố sau:

- Huyết áp: 140/90 mmHg hay hơn
- Rối loạn mỡ máu: triglycerides (TG) 1,695 mmol/l hay hơn; và HDL cholesterol 0,9 mmol/l hay dưới ở đàn ông; và 1,0 mmol/l hay dưới ở phụ nữ
- Béo trung ương: tỷ số eo hông hơn 0,9 ở đàn ông; hơn 0,85 ở phụ nữ; hay BMI hơn 30 kg/m 2
- Microalbuminuria: độ bài tiết albumin nước tiểu 20 microgram/phút hay hơn, hay albumin/ creatinine 30 mg/g hay hơn

Chương trình Giáo dục Cholesterol Quốc gia (NCEP)

NCEP - ATP III năm 2001 đòi hỏi ít nhất 3 yếu tố sau:

- Béo trung ương: vòng eo 102 cm (40 inches) hay hơn ở đàn ông; 88cm (35 inches) hay hơn ở phụ nữ
- Rối loạn mỡ máu: TG 1,7 mmol/l (150 mg/dl) hay hơn
- Rối loạn mỡ máu: HDL cholesterol dưới 40 mg/dl ở đàn ông; dưới 50 mg/dl ở phụ nữ
- Huyết áp: 130/85 mmHg hay hơn (hay dùng thuốc cao huyết áp

● Đường huyết đói: 6,1 mmol/l (110 mg/dl) hay hơn

Hiệp hội Tim mạch Hoa Kỳ (AHA)

● Tăng vòng eo:

ở đàn ông: hơn 40 inches (102 cm)

ở phụ nữ: hơn 35 inches (88 cm)

● Cao triglycerides: 150 mg/dl (1,7 mmol/l) hay hơn

● Giảm HDL cholesterol:

ở đàn ông: dưới 40 mg/dl (1,03 mmol/l)

ở phụ nữ: dưới 50 mg/dl (1,29 mmol/l)

● Cao huyết áp: 130/80 mmHg hay hơn, hay đang dùng thuốc cho huyết áp

● Cao đường đói: hơn hay bằng 100 mg/dl (5,6 mmol/l) hay dùng thuốc cho cao đường

Các yếu tố khác:

hs-CRP (high sensitivity C-reactive protein) đã phát triển và dùng như dấu hiệu tiên đoán bệnh động mạch vành trong hội chứng chuyển hóa, và gần đây nó được dùng để tiên đoán bệnh viêm gan nhiễm mỡ không do rượu. Bệnh gan nhiễm mỡ và viêm gan nhiễm mỡ có thể được xem là biểu hiện của hội chứng chuyển hóa, chỉ định dự trữ năng lượng bất thường như mỡ phân phối ngoài vị trí. Rối loạn hệ sinh sản như PCOS ở phụ nữ giai đoạn sinh sản và rối loạn cương dương hay giảm testosterone toàn phần ở đàn ông có thể được quy là hội chứng chuyển hóa.

Ngăn ngừa:

Các chiến lược khác nhau đã được đề xuất để ngăn chặn sự phát triển hội chứng chuyển hóa.

Chúng bao gồm gia tăng hoạt động thể lực (như đi bộ 30 phút mỗi ngày) và chế độ ăn uống lành mạnh giảm calo. Nhiều nghiên cứu ủng hộ giá trị của lối sống lành mạnh nêu trên. Mặc dù vậy, một nghiên cứu cho rằng những biện pháp có lợi này chỉ có hiệu quả trong một số ít người, cơ bản là do sự thiếu tuân thủ trong thay đổi cách sống và chế độ ăn uống.

Thuốc điều trị:

Nói chung mỗi rối loạn có trong hội chứng được chữa trị riêng biệt. Thuốc lợi tiểu và ức chế ACE dùng để chữa cao huyết áp. Nhiều loại thuốc chữa mỡ máu được dùng nếu có bất thường LDL cholesterol, triglycerides, và HDL cholesterol. Hạn chế đường trong dinh dưỡng làm giảm đường huyết, góp phần cho giảm cân, và giảm dùng thuốc cho hội chứng chuyển hóa.

HỘI CHỨNG "X"
VÀ ÔNG GERALD M. REAVEN

Ông Gerald M. Reaven (28/7/1928 - 12/2/2018) là một nhà nội tiết học Hoa Kỳ và là giáo sư y khoa danh dự của trường đại học "Stanford University School of Medicine" ở Stanford, bang California. Ông đạt học vị bác sĩ y khoa tại trường đại học "University of Chicago". Ông nghiên cứu về kháng insulin và bệnh tiểu đường cùng với ông John W. Farquhar từ những năm 1966.

Vào năm 1988, ông Reaven đã thuyết trình bài giảng "Banting Lecture" tại buổi họp quốc gia của Hiệp hội Tiểu đường Hoa Kỳ và đã đưa ra một khái niệm mà ông gọi là hội chứng "X", một tập hợp các yếu tố rủi ro độc lập của bệnh động mạch vành phát hiện cùng nhau trên một cá nhân. Những yếu tố rủi ro trong hội chứng X là hiện tượng kháng insulin (được định nghĩa như insulin không khả năng thúc đẩy sự chuyển vận glucose vào tế bào), cao huyết áp, cao triglycerides máu, và giảm HDL cholesterol. Ông cho rằng kháng insulin hay cao insulin trong máu là yếu tố rủi ro cơ bản của tiểu đường loại 2, lúc bấy giờ gọi là tiểu đường không phụ thuộc insulin.

Năm 1991, Ferrannini và cộng sự đã xuất bản một bài báo có tên "cao insulin máu: tính năng chính của hội chứng tim mạch và chuyển hóa", các danh từ đã dùng trong bài đã phản ánh quan điểm của Reaven rõ hơn. Danh từ hội chứng chuyển hóa MS (Metabolic Syndrome) nghĩa là yếu tố này có liên quan đến chuyển hóa bất thường của đường và mỡ. Những tác giả này nhấn mạnh kháng insulin là yếu tố cơ bản, khi mắc phải, những người có khuynh hướng di truyền sẽ phát triển tất cả các thành phần khác của hội chứng chuyển hóa.

Bây giờ danh từ hội chứng chuyển hóa được dùng thông dụng để diễn tả tập hợp những yếu tố rủi ro của bệnh tim mạch và tiểu đường loại 2. Danh từ không nhạy cảm insulin hay kháng insulin liên quan mật thiết đến hội chứng chuyển hóa và biểu hiện chính của nó là bệnh động mạch vành và tiểu đường loại 2.

Thêm vào những yếu tố nêu ra bởi Reaven, Kaplan đề nghị béo phần trên cơ thể hay béo nội tạng cần được xem như là một phần của hội chứng và là yếu tố rủi ro chính cho bệnh tim mạch và tiểu đường loại 2, độc lập với béo phì tổng thể. Kết quả là có nhiều nghiên cứu xác nhận béo nội tạng có liên quan đến hội chứng chuyển hóa.

Landin và cộng sự đề nghị sự tăng lượng fibrinogen và TPA inhibitor trong máu có liên quan đến yếu tố chuyển hoá của bệnh tim mạch. Và các hạt nhỏ đậm đặc của LDL gia tăng tính xơ vữa so với hạt lớn kém đậm đặc.

Nhóm các ông Barakat và cộng sự và Reaven và cộng sự đã báo cáo rằng hạt nhỏ đậm đặc của LDL liên quan đến kháng insulin, béo phì, và tiểu đường loại 2. Và như thế, hạt nhỏ đậm đặc của LDL được thêm vào danh sách các yếu tố liên hệ đến hội chứng chuyển hóa. Sự kết hợp của tăng triglycerides máu, giảm HDL, và tăng hạt nhỏ đậm đặc của LDL thường gọi chung là rối loạn mỡ máu.

Những yếu tố nguy cơ khác liên hệ đến sự phát triển chứng xơ vữa động mạch và nhồi máu cơ tim liên quan với hội chứng chuyển hóa gồm có rối loạn chức năng nội mạch, chứng viêm, và các căng thẳng oxy hóa.

High sensitive C-reactive protein (hs-CRP), là một dấu hiệu cho chứng viêm và thường dùng trong lâm sàng để đánh giá nguy cơ trong sự phòng ngừa chính và thứ cấp của bệnh tim mạch. Và hs-CRP cũng đã liên quan đến hội chứng chuyển hóa.

Tình trạng béo phì bây giờ được nhìn nhận như là một tình trạng viêm cấp thấp kinh niên và kết hợp với sự gia tăng trong máu các dấu hiệu viêm và các căng thẳng oxy hóa. Mặc dù vậy, các ông Despres và Lemieux đã nêu ra trong những đánh giá của họ là không phải tất cả người béo phì đều có hội chứng chuyển hóa MS. Trong nghiên cứu gần đây, các ông Van Guilder và cộng sự khảo sát 3 nhóm đối tượng: nhóm cân bình thường, nhóm béo phì không MS, và nhóm béo phì có MS. Trị số CRP trong máu tăng đáng kể trong cả 2 nhóm béo phì so với nhóm cân bình thường, nhưng cao hơn đáng kể trong nhóm béo phì có MS so với nhóm béo phì không MS.

Những dấu hiệu viêm khác như yếu tố hoại tử khối u - alpha (TNF alpha), interleukin- 6 (IL- 6) và IL- 18 gia tăng trong béo phì có MS. Oxit LDL, được đo như dấu hiệu căng thẳng oxit hóa, đã gia tăng trong cả 2 nhóm béo phì, béo phì có MS cao hơn đáng kể so với béo phì không MS. Những kết quả này cho thấy căng thẳng oxy hóa và chứng viêm có liên quan đến sự phát triển hội chứng chuyển hóa. Thêm nữa nghiên cứu gần đây cho thấy trong tình trạng viêm mô mỡ có đặc điểm tăng thâm nhập tế bào bạch cầu đơn nhân và tăng sản xuất các cytokine, và có liên quan với hội chứng chuyển hóa.

Khi ông Reaven đưa ra khái niệm vào năm 1988, ông cho rằng kháng insulin là nguyên nhân cơ bản của hội chứng chuyển hóa. Qua bài thuyết trình Banting Lecture, Reaven đã đề nghị vài cơ chế để giải thích làm thế nào tình trạng kháng insulin hay cao insulin máu có thể gây ra các triệu chứng của hội chứng chuyển hóa. Ông nêu ra rằng triệu chứng cao huyết áp liên kết với sự tăng catecholamine trong máu và cho rằng tăng hoạt động của hệ thần kinh giao cảm như là cơ chế đóng góp cho MS. Ông cũng trích dẫn các nghiên cứu báo cáo rằng tăng insulin khiến thận thúc đẩy quá trình tái hấp thụ sodium và làm gia tăng thể tích máu do đó làm tăng huyết áp.

Nhóm San Antonio cho rằng mặc dù insulin có tác dụng giãn mạch đã được nêu ra trong vài nghiên cứu, nhưng sự kháng insulin kéo dài hay tăng insulin máu kết hợp với cao huyết áp có thể do nhiều cơ chế như thần kinh giao cảm hoạt động quá mức, ứ đọng sodium, thay đổi vận chuyển ion màng tế bào, hay tăng sinh tế bào cơ trơn mạch máu. Họ cũng đã cho rằng tăng insulin máu làm gia tăng sản xuất VLDL ở gan do đó làm tăng triglycerides máu trong khi làm giảm HDL cholesterol. Những dữ kiện này phù hợp đề nghị của Reaven rằng kháng insulin hay cao insulin máu là nhân tố chính trách nhiệm cho hội chứng chuyển hóa.

Câu hỏi quan trọng còn lại là nguyên nhân của kháng insulin là gì. Reaven đã cho rằng tăng axit béo tự do trong máu liên quan đến sự phát triển tình trạng kháng insulin, cũng như đề nghị nguyên thủy của Randle và cộng sự.

Dựa trên quan sát của Vague năm 1947, phụ nữ béo phì ở phần trên cơ thể dễ mắc bệnh tim mạch và tiểu đường loại 2 so với phụ nữ béo phì ở phần dưới cơ thể. Vào năm 1989, Kaplan cho rằng béo phì, đặc biệt béo ở bụng, là nhân tố chính gây ra tăng insulin máu và sau cùng là hội chứng chuyển hóa. Ngày nay, một giả thuyết được chấp nhận nhiều nhất về nguyên nhân của kháng insulin và hội chứng chuyển hóa là dư thừa mỡ bụng. Nhiều nghiên cứu dùng tỷ số eo hông, CT, hay những cách đo lường tương tự chứng tỏ mỡ bụng, đặc biệt mỡ nội tạng, có liên quan mật thiết với hội chứng chuyển hóa và rủi ro tim mạch.

Vào năm 1990, Bjorntrop đề nghị mỡ ở bụng sẽ phóng thích acid béo tự do trực tiếp vào gan, tăng sản xuất triglycerides trong khi cũng ức chế giải tỏa insulin, kết quả là làm tăng insulin máu. Ông cũng cho rằng khả năng huy động mỡ của bụng rõ rệt ở đàn ông và phụ nữ béo bụng bởi vì có nhiều thụ thể "adrenergic beta" với ít ức chế "adrenergic alpha".

Despres và Lemieux thảo luận những yếu tố khác liên kết với béo bụng có thể liên quan đến hội chứng chuyển hóa như tăng sản xuất cytokine viêm từ tế bào mỡ cùng với giảm phóng thích adiponectin. Mặc dù vậy, họ nêu ra, trong khi có nhiều dữ kiện cho thấy mỡ nội tạng liên quan đến các yếu tố rủi ro của cả chứng xơ vữa động mạch và tiểu đường, một câu hỏi quan trọng là mỡ nội tạng là yếu tố nguyên nhân hay đơn giản chỉ là một dấu hiệu của hội chứng chuyển hóa.

Landsberg cho rằng nguyên nhân quan trọng nhất của hiện tượng kháng insulin là béo trung ương, những danh sách khác bao gồm cách sống nhàn rỗi và tiêu thụ nhiều mỡ. Họ cũng cho rằng nguyên nhân quan trọng khác của kháng insulin là chế độ ăn uống nhiều mỡ, cùng carb tinh chế và không hoạt động thể lực, và bị làm trầm trọng hơn bởi khuynh hướng di truyền, như đề nghị của Barnard và Wen xuất bản năm 1994.

Những nghiên cứu của phòng thí nghiệm Barnard cho thấy chuột ăn chế độ nhiều mỡ và carb tinh chế so với chế độ ít mỡ và tinh bột, hiện tượng kháng insulin ở cơ bắp và tăng insulin máu phát triển trong vài tuần, trước khi có khác biệt trên cân nặng hay mỡ cơ thể. Chế độ ăn nhiều mỡ và carb tinh chế sẽ dẫn đến cao huyết áp, cao triglycerides máu, và thúc đẩy đông máu cũng như béo phì, là đặc điểm của hội chứng chuyển hóa. Những khảo sát chế độ ăn uống dẫn đến kháng insulin ở cơ bắp là quan trọng, vì cơ bắp là mô đích quan trọng nhất của insulin, là nơi chính để tống khứ glucose sau bữa ăn, và chứng tỏ nó là nguyên do chính trong bệnh nhân tiểu đường loại 2 kháng insulin. Chế độ ăn uống gây kháng insulin ở chuột kết hợp với giảm autophosphorylation của thụ thể insulin và hoạt động của tyrosine kinase tương tự như khiếm khuyết quan sát trên cơ bắp ở bệnh nhân tiểu đường loại 2.

CHƯƠNG 6
ÔNG WILLIAM BANTING VÀ BỆNH BÉO PHÌ

Bệnh béo phì đã có từ lâu trong các xã hội phát triển. Trường hợp nổi bật nhất là ông William Banting (1796 - 1878) sống cách đây trên 200 năm ở Anh quốc. Là một bệnh nhân béo phì, cao khoảng 5 ft 5 inches, nặng 202 lbs, ông đã trở thành người nổi tiếng vì đã phổ biến một chế độ dinh dưỡng làm giảm cân có hiệu quả cao dựa trên hạn chế carbohydrates, đặc biệt là chất tinh bột và đường. Chế độ dinh dưỡng này được kê đơn từ bác sĩ William Harvey, và bác sĩ Harvey đã thu thập được các kiến thức này trong các bài giảng của ông Claude Bernard ở Paris.

Ông Claude Bernard (1813 - 1878) là một nhà sinh lý học người Pháp ở Paris. Ông Claude Bernard đã có hoài bão thiết lập một tiêu chuẩn mới cho y khoa thời đó; đó là y khoa thực nghiệm. Một trong các nghiên cứu thực nghiệm đầu tiên của ông là về nhiệm vụ của tuyến tụy; ông đã chứng minh dịch tụy có tác dụng rất quan trọng trong quá trình tiêu hoá thức ăn. Thành tựu khoa học này đã giúp ông đạt giải thưởng về sinh lý học thực nghiệm của Hàn Lâm Viện Pháp. Một nghiên cứu khác nổi tiếng nhất của ông là về nhiệm vụ tạo đường của gan; nghiên cứu này đã hé mở cho sự hiểu biết về nguyên nhân của bệnh tiểu đường. Sử gia I. Bernard Cohen của trường Harvard University đã gọi ông Bernard là "một trong những người vĩ đại nhất của khoa học".

Gia đình ông Banting là chủ nhân của một công ty nổi tiếng lúc bấy giờ ở Luân Đôn chuyên lo về tang lễ cho vua chúa và những người trong hoàng tộc. Công ty ông đã làm tang lễ cho King George III năm 1820, King George IV năm 1830, the Duke of Gloucester năm 1834, the Duke of Wellington năm 1852... Năm 1863, ông Banting viết một cuốn sách nhỏ nhan đề "A Letter on Corpulence, Addressed to the Public", trong đó nói về chế độ dinh dưỡng mà bác sĩ Harvey đã kê đơn cho ông. Trong cuốn sách này ông đã nêu ra những chế độ ăn uống, spa, tập thể dục, và những lời khuyên của những chuyên gia y tế mà ông đã theo trước đó nhưng không đem lại kết quả.

Chế độ dinh dưỡng của ông thường là bốn bữa ăn một ngày, bao gồm thịt, cá, rau xanh, trái cây, một ít bánh mì khô, và rượu không ngọt; chủ yếu là tránh thức ăn ngọt, đường, tinh bột (bánh mì, khoai tây), thịt heo, bia, sữa, và bơ. Theo ông số lượng thức ăn không quan trọng bằng loại thức ăn phải tránh. Kết quả là trong thời gian chưa đầy một năm ông xuống khoảng 46 lbs. Ông có thể lên xuống thang lầu dễ dàng hơn, thị lực và thính lực tốt hơn, và ông có thể làm những việc hằng ngày mà trước đó ông không làm được.

Cuốn sách nhỏ của ông "A Letter on Corpulence, Addressed to the Public" trở nên rất phổ biến vào những năm sau đó, xuất bản được sáu lần trong hai năm, tổng cộng 50.000 cuốn. Từ năm 1870 tên của ông trở thành một từ ngữ mới của tiếng Anh, "banting" hay "to bant" có nghĩa như "ăn kiêng" mà ngày nay thỉnh thoảng người ta vẫn dùng. Ông mất năm 1878 vì chứng viêm phế quản, thọ 81 tuổi. Bác sĩ Harvey, người đã kê đơn cho ông chế độ ăn kiêng, mất năm 1872 vì bệnh bướu ở đùi. Bác sĩ Harvey cũng đã phát hành sách về cách ăn kiêng cho giảm cân nhưng không được thành công như cuốn sách nhỏ của ông Banting.

Ở các nước đang phát triển như Việt Nam, số người nặng cân tăng vọt trong khi số người suy dinh dưỡng vẫn còn cao. Tình trạng này được xem là "gánh nặng dinh dưỡng nhân đôi". Cả hai trường hợp nặng cân và suy dinh dưỡng đều liên quan đến sự gia tăng nguy cơ của các bệnh kinh niên, làm giảm sức khoẻ và chất lượng của đời sống. Nặng cân và suy dinh dưỡng thường thấy ở phụ nữ nhiều hơn. Dân cư ở thành thị thường nặng cân và ít suy dinh dưỡng hơn so với dân cư ở vùng nông thôn. Việt Nam so với các nước Đông Nam Á có một tăng vọt lớn nhất về số người nặng cân trong thời gian 5 năm, vào thời điểm năm 2014 là 38%, theo sau là Indonesia là 33%. Mặc dù vậy, so với tỷ lệ dân số Việt Nam vẫn có tỷ lệ nặng cân thấp nhất là 3.6%, sau Indonesia là 5.7% và Malaysia là 13.3%.

Theo tường trình của Tổ chức Y tế Thế giới, ngày 3 tháng 3 năm 2020, về tình trạng béo phì và nặng cân:

● Béo phì tăng gấp 3 lần từ năm 1975 trên toàn thế giới.

● Nặng cân và béo phì gây tử vong nhiều hơn nhẹ cân (suy dinh dưỡng).

● Trong năm 2016, hơn 1,9 tỷ (39%) người 18 tuổi và lớn hơn là nặng cân; trong đó 650 triệu (13%) người là béo phì.

● Trong năm 2018, 40 triệu trẻ em dưới 5 tuổi là nặng cân hay béo phì.

● Béo phì là một bệnh có thể ngăn ngừa được.

Béo phì là một trong các yếu tố nguy cơ đưa đến bệnh tật và tử vong trên toàn thế giới. Béo phì có thể đưa đến bệnh tim mạch, cao huyết áp, và vài loại ung thư. Sự phát triển béo phì là do nhiều yếu tố phối hợp, ảnh hưởng một phần bởi di truyền và phần khác là lớn hơn, nhưng có thể ngăn ngừa được, đó là yếu tố môi trường. Béo phì và nặng cân được định nghĩa như tình trạng mỡ tích tụ bất thường hay quá nhiều trong cơ thể, đó là nguy cơ đưa đến các bệnh mãn tính.

CHỈ SỐ CÂN NẶNG HAY CHỈ SỐ KHỐI CƠ THỂ

Ông Adolphe Quetelet (1796 - 1874) người Bỉ, là một nhà toán học, thống kê học, và xã hội học. Ông là cha đẻ của môn khoa học anthropometry (nhân trắc học hay phép đo người). Ông đã đề xuất ra một phép đo lường đơn giản gọi là chỉ số "Quetelet Index" để đánh giá cân nặng của con người. Chỉ số "Quetelet Index" đã trải qua nhiều thay đổi theo thời gian.

Trong ấn bản tháng 7 năm 1972 của tạp chí "The Journal of Chronic Disease" ông Ancel Keys và cộng sự đã vận động cho "Adolphe Quetelet's Body Mass Index" (BMI) như là chỉ số tốt nhất trong các chỉ số dùng để đánh giá độ béo phì. Chỉ số cân nặng BMI được tính rất đơn giản dựa vào chiều cao và cân nặng, và dùng để phân loại nhẹ cân, cân bình thường, nặng cân hay béo phì ở người lớn. Chỉ số cân nặng được tính bởi lấy cân nặng (kg) chia cho chiều cao (m) bình phương.

BMI = cân nặng (kg)/chiều cao (m2)

Chỉ số cân nặng BMI, năm 2014, phân loại nặng cân và béo phì:

- Nhẹ cân rất trầm trọng: BMI dưới 15 kg/m2
- Nhẹ cân trầm trọng: BMI 15 đến 16 kg/m2
- Nhẹ cân: BMI dưới 18.5 kg/m2
- Bình thường (khoẻ mạnh): BMI trong khoảng 18.5 đến dưới 25 kg/m2
- Năng cân: BMI trong khoảng 25 đến dưới 30 kg/m2
- Béo phì độ 1: BMI trong khoảng 30 đến dưới 35 kg/m2
- Béo phì độ 2: BMI trong khoảng 35 đến dưới 40 kg/m2
- Béo phì độ 3: BMI cao hơn 40 kg/m2

Chỉ số cân nặng BMI rất tiện dụng để xác định béo phì trong một tập thể đông người, nhưng giá trị cũng có hạn chế. Chỉ số BMI không chú trọng đến tỷ lệ mỡ và cơ bắp, và cũng không phân biệt được vị trí tích tụ của mỡ. Cân nặng có thể một phần là do mỡ nhưng phần khác là do cơ bắp; như người có thể lực thường có tỷ lệ cơ bắp cao so với mỡ, dùng chỉ số BMI để đánh giá béo phì trong trường hợp này sẽ không chính xác. Chỉ số BMI, nói chung, được đặt ra để ước tính độ béo phì trong một tập thể bình thường ít vận động.

Chỉ số BMI cho người trẻ từ 2 tuổi đến 20 tuổi được tính tương tự như ở người lớn những kết quả đo được dùng để so sánh với phần trăm (percentile) trong biểu đồ cân nặng của trẻ cùng tuổi và phái tính. Chỉ số BMI ít hơn 5 th percentile được xem là nhẹ cân, và trên 95 th percentile được xem là béo phì. Chỉ số BMI giữa 85 th và 95 th percentile là nặng cân. Nghiên cứu mới đây cho thấy trẻ nữ hạn tuổi 12 đến 16 có BMI cao hơn khoảng 1.0 kg/m2 so với trẻ nam đồng tuổi.

Con người khác chủng tộc sẽ có tỷ lệ nguy cơ bị tiểu đường loại 2, xơ cứng mạch máu hay bệnh tim mạch khác nhau mặc dù có cùng chỉ số BMI. Tổ chức Y tế Thế Giới khuyến cáo nên hạ ngưỡng BMI của nặng cân xuống 23 (thay vì 25) cho người Đông Nam Á, vì thể tạng của người Đông Nam Á khác với người Tây phương, có nguy cơ bệnh tiểu đường và các bệnh mãn tính khác ở ngưỡng BMI thấp hơn.

Cách phân loại nặng cân và béo phì được áp dụng cho các quốc gia Đông Nam Á như sau:

Ở Hồng Kông:

Tổ chức "Hospital Authority of Hong Kong" dùng tiêu chuẩn sau:

- Nhẹ cân: BMI dưới 18,5 kg/m2
- Bình thường: BMI 18,5 - 23 kg/m2
- Năng cân-có nguy cơ: BMI 23 - 25 kg/m2
- Năng cân-Béo phì trung bình: BMI 25 - 30 kg/m2
- Năng cân-Béo phì nặng: BMI trên 30 kg/m2

Ở Nhật:

Tổ chức"Japan Society for the Study of Obesity" (năm 2000) dùng tiêu chuẩn sau:

- Thấp: BMI dưới 18,5 kg/m 2
- Bình thường: BMI 18,5 - 25 kg/m2
- Béo phì (độ 1): BMI 25 - 30 kg/m2
- Béo phì (độ 2): BMI 30 - 35 kg/m2
- Béo phì (độ 3): BMI 35 - 40 kg/m2
- Béo phì (độ 4): BMI trên 40 kg/m2

Ở Singapore:

Chỉ số cân nặng BMI được hoàn thiện vào năm 2005, xếp loại BMI dựa trên các nguy cơ tổn hại sức khoẻ hơn là cân nặng:

● Nguy cơ đưa đến thiếu dinh dưỡng và loãng xương: BMI dưới 18,5kg/m2

● Nguy cơ thấp (khỏe mạnh): BMI 18,5 - 23 kg /m2

● Nguy cơ trung bình đưa đến bệnh tim, cao huyết áp, tai biến, tiểu đường: BMI 23 - 27,5kg/m2

● Nguy cơ cao đưa đến bệnh tim, cao huyết áp, tai biến, tiểu đường: BMI trên 27,5 kg/m2

Ở Hoa Kỳ:

Năm 1998, Viện Y tế Quốc gia (NIH) và Trung tâm Phòng ngừa và Kiểm soát Dịch bệnh (Center for Disease Control and Prevention) thống nhất với Tổ chức Y tế Thế giới để hạ ngưỡng BMI của nặng cân từ 27.8 xuống 25; kết quả là thêm 29 triệu người Hoa Kỳ thuộc về nhóm nặng cân thay vì cân bình thường trước đó. Đây cũng giải thích một phần vì sao số người nặng cân gia tăng ở Mỹ trong 20 năm qua.

Nặng cân và béo phì có nhiều nguy cơ đưa đến các bệnh:

● Bệnh động mạch vành
● Rối loạn mỡ máu
● Tiểu đường loại 2
● Bệnh túi mật
● Cao huyết áp
● Thoái hoá khớp
● Ngưng thở lúc ngủ
● Đột quỵ
● Vô sinh
● Một số ung thư (ung thư nội mạc tử cung, ung thư ngực, ung thư đại tràng)
● Bệnh u mỡ ngoài màng cứng

Nặng cân và béo phì có 51% tăng nguy cơ tử vong so với người cân nặng bình thường. Béo phì đã vượt qua thuốc lá và trở thành một trong nguyên do hàng đầu gây tử vong.

Nghiên cứu trong năm 2010, khảo sát trên 11.000 người trong thời gian 8 năm đã đưa ra kết luận: dựa vào chỉ số cân nặng BMI để tiên đoán các nguy cơ đau tim, đột quỵ hay tử vong không có giá trị cao. Phương pháp khác tốt hơn được tìm thấy là tỷ số eo/chiều cao. Một nghiên cứu khác trong năm 2011 khảo sát trên 60.000 người trong thời gian 13 năm cho thấy tỷ số eo/ hông có giá trị tiên đoán tử vong do thiếu máu cơ tim chính xác hơn tỷ số eo/chiều cao.

Tỷ số Eo/Chiều cao:

Tỷ số eo/chiều cao (weight to height ratio) còn gọi là "waist to stature ratio" được tính bởi lấy vòng eo chia cho chiều cao, đo cùng đơn vị đo lường. Tỷ số eo/chiều cao là một cách đánh giá sự phân bố của mỡ trong cơ thể. Tỷ số càng cao có nghĩa là càng cao nguy cơ béo phì và các bệnh tim mạch; tỷ số này biểu hiện tình trạng mập ở bụng. Tỷ số eo/chiều cao tiện dùng vì không đòi hỏi tuổi tác, phái tính, hay chủng tộc. Tỷ số eo/chiều cao cao hơn ngưỡng 0.5 là không tốt và có khả năng gia tăng nguy cơ bệnh tật.

Cho người tuổi nhỏ hơn 40 ngưỡng là 0.5; người tuổi 40 - 50 ngưỡng là 0.5 - 0.6; người trên tuổi 50 ngưỡng là 0.6.

Tỷ số Eo/Hông:

Tỷ số eo/hông (waist to hip ratio) được tính bằng cách lấy vòng eo chia cho vòng hông. Ví dụ một người có vòng eo 76cm, vòng hông 97cm có tỷ số eo hông khoảng 0.78. Tỷ số eo/hông được dùng để đánh giá sức khoẻ; tỷ số eo/hông cũng liên quan đến khả năng sinh sản.

Vòng eo có thể đo lường đơn giản bằng cách chọn vòng nhỏ nhất ở eo, hay do trên rốn 1 inch. Vòng hông thường đo ở phần rộng nhất ở mông hay hông. Khi đó nên đứng thẳng, thả lỏng, 2 tay thả bên người, 2 chân gần nhau, và đo sau khi thở ra.

Nghiên cứu cho thấy người có thể tạng trái táo (thêm cân quanh eo) có nhiều nguy cơ bệnh hơn người có thể tạng trái lê (thêm cân quanh hông).

Tỷ số eo/hông có thể dùng để đánh giá độ béo phì. Theo tổ chức WHO, mập bụng được định nghĩa khi tỷ số eo/hông trên 0.90 ở đàn ông và trên 0.85 ở phụ nữ, hay chỉ số cân nặng BMI trên 30. Viện Quốc gia về bệnh Tiểu đường, Tiêu hóa và bệnh Thận khuyến cáo tỷ số eo/hông trên 0.8 ở phụ nữ, và trên 1 ở đàn ông là biểu thị của bệnh béo phì và sẽ gia tăng nguy cơ cho bệnh tật và tử vong.

Mập bụng hay tỷ số eo/hông cao có liên quan đến hoóc môn căng thẳng cortisol. Mập bụng là dấu hiệu của mỡ nội tạng, là mỡ tích tụ ở các nội tạng như gan (gan nhiễm mỡ), tụy tạng, thận, ruột. Mỡ nội tạng có lưu lượng máu cao và có nhiều thụ thể cho hoóc môn cortisol. Càng có nhiều thụ thể cho nội tiết tố cortisol, mỡ nội tạng càng nhạy cảm với cortisol, và kết quả cuối cùng là gia tăng khối lượng mỡ nội tạng.

Tỷ số eo/hông cũng có ảnh hưởng đến khả năng sinh sản. Nghiên cứu cho thấy phụ nữ có tỷ số eo/hông trong khoảng 0.7 có lượng estrogen tối ưu, để có con và ít mắc phải các bệnh như tiểu đường, tim mạch hay ung thư buồng trứng. Phụ nữ có tỷ số eo/hông cao (0.8 hay cao hơn) có tỷ lệ mang thai thấp hơn đáng kể so với phụ nữ có tỷ số eo/hông thấp (0.7 - 0.79), và ảnh hưởng này độc lập với chỉ số cân nặng BMI. Trường hợp tương tự được quan sát ở đàn ông với tỷ số eo/hông khoảng 0.9 thì khoẻ mạnh và ít mắc phải ung thư tuyến tiền liệt hay ung thư dịch hoàn. Phụ nữ ở vào thời kỳ mãn kinh, tự nhiên hay sau khi giải phẫu, lượng estradiol và progesterone sản xuất từ buồng trứng giảm xuống. Sự thay đổi này đưa đến gia tăng tỷ số eo/hông và chỉ số cân nặng BMI. Lượng nội tiết tố estrogen cao ở phụ nữ có ảnh hưởng đến sự tích tụ mỡ ở mông và đùi, trong khi ở phụ nữ mãn kinh thiếu estrogen đưa đến tích tụ mỡ quanh bụng, trường hợp này có thể chữa trị với liệu pháp hoóc môn thay thế. Ở đàn ông khi cao tuổi mỡ bụng dần tích tụ cùng với tăng chỉ số cân nặng BMI, song song với sự sụt giảm của nội tiết tố androgen.

CHƯƠNG 7
GIẢ THUYẾT CHOLESTEROL VÀ THÁP THỰC PHẨM

Giả thuyết chất béo hay còn gọi là giả thuyết cholesterol là một giả thuyết y học về sự liên hệ giữa lượng cholesterol trong máu và bệnh tim mạch.

Vào những năm đầu của 1900, ông Nikolai N. Anichkov (1885 - 1964) là một nhà bệnh học trẻ người Nga ở Saint Petersburg đã làm một thử nghiệm mà chính nó là nền tảng cho những nghiên cứu về bệnh tim mạch cho đến ngày nay. Trong thử nghiệm năm 1913 để bác bỏ các lập luận của các đồng nghiệp về giả thuyết lão hóa, tình cờ ông đã khám phá ra sự liên hệ giữa cholesterol và tổn thương mạch máu sau khi cho các con thỏ ăn cholesterol được tinh chế từ tròng đỏ trứng. Ông quan sát những tổn thương trong động mạch của thỏ chỉ trong thời gian ngắn sau khi ăn cholesterol; những tổn thương mạch máu này thì tương tự như trong bệnh xơ vữa động mạch ở người. Lúc bấy giờ kết quả này đã không được chú ý trong giới khoa học cùng thời, vì họ cho rằng thử nghiệm này là trên thỏ, là động vật ăn cỏ không liên quan đến bệnh của con người; lúc bấy giờ bệnh xơ vữa động mạch đã được cho là hiện tượng tự nhiên không liên quan đến cholesterol và là bệnh không thể tránh của tuổi già. Trên thực nghiệm ông Anichkov đã chứng minh được sự liên hệ của cholesterol trong sự phát sinh bệnh xơ vữa động mạch. Đây là một Giả thuyết Lipid của bệnh Xơ vữa động mạch (lipid hypothesis of atherosclerosis) đầu tiên, và được cho là một trong những khám phá lớn của thế kỷ 20.

Năm 1950, bác sĩ John William Gofman (1918 - 2007) và cộng sự đã lặp lại thử nghiệm của ông Anichkov và đã xác nhận ông Anichkov đã đúng; và hơn thế nữa họ đã dùng máy siêu ly tâm 40,000 lần/phút để ly tâm mẫu huyết tương của thỏ thử nghiệm và đã tách rời được 2 phần khác nhau trong

CÁC BIỆN PHÁP PHÒNG NGỪA VÀ ĐIỀU TRỊ   **73**

ống nghiệm, phần nổi trên mặt là LDL cholesterol và phần ở dưới đáy là HDL cholesterol. Nhóm Gofman đã chứng tỏ LDL cholesterol là nguyên nhân đưa đến sự tiến triển nhanh chóng của bệnh xơ vữa động mạch trên thỏ. Bác sĩ John W. Gofman được xem là "cha đẻ của ngành lipid học lâm sàng" bởi tập san y học "Journal of Clinical Lipidology" năm 2007. Bác sĩ Gofman đã đạt học vị tiến sĩ từ "University of California at Berkeley" năm 1943 về "hóa và vật lý nguyên tử" và học vị bác sĩ Y khoa từ "University of California, San Francisco" năm 1946.

Những nghiên cứu đầu tiên của ông là về hóa và vật lý nguyên tử có liên hệ đến dự án "Manhattan". Ông là người đồng khám phá các chất chất đồng vị phóng xạ uranium- 232 và uranium- 233. Trong thời gian làm việc với giáo sư vật lý J. Robert Oppenheimer của trường đại học U.C. Berkeley, ông đã cô lập được một lượng đáng kể plutonium, và là người đầu tiên đã làm được như thế. Ông cũng được biết nhiều qua các nghiên cứu từ năm 1960 về tác dụng sinh học của bức xạ liều thấp. Ông cho rằng bức xạ ion hóa liều thấp làm gia tăng nguy cơ ung thư nhiều hơn người ta nghĩ. Ông đã đề nghị các bác sĩ nên giảm dùng X-ray ở liều cao khi không cần thiết.

Năm 1952 bác sĩ Lawrence Kinsell và cộng sự đã đề xuất "tiêu thụ thực phẩm nguồn gốc thực vật và tránh ăn mỡ động vật sẽ làm giảm đáng kể lượng cholesterol trong máu". Cũng trong năm này người ta cũng đã tìm ra nguyên do của tác dụng làm giảm cholesterol bởi dầu thực vật là do cấu trúc không bão hoà của nó. Trong những năm sau đó hàng triệu người trên thế giới đã dùng dầu thực vật thay thế mỡ động vật trong chế độ dinh dưỡng của họ.

Với đà gia tăng của bệnh tim mạch và được xem là một nguyên do gây tử vong chính ở các nước phương Tây trong giữa thế kỷ 20, giả thuyết cholesterol đã gây được nhiều chú ý.

Trong những năm của 1940, một nhà nghiên cứu có tiếng của trường đại học Minnesota, ông Ancel Keys (1904 - 2004) đã cho rằng dịch bệnh tim mạch ở đàn ông Mỹ tuổi trung niên có liên hệ đến cách sống và các hoạt động thể lực của họ. Ông đã khảo sát các dữ liệu dịch học về tỷ lệ bệnh tim mạch cao ở những nhà quản trị kinh doanh Mỹ, là những người có chế độ ăn uống đầy đủ nhất; trong khi tỷ lệ bệnh tim mạch ở các nước Âu châu sau thế chiến đã giảm nhanh chóng theo sự thiếu hụt của thực phẩm tiếp tế. Ông đã đưa ra một giả thuyết về sự liên quan giữa lượng cholesterol trong máu và bệnh tim mạch, và đã khởi sự cho một nghiên cứu lâu dài ở nhóm những thương gia ở Minnesota, nghiên cứu này bắt đầu từ năm 1947 và kéo dài đến năm 1981. Cơ quan Dịch vụ Y tế Công cộng Hoa Kỳ đã đồng ý tài trợ cho nghiên cứu này và đồng thời thành lập và tài trợ cho một nghiên cứu có tầm cỡ lớn hơn đó là "nghiên cứu tim Framingham".

Một nghiên cứu khác, trên bảy quốc gia (Seven Countries Study) của ông Keys đã được bắt đầu từ mùa thu năm 1958 ở Yugoslavia và đã được kéo dài hơn 50 năm. Tổng cộng 12.763 người đàn ông tham gia, hạn tuổi từ 40 - 59, chia ra 16 nhóm trong bảy quốc gia trên bốn miền của thế giới (Hoa Kỳ, bắc Âu, nam Âu, và Nhật). Một nhóm ở Hoa Kỳ, hai ở Phần Lan, một ở Hòa Lan, ba ở Ý, năm ở Yugoslavia (hai ở Croatia, và ba ở Serbia), hai ở Ai Cập, và hai ở Nhật. Nghiên cứu này khảo sát về sự liên quan giữa cách sống, chế độ ăn uống và sự phổ biến của bệnh tim mạch ở những nhóm người đàn ông trên thế giới.

Nghiên cứu "Seven Countries Study" đã đề xuất rằng: "nguy cơ và tỷ lệ của cơn đau tim và đột quy, ở cả 2 cấp độ nhóm và cá thể, có liên quan trực tiếp với lượng cholesterol máu"; Cholesterol và béo phì có tương quan đến sự gia tăng tử vong của ung thư; cao huyết áp có liên quan đến nguy cơ bệnh động mạch vành và đột quy; tỷ lệ tử vong sau khi bị cơn đau tim và đột quỵ có liên quan đến độ cao của huyết áp. Kết quả cũng cho thấy tử vong do đột quỵ vượt xa tử vong do bệnh động mạch vành, và tử vong do bệnh động mạch vành ở Hoa Kỳ và bắc Âu hơn nhiều so với ở nam Âu. Nghiên cứu này cũng khảo sát tỉ mỉ về "chế độ dinh dưỡng Địa Trung Hải", và ghi nhận có sự thay đổi dần các thói quen của dân chúng ở miền Địa Trung Hải; từ một chế độ dinh dưỡng và cách sống tích cực và lành mạnh trở thành cách sống nhàn rỗi, và chế độ dinh dưỡng bị ảnh hưởng bởi mô hình phương Tây (Western Diet), và đã đưa đến sự gia tăng tỷ lệ của bệnh tim mạch của dân chúng trong miền.

"Nghiên cứu Bảy Quốc gia" cũng như các nghiên cứu khác như "Nghiên cứu Tim Framingham" và "Nghiên cứu Sức khỏe Y tá" cho thấy sự quan trọng của sự nặng cân, béo phì, và cách sống nhàn rỗi là các yếu tố có ảnh hưởng đến sức khỏe, và có sự liên quan giữa sức khỏe tim mạch và bệnh mất trí. Kết quả của các nghiên cứu cho thấy nguy cơ tim mạch ở tuổi giữa đời liên quan mật thiết với sự gia tăng nguy cơ tử vong của bệnh mất trí khi về già. Nó cũng cho thấy hút thuốc lá là yếu tố rất quan trọng đưa đến bệnh động mạch vành, đưa đến gia tăng tỷ lệ cơn đau thắt ngực, nhồi máu cơ tim, và tử vong do bệnh động mạch vành.

Năm 1955 trong cuộc họp chuyên gia tại Tổ chức Y tế Thế giới ở Geneva, ông Keys đã trình bày "giả thuyết bệnh tim gây ra do chất béo" của ông. Sau những năm nghiên cứu và khảo sát ở miền Nam nước Ý, là nơi có nhiều người sống trăm tuổi nhất trên thế giới, ông Keys đã đưa ra giả thuyết: "chế độ dinh dưỡng Địa Trung Hải có ít mỡ động vật giúp chống lại bệnh tim mạch, và chế độ dinh dưỡng có nhiều mỡ động vật sẽ dẫn đến bệnh tim mạch". Kết quả của sự nghiên cứu trên 7 nước của ông cho thấy lượng cholesterol trong máu liên hệ chặt chẽ với tử vong do bệnh động mạch vành.

Năm 1956 người đại diện cho Hiệp hội Tim mạch Hoa Kỳ đã lên truyền hình thông báo với dân chúng rằng "chế độ dinh dưỡng với nhiều bơ, mỡ heo, trứng, và thịt bò sẽ dẫn đến bệnh động mạch vành". Điều này dẫn đến sự khuyến cáo của chính phủ Mỹ là "dân chúng nên áp dụng chế độ dinh dưỡng ít mỡ để ngăn ngừa bệnh tim mạch". Ông Keys cũng đã đưa ra kết luận "mỡ bão hòa có trong sữa và thịt có tác dụng hại, trong khi mỡ không bão hoà có trong dầu thực vật có tác dụng có lợi".

Năm 2015 tổ chức "Cochrane Collaboration", một cơ quan thiện nguyện quốc tế của Anh quốc vận động cho một y khoa dựa trên chứng cứ, đã đưa ra lời khuyên về cách sống cho những người có nguy cơ bệnh tim mạch và cũng cho những người có ít nguy cơ hơn là nên thường xuyên giảm tiêu thụ mỡ bão hòa và thay thế với mỡ không bão hoà trong dinh dưỡng.

Ngày nay để giáo dục và hướng dẫn cho người dân trong chọn lựa và phối hợp thực phẩm trong ẩm thực các cơ quan hữu trách đặt ra mô hình tháp thực phẩm (Food Pyramid). Lịch sử của tháp thực phẩm là vào những năm đầu của 1970 ở Thụy Điển, lúc đó có các cuộc biểu tình vì giá thực phẩm đắt đỏ, Hội đồng Quốc gia về Sức khỏe và Phúc lợi của Thụy Điển đã lập ra ủy ban để nghiên cứu các thực phẩm bổ dưỡng nhưng với giá phải chăng; năm 1974, Bà Anna-Britt Agnsater, sếp của "Test Kitchen for Kooperative Forbundet", là người đầu tiên đưa ra mô hình Food Pyramid cùng với khẩu hiệu "thực phẩm bổ ích với giá phải chăng". Trong mô hình tháp thực phẩm này thực phẩm được phân ra thành hai nhóm, đó là nhóm căn bản và nhóm bổ sung. Nhóm thực phẩm căn bản gồm phô mai, bơ, sữa, ngũ cốc, mì ống, và khoai tây, đặt ở đáy của tháp. Nhóm thực phẩm bổ sung dùng để bổ sung những khiếm khuyết của nhóm căn bản, bao gồm rau cải, trái cây, và thịt, cá, trứng. Rau cải và trái cây được xếp ở giữa, và thịt, cá, trứng được xếp ở đỉnh của tháp. Khái niệm dùng tháp thực phẩm để hướng dẫn chọn lựa và phối hợp thực phẩm được lan truyền đến những quốc gia khác ở các nước Bắc Âu, Tây Đức, Nhật, Sri Lanka, và Hoa kỳ.

Năm 1977 ở Hoa Kỳ, sau những năm tranh cãi và bình luận khoa học, "Ủy ban Lựa chọn của Thượng viện Hoa Kỳ về Dinh dưỡng và Nhu cầu của Con người" chủ trì bởi Thượng nghị sĩ George McGovern đã công bố "Mục tiêu Ăn kiêng cho Hoa Kỳ", trong ấy đã khuyến cáo:

● Để tránh béo phì, nên thu nhập calo nhiều như tiêu xài nó; nếu nặng cân, giảm thu nhập calo và tăng tiêu xài. Gia tăng tiêu thụ đường phức hợp (complex carbohydrates) và các đường thiên nhiên từ 28% lên đến 48% lượng calo tiêu thụ.

● Giảm tiêu thụ đường tinh chế xuống khoảng 10% lượng calo tiêu thụ.

● Giảm tiêu thụ mỡ từ 40% xuống 30% lượng calo tiêu thụ.

● Giảm tiêu thụ mỡ bão hòa xuống khoảng 10% lượng calo tiêu thụ; và cân bằng với mỡ không bão hòa đa và đơn (PUFA và MUFA), 10% lượng calo tiêu thụ cho mỗi loại.

● Giảm cholesterol tiêu thụ khoảng 300 mg/ngày.

● Hạn chế tiêu thụ muối sodium khoảng 5 grams/ngày.

Tháng 2 năm 1980, bộ Nông Nghiệp Hoa Kỳ (USDA) và bộ Y tế và Nhân sinh Hoa Kỳ" (HHS) kết hợp đưa ra một hướng dẫn về dinh dưỡng, trong đó trình bày 7 nguyên tắc để chọn thức ăn cho một chế độ dinh dưỡng lành mạnh:

● Ăn đủ loại thức ăn.

● Duy trì cân nặng lý tưởng.

● Tránh ăn quá nhiều mỡ bão hòa, và cholesterol.

● Ăn thức ăn với đầy đủ lượng bột và chất xơ.

● Tránh ăn quá nhiều đường.

● Tránh ăn quá nhiều muối sodium.

● Nếu có dùng rượu nên uống vừa phải.

Năm 1992, các cơ quan USDA và HSS đã bắt đầu dùng

"Food Guide Pyramid" hay "Eating Right Pyramid" để hướng dẫn cách chọn thức ăn. Mô hình tháp 'Food Guide Pyramid' được minh hoạ với nhóm ngũ cốc ở đáy tháp, xếp ở trên là nhóm rau cải và trái cây, trên đó nữa là nhóm sữa và thịt, cá, trứng, và trên đỉnh tháp là nhóm dầu mỡ.

Về số lượng của phần ăn, "Food Guide Pyramid" đề nghị nên dùng mỗi ngày khoảng:

- 6 - 11 phần ăn của nhóm ngũ cốc
- 3 - 5 phần ăn của nhóm rau cải
- 2 - 4 phần ăn của nhóm trái cây
- 2 - 3 phần ăn của nhóm sữa
- 2 - 3 phần ăn của nhóm thịt, cá, trứng
- Nên hạn chế dùng nhóm dầu mỡ.

"Food guide Pyramid" không chú ý đến số lượng bữa ăn trong ngày.

Năm 2005 "Food Guide Pyramid" đã được cập nhật và đổi tên thành "MyPyramid", và năm 2011 MyPyramid đã được thay thế bởi "MyPlate". MyPlate được minh hoạ với mô hình một cái đĩa và một cái ly, trong đó cái đĩa được chia ra 4 phần khác nhau về kích thước, nhóm trái cây và rau cải chiếm hai phần lớn, nhóm ngũ cốc và thịt, cá, trứng chiếm 2 phần còn lại. Rau cải và ngũ cốc là những phần lớn nhất. Cái ly tượng trưng cho nhóm phô mai, bơ, và sữa. Ngoài ra MyPlate cũng khuyến khích:

- Dùng nguyên trái cây hơn là nước trái cây.
- Dùng các loại rau cải khác nhau, và thay đổi.
- Trong nhóm ngũ cốc, nên chọn một nửa là ngũ cốc nguyên hạt.
- Trong nhóm sữa, yaua nên chọn ít mỡ hay không mỡ.
- Nên giới hạn muối sodium, mỡ bão hòa, hay thêm đường vào thức ăn.

Trường Y tế Công cộng Harvard cũng đã đưa ra một mô hình tháp thực phẩm lành mạnh khác, trong đó có thêm các chất bổ sung như calcium và đa sinh tố, và cũng có rượu, nhưng với lượng vừa phải.

Năm 2002 Tổ chức Y tế Thế giới kết hợp với Cơ quan Thực phẩm và Nông nghiệp (FAO) đã công bố bảng hướng dẫn về dinh dưỡng, trong đó phân định chi tiết hơn về những loại mỡ khác nhau, và những loại carbohydrates khác nhau và gợi ý về mục đích của bảng hướng dẫn này nhằm để ngăn ngừa bệnh béo phì, và các bệnh mãn tính do chế độ dinh dưỡng không hợp lý.

Chất dinh dưỡng:	Lượng cần thiết/ngày:
1- Dầu mỡ	15-30% lượng calo cần thiết/ngày
● SFA (mỡ bão hòa)	dưới 10%
● PUFA (mỡ không bão hòa đa)	6 - 10%
- omega-6 PUFA	5 - 8%
- omega-3 PUFA	1 - 2%
● Trans Fat (mỡ chế biến)	dưới 1%
● MUFA (mỡ không bão hòa đơn)	phần còn lại
● Cholesterol	dưới 300 mg/ngày
2- Carbohydrate	55 - 75% lượng calo cần thiết/ngày
● Carb phức hợp	chiếm đa số
- Quả đậu, đậu và hạt	
- Trái cây và rau cải	hơn 400g/ngày
- Chất xơ	có sẵn trong thức ăn
● Carb đơn giản (đường)	dưới 10%
3- Đạm	10 - 15% lượng calo cần thiết/ngày
4- Muối Sodium	2 - 5 g/ngày

Một chế độ dinh dưỡng lành mạnh chú ý đến sự phối hợp nhiều nhóm thức ăn khác nhau, và đồng thời cũng chú ý đến số phần ăn mỗi ngày của các nhóm thức ăn:

• Một phần ăn của nhóm ngũ cốc (cereal, bánh mì, khoai tây, mì ống, gạo): 1 cốc cơm hay mì ống (đã nấu), hay 2 khoanh mỏng bánh mì, hay 2 củ khoai tây cỡ vừa, hay 1 cốc flaked cereal..., dùng 3 - 5 phần/một ngày.

• Một phần ăn của nhóm rau cải: 1 cốc rau cải (đã nấu), 1 tô salad trộn, hay 1 tô súp rau cải, dùng 5 - 7 phần/một ngày..

• Một phần ăn của nhóm trái cây: 1 trái táo, chuối, cam, hay lê cỡ vừa, hay ½ trái bưởi, hay 6 trái strawberries, dùng 5 - 7 phần/một ngày.

• Một phần ăn của nhóm đạm (thịt, gia cầm, cá, trứng, đậu,quả hạch, hạt): lòng bàn tay (50 - 75g) thịt nạc hay thịt gà (đã nấu), hay 100g cá (đã nấu), hay 2 trứng, hay 1 cốc đậu, hay 40g quả hạch hay hạt, dùng 2 phần/một ngày..

• Một phần ăn của nhóm sữa (sữa, yaua, phô mai): 1 ly sữa (200ml), hay 1 lọ nhỏ (125g) yaua, 2 ngón tay cái (25g) phô mai, dùng 3 phần/một ngày.

• Một phần ăn của nhóm dầu mỡ: 1 muỗng cafe dầu cho một người, dùng hạn chế.

NHU CẦU NĂNG LƯỢNG CỦA CƠ THỂ

Năng lượng là yếu tố cần thiết để vận hành các phản ứng sinh học của cơ thể, hoạt động của các cơ quan, các bắp thịt, cho sự tăng trưởng, tạo nhiệt, và tạo ra các tế bào mới. Năng lượng được tạo ra từ các phản ứng oxy hóa các chất dinh dưỡng. Nguồn năng lượng của cơ thể là từ các chất dinh dưỡng như carbohydrates, chất đạm, dầu mỡ, và một phần nhỏ từ rượu.

Đơn vị của năng lượng là kilojoule, hay kilocalorie; 4,18 kilojoules = 1 kilocalorie.

Trong sinh hoạt hàng ngày chúng ta thường dùng lẫn lộn calorie cho kilocalorie hay ngược lại.

Năng lượng sẽ được phóng thích khoảng 16,7kJ (hay 4kcal) khi oxy hóa 1g carbohydrate hay 1g chất đạm, khoảng 37.7kJ (hay 9kcal) cho 1 g dầu mỡ, và khoảng 29.3kJ (hay 7kcal) cho 1g rượu.

Sự thiếu hụt năng lượng khoảng 500 - 1000 kcal/ngày sẽ làm giảm cân 1 - 2 lbs/tuần; hay sự thặng dư năng lượng 500 - 1000kcal/ngày sẽ làm tăng cân 1 - 2 lbs/tuần.

Mỗi người có số tổng năng lượng tiêu dùng (TEE) khác nhau; số tổng năng lượng tiêu dùng, hay nhu cầu năng lượng mỗi ngày, phụ thuộc vào độ biến dưỡng cơ bản (BMR) và thói quen hoạt động thể lực (PAL) của mỗi người.

Độ biến dưỡng cơ bản BMR của một người là số năng lượng cần thiết để duy trì các nhiệm vụ cơ bản của cơ thể như hít thở, giữ ấm, giữ nhịp tim đập.

Độ biến dưỡng cơ bản BMR của mỗi người khác nhau tùy theo phái tính, tuổi tác, chiều cao, cân nặng và các yếu tố khác. Ở trẻ nhỏ có BMR cao so với kích cỡ cơ thể của chúng, vì chúng cần tăng trưởng và phát triển nhanh. Đàn ông thường có BMR cao hơn phụ nữ, vì họ có nhiều cơ bắp hơn. Người lão niên thường có BMR thấp hơn người trẻ, vì các cơ bắp của họ suy giảm với tuổi tác. Độ biến dưỡng cơ bản BMR chiếm khoảng 60 - 75% của tổng năng lượng tiêu dùng một ngày ở người lớn.

Chúng ta có thể dùng phương trình "Harris-Benedict Equation" để tính độ biến dưỡng cơ bản BMR:

● Phiên bản chỉnh sửa bởi Roza và Shizgal năm 1984:
Đàn ông:
BMR 88,362 (13,397 x weight in kg) (4,799 x height in cm) - (5,677 x age in years)
Phụ nữ:

BMR 447,593 (9,247 x weight in kg) (3,098 x height in cm) - (4,330 x age in years)

- Phiên bản chỉnh sửa bởi Mifflin và St. Jeor năm 1990:

Đàn ông:

BMR (10 x weight in kg) (6,25 x height in cm) - (5 x age in years) 5

Phụ nữ:

BMR (10 x weight in kg) (6,25 x height in cm) - (5 x age in years) - 161

Ngoài năng lượng cơ bản BMR cần thiết, con người cũng cần thêm năng lượng cho các sinh hoạt khác hằng ngày. Lượng năng lượng mà người ta cần để thực hiện các công việc hằng ngày phụ thuộc vào mức độ hoạt động thể lực PAL của họ. Các hoạt động thể lực hằng ngày, bao gồm công việc làm và tập thể dục, chiếm khoảng 15 - 30% tổng năng lượng tiêu dùng. Ngoài ra khoảng 10% tổng năng lượng tiêu dùng được dùng để tiêu hoá, hấp thụ, dự trữ các chất dinh dưỡng của thức ăn, đây còn gọi là tác dụng nhiệt của thức ăn. Tổng năng lượng tiêu dùng TEE có thể ước tính như sau:

TEE = BMR x PAL

Vài ước tính của PAL dựa trên công việc hằng ngày:

- PAL 1,2 (ngồi, hay nằm cả ngày)
- PAL 1,3 (ngồi làm việc, không tập thể dục)
- PAL 1,4 (ngồi làm việc, tập thể dục nhẹ)
- PAL 1,5 (công việc tay chân vừa phải, không tập thể dục)
- PAL 1,6 (công việc tay chân vừa phải, tập thể dục nhẹ)
- PAL 1,7 (công việc tay chân vừa phải, tập thể dục nâng)
- PAL 1,8 (công việc nặng, tập thể dục nặng)
- PAL 2,0 - 2,4 (các công việc và tập thể dục rất nặng)

Ví dụ, thử tính năng lượng cần thiết mỗi ngày của người đàn ông 50 tuổi, nặng 70kg, cao 1.6m, có việc làm tay chân vừa phải và không tập thể dục:

TEE = BMR x PAL

TEE = [(10 x wt in kg) + (6,25 x ht in cm) - (5 x age in years) + 5] x PAL

TEE = [(10 x 70) + (6,25 x 160) - (5 x 50) + 5] x 1.5

TEE = 2.182,5 kcal/ngày

CHƯƠNG 8
CÁC NHÓM THỨC ĂN

Một chế độ dinh dưỡng lành mạnh, để duy trì sức khoẻ và phòng ngừa tật bệnh, cần ăn nhiều thức ăn khác nhau trong các nhóm thức ăn khác nhau. Các nhóm thức ăn thông thường là rau cải trái cây, ngũ cốc, sữa, thịt cá trứng, và thêm một ít mở dầu. Ngoài các loại thức ăn, số lượng và phần ăn cũng rất quan trọng trong duy trì cân nặng có thể. Ăn uống lành mạnh và hoạt động thể lực thường xuyên có thể làm giảm nguy cơ của bệnh béo phì và ngăn ngừa được các bệnh kinh niên như tiểu đường loại 2, bệnh tim mạch, vài loại ung thư và bệnh loãng xương.

Các chất dinh dưỡng như dầu mỡ, chất đạm, và carbohydrates (gọi vắn tắt là carb), cũng như chất khoáng, sinh tố, và nước phải được tiêu thụ ở số lượng hợp lý để đạt được nhu cầu dinh dưỡng cần thiết.

1- Nhóm ngũ cốc:

Ngũ cốc là thực phẩm chủ lực của đa số các chế độ dinh dưỡng. Ở các quốc gia đang tiến triển ngũ cốc là nhóm thực phẩm chính cung cấp phần lớn năng lượng và chất dinh dưỡng cần thiết hằng ngày. Ngũ cốc thường dùng như ngô (bắp), gạo, lúa mì, yến mạch, lúa mạch, lúa mạch đen, hạt kê, và lúa miến. Ngũ cốc cung cấp những chất dinh dưỡng như carb, vitamin B (thiamin, riboflavin, niacin, và folate), chất sắt, kẽm, magiê và chất xơ. Ngũ cốc nguyên hạt có đủ các thành phần như tinh bột (endosperm), mầm (germ), và cám (bran), và có lượng vitamin, chất xơ, muối khoáng, và phytochemicals cao hơn ngũ cốc tinh chế; ngũ cốc tinh chế chỉ có tinh bột.

Bệnh pellagra, và beriberi là do thiếu vitamin niacin và thiamin, xảy ra ở những người chỉ ăn một loại ngũ cốc như ngô hay gạo trắng trong một thời gian dài. Niacin hay vitamin B3 có trong ngô nhưng dưới dạng phức hợp mà thông thường con người không thể hấp thu được. Ngô là thức ăn chính của người thổ dân Mỹ châu, nhưng trong lịch sử bệnh pellagra hiếm xảy ra ở đây vì thổ dân theo truyền thống chế biến ngô với vôi hay tro gỗ, cách này phá vỡ sự kết hợp và sẽ phóng thích niacin. Tuy nhiên trong ngô cũng có tryptophan, một loại amino acid cần thiết. Cơ thể con người có thể dùng tryptophan để tạo ra niacin, nhưng tryptophan trong ngô chỉ ở lượng giới hạn.

Ở những nơi cư dân dùng gạo trắng như thức ăn chính, bệnh beri beri (do thiếu thiamin) có thể xảy ra. Trong quá trình xay lúa, cám và mầm sẽ bị tước ra khỏi hạt gạo, chỉ còn lại tinh bột trong hạt gạo trắng; hay nói cách khác trong hạt gạo trắng chỉ còn tinh bột mà thôi. Thiamin hay vitamin B1 có nhiều trong cám. So với gạo nâu hay gạo lứt, gạo trắng kém dinh dưỡng vì ít chất đạm, dầu, vitamin và khoáng chất.

2- Nhóm rau cải và trái cây:

Rau cải và trái cây là nguồn cung cấp vitamin, muối khoáng và chất xơ. Chế độ dinh dưỡng có nhiều rau cải và trái cây rất tốt cho sức khoẻ và thường kết hợp với sự giảm thiểu của các bệnh tim mạch và ung thư. Rau cải và trái cây thường chứa ít dầu mỡ và được xem là nhóm thực phẩm chính của chế độ dinh dưỡng lành mạnh.

Rau cải củ và rau cải rễ là nguồn cung cấp năng lượng chính của hàng triệu người ở các quốc gia đang phát triển. Củ và rễ cung cấp nhiều loại chất dinh dưỡng bao gồm carb, sinh tố, và chất xơ.

Ở các nước phương Tây, khoai tây là loại rau cải củ thường dùng. Khoai tây cung cấp tinh bột, là một nguồn năng lượng dồi dào, ngoài ra cũng cung cấp các vitamin B, C, potassium, sắt, và chất xơ.

Củ cải, cà rốt, củ cải đường, và củ cải vàng thuộc về nhóm rau cải rễ chứa nhiều nước và carb. Nhóm rau cải này chứa ít chất đạm, nhưng là nguồn quan trọng của các chất dinh dưỡng vi lượng và chất xơ. Chất chống oxy hóa beta carotene thường có trong các loại rau cải hay trái cây có màu vàng hay cam cũng như trong rau cải có lá xanh đậm. Beta carotene là tiền vitamin A sẽ chuyển hóa thành vitamin A trong cơ thể. Vitamin A có vai trò trong sự phát triển bình thường của cơ thể, của hệ miễn dịch, và thị giác.

Nhóm rau cải lá gồm có rau diếp, cải xoăn, cải ngọt, cải xanh, và rau bi na. Nhóm rau cải này chứa nhiều sinh tố, muối khoáng và những chất khác như chất xơ, chất chống oxy hoá, và phytochemicals. Do độ chứa nước cao nên rau cải là thường là nhóm có năng lượng thấp. Nhóm này chứa nhiều các chất dinh dưỡng vi lượng; các phương pháp chế biến như nấu chín, đông lạnh, đóng hộp, hay làm khô sẽ làm giảm đi các chất dinh dưỡng này. Nhiệt độ cao khi nấu sẽ phân hủy vitamin C.

Trái cây thường có nhiều đường và nước hơn rau cải, và là nguồn chất xơ dồi dào. Năng lượng trong trái cây thường do carb trong dạng đường tự nhiên như sucrose, glucose, và fructose. Trái cây chứa ít đạm và dầu mỡ, ngoại trừ trái avocado chứa nhiều mỡ không bão hòa đơn (MUFA), có tác dụng tốt cho tim. Trái cây cũng như rau cải là nguồn quan trọng cho các chất dinh dưỡng vi lượng, đặc biệt là vitamin C. Chất dinh dưỡng trong trái cây thay đổi theo mùa, cách chế biến, và dự trữ. Những trái cây có màu vàng, màu cam như quả mơ, trái cantaloupe, đu đủ, xoài, quả xuân đào, và đào chứa nhiều beta carotene, là tiền chất của vitamin A.

Như là một phần của chế độ dinh dưỡng cân bằng và lành mạnh, trái cây và rau cải có vai trò không chỉ ngăn ngừa các bệnh do thiếu các chất dinh dưỡng vi lượng, như bệnh "scurvy" do thiếu vitamin C, mà cũng còn ngăn ngừa bệnh béo phì và những bệnh kinh niên khác như bệnh tim, ung thư và tiểu đường loại 2. Năm 2002, Tổ chức Y tế Thế giới ra khuyến cáo về sự kém tiêu thụ rau cải và trái cây đã góp phần gây ra bệnh thiếu máu cơ tim (31%), bệnh đột quỵ (11%), và bệnh ung thư đường tiêu hoá (19%) trên thế giới.

Rau cải và trái cây là nguồn cung cấp chất xơ. Chất xơ là một loại carb mà cơ thể người ta không tiêu hoá được; những chất xơ là nguồn thức ăn của hệ vi sinh ở ruột. Ăn thức ăn có nhiều chất xơ giúp ngăn ngừa bệnh dạ dày và ruột như táo bón, và đồng thời cũng giúp giảm cân, giảm lượng cholesterol, và đường trong máu. Chúng ta nên ăn thêm chất xơ dần dần thôi vì nhiều chất xơ quá sẽ tạo ra chất ga. Để có thêm chất xơ vào chế độ dinh dưỡng, chúng ta nên:

● Ăn rau cải và trái cây có sẵn chất xơ hơn là bổ sung chất xơ.

● Ăn rau đậu, đậu, đậu Hà Lan, và đậu lăng (nấu chín).

● Giữ lại vỏ trên trái cây (như táo, lê), và rửa sạch rau cải trước khi ăn.

● Chọn nguyên trái cây hơn là nước trái cây.

● Ăn bánh mì nguyên hạt, và cereal chứa nhiều chất xơ.

3- Nhóm sản phẩm sữa:

Gồm sữa, bơ, phô mai, yaua, kem. Nhóm này là nguồn quan trọng của đạm và mỡ, cũng như calci và vitamin D. Những chất dinh dưỡng vi lượng như calci và vitamin D có vai trò quan trọng trong phát triển xương và răng, và làm giảm nguy cơ loãng xương. Bệnh thiếu vitamin D hiếm xảy ra ở các nước đã phát triển vì người mẹ đã được khuyến cáo cho trẻ con bổ sung vitamin D, và các sữa thay thế sữa mẹ cũng đã được thêm vitamin D.

4- Nhóm thịt:

Nhóm thịt cung cấp những chất đạm đầy đủ. Các chất đạm được dùng để tái tạo và sửa chữa cơ thể, giúp cơ thể chống lại nhiễm trùng. Cơ thể cũng còn dùng chất đạm thặng dư để sản xuất năng lượng.

Nhóm này bao gồm thịt, cá, trứng, gia cầm, và hải sản. Nhóm này là nguồn cung cấp quan trọng đạm và dầu mỡ, cũng như sắt, vitamin B, kẽm, và magiê.

Quả đậu và hạt đậu gồm hạt đậu tuyết, đậu xanh, đậu phộng, đậu lăng, đậu nành, quả hạch, hạt. là nguồn chất đạm phong phú của nhóm thực vật. Quả đậu và hạt đậu thường có nhiều đạm, ít mỡ, nhiều chất chống oxy hóa, và chất xơ giúp giảm lượng cholesterol và lượng đường huyết. Quả đậu cũng là nguồn của vitamin B, folic acid, và sắt.

5- Nhóm dầu mỡ:

Nhóm dầu mỡ cung cấp năng lượng và giúp cơ thể hấp thụ các vitamin tan trong mỡ. Có những axit béo cần thiết có vai trò quan trọng trong cơ thể; cơ thể con người không tạo ra được các axit béo này mà phải hấp thụ từ thức ăn. Nhiều loại thức ăn có chứa sẵn dầu mỡ như sữa, thịt, gia cầm, hải sản, trứng, hạt, quả hạch, quả bơ, và quả dừa. Có những loại mỡ gây hại cho sức khoẻ như mỡ bão hòa và mỡ chế biến.

• Mỡ bão hoà có nhiều trong bơ, mỡ bò, quả dừa, quả cọ, và dầu quả cọ. Sửa, bánh ngọt, bánh quy, và vài loại thức ăn nhẹ có lượng mỡ bão hoà cao. Các món ăn có nhiều mỡ bão hoà như pizza, thịt hầm, bánh mì kẹp thịt, tacos.

• Mỡ chế biến cũng có thể có tự nhiên trong vài loại thức ăn nhưng với lượng rất ít, phần lớn mỡ chế biến được chế biến trong kỹ nghệ thực phẩm. Bởi vì mỡ chế biến gây hại cho sức khoẻ nên đa số các nhà sản xuất không còn sản xuất nữa. Ngày nay, mỡ chế biến có thể tìm thấy trong vài thức ăn chế biến sẵn, trong vài loại thức ăn tráng miệng như microwave popcorn, frozen pizza, margarine, và coffee creamer.

• Dầu mỡ chứa nhiều mỡ chế biến và mỡ bão hoà sẽ đặc lại trong nhiệt độ phòng (20 - 22 độ C). Nên hạn chế tiêu thụ mỡ bão hoà ít hơn 10% lượng calories cần thiết mỗi ngày, và giữ lượng mỡ chế biến tiêu thụ càng ít càng tốt. Nên thay thế mỡ chế biến và mỡ bão hoà với các loại mỡ tốt hơn.

• Mỡ không bão hòa đơn là loại dầu mỡ có nhiều trong dầu canola, oliu, đậu phộng, hướng dương, và safflower và trong trái avocados, bơ đậu phộng, và hầu hết các loại quả hạch.

● Mỡ không bão hòa đa là loại dầu mỡ có nhiều trong dầu hướng dương, bắp, đậu nành, và trong cá, hạt walnuts, và vài loại hạt khác.

Dầu mỡ chứa nhiều mỡ không bão hòa đơn (MUFA) và mỡ không bão hòa đa (PUFA) thường ở dạng lỏng trong nhiệt độ phòng (20-22 độ C). Những loại dầu mỡ này có thể làm giảm thiểu nguy cơ của bệnh tim mạch khi chúng được dùng để thay thế mỡ bão hoà hay mỡ chế biến.

Để giảm thiểu mỡ bão hoà trong chế độ dinh dưỡng, chúng ta nên:

● Chọn thịt ít mỡ và bỏ da khi ăn thịt gia cầm
● Dùng sữa ít mỡ hay không mỡ
● Chọn dầu oliu hay dầu canola khi nấu ăn
● Thay thế những chất liệu có nhiều mỡ bão hòa bằng rau cải, ngũ cốc nguyên hạt, sữa ít mỡ hay không mỡ, hay thịt nạc.
● Giảm tiêu dùng các thức ăn chế biến sẵn.
● Đọc nhãn dinh dưỡng để chọn sản phẩm có ít mỡ bão hòa hay mỡ chế biến.

NHỮNG CHẤT DINH DƯỠNG TRONG THỨC ĂN

Chất dinh dưỡng hay dưỡng chất là những chất bổ dưỡng trong thức ăn có vai trò quan trọng và cần thiết cho sức khỏe và đời sống con người.

Dưỡng chất đa lượng và dưỡng chất vi lượng là hai nhóm dưỡng chất trong thức ăn, thường gọi tương ứng là các chất dinh dưỡng macros và micros.

Chất dinh dưỡng đa lượng gồm có đạm, mỡ, và carbohydrates (gọi vắn tắt là carb). Người ta cần dưỡng chất đa lượng trong thức ăn ở một lượng lớn. Dưỡng chất đa lượng cung cấp năng lượng và gìn giữ người ta khỏe mạnh. Các chất dinh dưỡng đa lượng như:

• Carbohydrates có trong ngũ cốc, bánh mì, mì ống, rau cải, và trái cây.

• Đạm, có trong thịt, cá, trứng, đậu, đậu hũ, và các sản phẩm sữa.

• Mỡ, dầu có trong các sản phẩm sữa, thịt, cá, quả hạch, trái avocado, và trái olive.

Các chất dinh dưỡng vi lượng chỉ cần thiết ở một lượng nhỏ cho các nhiệm vụ của cơ thể. Dưỡng chất vi lượng bao gồm vitamin và muối khoáng.

Các chất dinh dưỡng 'cần thiết' là những chất mà cơ thể không tạo ra được mà phải được hấp thụ từ thực phẩm. Carbs không phải là chất dinh dưỡng cần thiết, vì cơ thể tự nó có thể tạo carbs từ các chất dinh dưỡng khác. Đa số các vitamin đều là chất cần thiết vì cơ thể không tạo ra được, ngoại trừ sinh tố D. Tất cả các chất khoáng dinh dưỡng đều cần thiết và phải được hấp thụ từ thực phẩm.

Người ta cần những lượng khác nhau về dưỡng chất đa lượng và dưỡng chất vi lượng để duy trì sức khỏe tối ưu. Theo hướng dẫn trong "2015-2020 Dietary Guidelines for Americans" đề nghị cho người lớn:

• Carbohydrates (carb): một người cần khoảng 130g/ngày. Khoảng 45 - 65% của calo thu nhập mỗi ngày là từ carb.

• Đạm: mỗi ngày, phụ nữ cần 46g và đàn ông cần 56g. Khoảng 10 - 30% của calo thu nhập mỗi ngày là từ đạm.

• Mỡ: khoảng 20 - 35% của calo thu nhập mỗi ngày là từ mỡ.

Mặc dù không thực sự là một dưỡng chất đa lượng, chất xơ cũng là thành phần quan trọng trong một chế độ dinh dưỡng lành mạnh. Chất xơ được đề nghị khoảng 22,4 - 33,6g/ngày tùy theo tuổi và phái tính.

"Hướng dẫn chế độ ăn uống" đề nghị những lượng sinh tố và muối khoáng cần thiết mỗi ngày:

Vitamin	Đàn Ông 19-50 tuổi	Phụ Nữ 19-50 tuổi
Vit A	900 mcg	700 mcg
Vit K	120 mcg	90 mcg
Vit E	15 mg	15 mg
Vit D	600 IU	600 IU
Vit C	90 mg	75 mg
Thiamine	1.2 mg	1.1 mg
Riboflavin	1.3 mg	1.1 mg
Niacin	16 mg	14 mg
Vit B6	1.3 mg	1.3 mg
Vit B12	2.4 mcg	2.4 mcg
Folate	400 mcg	400 mcg
Choline	550 mg	425 mg

Muối khoáng	Đàn Ông 19-50 tuổi	Phụ Nữ 19-50 tuổi

Calcium	1.000 mg	1.000 mg
Potassium	4.700 mg	4.700 mg
Sodium	2.300 mg	2.300 mg
Magiê	400-420 mg	310-320 mg
Phosphorus	700 mg	700 mg
Iron	8 mg	18 mg
Zinc	11 mg	8 mg
Copper	900 mcg	900 mcg
Manganese	2.3 mg	1.8 mg
Selenium	55 mcg	55 mcg

1- Chất đạm:

Về mặt năng lượng, chất đạm cung cấp cho cơ thể khoảng 4 kcal cho mỗi gram đạm.

Chất đạm có trong thịt, gia cầm, hải sản, trứng, sữa, phô mai, quả đậu, quả hạch, và hạt.

Chất đạm trong thức ăn thường được đo lường bằng lượng đạm trong mỗi phần ăn; ví dụ cơ quan USDA liệt kê trong một trứng gà cỡ lớn khoảng 50 g (hay 1 phần ăn) chứa 6 grams đạm. Tương tự trong 100g broccoli chưa nấu (hay 1 phần ăn) chứa 2.8 g đạm. Nhu cầu ở người lớn cần khoảng 50g chất đạm mỗi ngày, tương đương 10% lượng calo cần thiết/ngày (khoảng 200 kcal từ đạm trong một chế độ ăn 2000 kcal/ngày).

Chất đạm trong thực vật cũng như động vật được cấu thành bởi 20 amino acids. Tỷ lệ các amino acids thì khác nhau trong mỗi loại đạm. Các amino acids chỉ chiếm khoảng 16% trọng lượng của chất đạm, các amino acids có vai trò cần thiết trong sự tổng hợp chất đạm của cơ thể và các hợp chất quan trọng có nitrogen khác như creatine, nội tiết tố loại peptide, và vài chất dẫn truyền thần kinh. Trong sinh hoạt người ta hay dùng danh từ thịt hay chất đạm, nhưng trong các phản ứng sinh học thì chỉ là amino acids.

Chất đạm và những phức hợp có nitrogen thì luôn bị phân huỷ và tái tổng hợp liên tục. Lượng chất đạm tạo ra mỗi ngày thì nhiều lần hơn so với lượng chất đạm ăn vào, điều này cho thấy các amino acids được tái sử dụng trong sự chuyển hóa chất đạm. Những chất chuyển hóa của amino acids như urea, creatinine, uric acid, và những chất có nitrogen khác được bài tiết trong nước tiểu; nitrogen còn mất qua đường phân, mồ hôi, và các chất bài tiết khác của cơ thể, và trong da tróc, lông, tóc. Sự bổ sung liên tục các chất amino acids trong dinh dưỡng rất cần thiết vì các thất thoát này, ngay cả khi sự tăng trưởng đã dừng lại.

Khi ăn nhiều thịt hơn nhu cầu cần thiết, các amino acids sẽ không được dự trữ mà sẽ được dùng để tạo năng lượng; nitrogen trong các amino acids sẻ được bài tiết dưới dạng urê, và các keto axit sẽ được dùng như nguồn nhiên liệu, hay được dùng để tạo ra carbohydrates hay mỡ.

Các loại amino acid

(1) Glucogenic Amino Acid

Glucogenic amino acid là các amino axit có thể biến đổi ra glucose qua sự tân tạo glucose. Đây là sự khác biệt với ketogenic amino acids, các ketogenic amino acids chỉ có thể biến đổi ra thể ketone. Sự sản xuất glucose từ các glucogenic amino acids gồm sự biến đổi các amino acid này ra alpha-keto axit và rồi thành glucose, các quy trình này xảy ra ở gan. Cơ chế này chiếm ưu thế trong tình trạng dị hóa, tình trạng này gia tăng khi nhịn ăn và đói nghiêm trọng.

Ở con người các glucogenic amino acids là:

● Alanine
● Arginine
● Asparagine
● Aspartic acid

- Cysteine
- Glutamic acid
- Glycine
- Histidine
- Methionine
- Proline
- Serine
- Valine

(2) Ketogenic Amino Acid:

Là các amino axit có thể biến đổi ra acetyl-CoA, là tiền chất của thể ketone và myelin. Cơ thể có thể dùng thể ketone như một nguồn nhiên liệu thay thế cho glucose. Não bộ có thể dùng thể ketone như nhiên liệu để hoạt động. Các ketogenic amino acids không thể biến đổi ra glucose như trường hợp các glucogenic amino acids.

Chỉ có 2 ketogenic amino acids:

- Leucine
- Lysine

Có 5 amino acids vừa là ketogenic và glucogenic:

- Phenylalanine
- Isoleucine
- Threonine
- Tryptophan
- Tyrosine

(3) Các Amino Acid Cần thiết:

Có 9 amino acids được xem là cần thiết vì cơ thể con người và các loài có vú khác không thể tạo ra được mà phải hấp thụ vào qua ăn uống. Đó là leucine, isoleucine, valine, lysine, methionine, phenylalanine, tryptophan, threonine, và histidine. Histidine là amino acid cần thiết cho trẻ nhỏ. Trong các trường hợp đặc biệt như trẻ thiếu tháng và các người bị tổn thương gan thì các amino acids như cystein và tyrosine trở thành các amino acids cần thiết. Arginine là amino acid có thể tổng hợp được trong cơ thể con người hay loài có vú khác nhưng ở lượng hạn chế, không đủ cho nhu cầu của những người trẻ hay ở những người bị tổn thương chức năng gan.

Thịt, cá, trứng, gia cầm, phô mai và sữa được xem là nguồn protein hoàn chỉnh vì chứa đầy đủ các amino axit cần thiết. Các thực phẩm nguồn gốc thực vật chứa các protein không hoàn chỉnh, vì thiếu các loại amino axit cần thiết hay chứa các amino axit ở mức giới hạn mà thôi. Hạt quinoa chứa gần hoàn toàn các amino axit cần thiết.

Các amino axit cần thiết ở lượng cân bằng và đầy đủ là điều kiện thiết yếu cho sự tổng hợp chất đạm của cơ thể. Khi ăn các thức ăn thiếu các amino axit cần thiết, các thức ăn đó chỉ dùng để tạo năng lượng, mỡ, hay carb mà không thể dùng để tạo ra chất đạm cho cơ thể người ta.

Nguồn đạm:	Các amino axit khiếm khuyết:
Lúa mì	Lysine
Gạo	Lysine
Quả đậu	Tryptophan
Bắp	Lysine và Tryptophan
Hạt đậu	Methionine hay Cysteine

Khi thiếu đạm người ta sẽ có các triệu chứng như còi cọc, teo bắp cơ, sưng phù, tóc ít và yếu, tổn thương ở da; và những triệu chứng sinh hóa như giảm albumin máu, rối loạn kích thích tố. Phù thũng, teo cơ, và rụng tóc là các triệu chứng nổi bật ở người lớn.

2- Carbohydrates:

Carbohydrate cung cấp năng lượng cho cơ thể khoảng 4Kcal cho mỗi gram. Carbohydrates có trong mì ống, gạo, ngũ cốc, bánh mì, khoai tây, sữa, trái cây, rau cải, và đường.

Chất carbohydrates trong quá trình tiêu hóa sẽ chuyển

hóa thành đường glucose. Glucose là nguồn nhiên liệu chính của cơ thể, đặc biệt cho não bộ. Có 2 loại carbohydrates:

● Carb đơn giản

Carb đơn giản có trong đường, mật ong, sữa, trái cây và nước trái cây. Dựa trên cấu trúc hoá học, carb đơn giản có thể phân làm 2 nhóm khác nhau là đường đơn hay một phân tử đường riêng lẻ, và đường đôi là đường gồm hay hai phân tử đường nối với nhau. Glucose, fructose, và galactose là 3 loại đường đơn quan trọng trong dinh dưỡng.

Trong 3 loại đường đơn này, glucose là đường đặc biệt nhất vì nó luôn hiện diện như là một phân tử của các đường đôi, và nó cũng là đơn vị cấu trúc của tinh bột và glycogen; ngoài ra, glucose được xem là nguồn nhiên liệu chính cho não bộ.

Đường fructose có cùng công thức hoá học với glucose nhưng khác cấu trúc; nó có thể kích thích các vị giác cho cảm giác ngọt. Đường fructose có vị ngọt nhất trong các loại đường và có nhiều trong trái cây và mật ong.

Đường galactose thì ngược lại, là một đường đơn có vị ngọt thấp nhất và ít hiện diện trong thức ăn. Nó phối hợp với glucose để thành đường đôi lactose, thường gọi là đường sữa, vì có trong sữa (4.7% trong sữa bò và 7% trong sữa con người).

Một đường đôi khác thường không hiện diện trong thức ăn là maltose. Đường maltose là phức hợp của 2 phân tử glucose, được tạo ra khi các hạt nảy mầm và khi tinh bột bị phân hủy, như mật dẻo mạch nha làm từ lúa nếp nảy mầm.

Một loại đường đôi khác rất thông dụng trong sinh hoạt là đường sucrose hay thường được gọi vắn tắt là đường bàn (table sugar) trong cuộc sống hằng ngày. Sucrose là phức hợp của fructose và glucose. Sucrose được chiết ra từ nước ép của mía hay củ cải đường. Đường sucrose được dùng rộng rãi như chất làm ngọt trong kỹ nghệ thực phẩm. Ngoài ra nó còn được dùng để cải thiện độ mịn, độ chắc của thức ăn; cũng như là chất bảo quản trong mứt, thạch.

Hầu hết người ta đều thích ngọt, nhưng nếu tiêu thụ nhiều quá sẽ gia tăng nguy cơ béo phì. Người béo phì thường hay mắc phải các bệnh mãn tính như tiểu đường loại 2, cao huyết áp, và bệnh tim mạch. Theo khuyến cáo của tổ chức Y tế Thế giới, năng lượng thu nhập từ đường như đường thêm vào thức ăn và các đường tự nhiên có sẵn trong mật ong, trái cây nên ít hơn 10% lượng calo cần thiết mỗi ngày. Nói cách khác, ở chế độ dinh dưỡng 2.000 kcal/ngày nên không có hơn 50 gram đường mỗi ngày.

● Carb phức hợp

Carb phức hợp hay đường đa, như tinh bột, là chuỗi dài của các phân tử đường glucose; có trong các sản phẩm từ ngũ cốc như bánh mì, bánh quy, mì ống, và gạo. Vài loại thức ăn trong nhóm rau cải như bắp, đậu, khoai lang, bí rợ cũng chứa nhiều tinh bột. Carb phức hợp có thể ở dạng tinh chế hay dạng nguyên hạt. Carb tốt nhất là những loại chứa nhiều chất xơ, như rau cải, trái cây, và ngũ cốc-nguyên hạt. Những loại carb này cần nhiều thời gian để tiêu hoá và biến đổi ra glucose do đó lượng đường huyết tăng chậm sau khi ăn, và đồng thời chúng còn cung cấp nhiều chất dinh dưỡng cùng với năng lượng.

Sau khi tiêu hoá, carb sẽ được chuyển hoá thành glucose và sẽ nâng cao lượng glucose trong máu. Lượng glucose trong máu tăng sẽ kích hoạt tuyến tụy tiết ra insulin; nội tiết tố insulin có tác dụng làm giảm lượng glucose. Lượng glucose càng cao thì tuyến tụy càng tiết ra nhiều insulin. Có loại carb làm cao đường huyết nhanh hơn so với loại carb khác. Kiềm chế lượng đường huyết rất quan trọng trong quản lý cân nặng cũng như trong điều trị bệnh tiểu đường loại 2.

Chất xơ rất quan trọng cho hệ tiêu hoá cũng như trong sự điều hòa lượng đường huyết. Thức ăn có nhiều chất xơ như broccoli, đậu, trái táo, và bánh mì nguyên hạt cần nhiều thời gian hơn để tiêu hoá, do đó glucose sẽ được phóng thích vào máu dần dần. Carb tinh chế như gạo trắng, mì ống trắng đã bị tước mất chất xơ và các chất dinh dưỡng; trong khi ngũ cốc nguyên hạt, gạo lứt, và mì ống nguyên hạt vẫn còn chất xơ và các chất dinh dưỡng. Glucose trong carb tinh chế sẽ được phóng thích vào máu nhanh hơn glucose trong ngũ cốc nguyên hạt. Trái cây cũng chứa nhiều chất xơ. Ăn trái cây có ảnh hưởng đến đường huyết ít hơn so với uống nước trái cây vì nước trái cây sẽ được tiêu hóa nhanh vì có ít hay không có chất xơ.

3- Chất béo:

Chất béo có trong bơ, sữa, phô mai, trứng, thịt, hải sản, trái bơ, quả olives, nuts, và hạt.

Chất béo khi oxy hóa trong cơ thể cung cấp một lượng năng lượng khoảng 9 K cal/gram. Chất béo chứa nhiều năng lượng trong mỗi gram hơn so với đạm và carbohydrates (4 kcal/gram).

Tiêu thụ quá nhiều năng lượng, bất kể từ nguồn dinh dưỡng nào, thực vật hay động vật, có thể đưa đến lên cân hay béo phì. Tiêu thụ nhiều mỡ bão hoà hay mỡ chế biến có thể dẫn đến bệnh tim mạch và tai biến. Các chuyên viên dinh dưỡng thường khuyến khích nên thay thế các mỡ bão hoà và mỡ chế biến với mỡ không bão hòa đơn (MUFA) và mỡ không bão hòa đa (PUFA) trong khi vẫn duy trì một chế độ dinh dưỡng cân bằng và lành mạnh.

Chất béo là một trong 3 dưỡng chất đa lượng cùng với đạm và carb. Phân tử mỡ cấu thành chủ yếu bởi các nguyên tử carbon và hydrogen, do đó là chất kỵ nước, chỉ tan trong các dung môi hữu cơ mà không tan trong nước. Các từ chỉ chất béo như "lipid", "oil", và "fat" thường dùng lẫn lộn.

"Lipid" là danh từ chung để chỉ mỡ hay các chất giống mỡ như triglycerides, cholesterol, và phospholipids. "Oil" để chỉ dầu, hay mỡ với chuỗi carbon ngắn hay các acid béo không bão hoà (unsaturated fatty acids), và thường ở dạng lỏng trong nhiệt độ phòng (20-22 độ C). "Fat" trong nghĩa hẹp, để chỉ mỡ chứa các acid béo bão hòa, và thường ở dạng đặc trong nhiệt độ phòng, trong nghĩa rộng danh từ "fat" được dùng đồng nghĩa với lipid.

Chất béo là chất dinh dưỡng quan trọng, giúp hấp thụ, chuyên chở và dự trữ các chất dinh dưỡng tan trong mỡ như các vitamin tan trong mỡ A, D, E, K, và dùng để tạo các nội tiết tố của cơ thể, ngoài ra mỡ cũng có vai trò trong các cấu trúc cũng như trong chức năng chuyển hóa và dự trữ năng lượng. Chất béo giữ vai trò quan trọng trong duy trì da, tóc lành mạnh, bảo vệ các nội tạng chống lại sự va chạm, và duy trì thân nhiệt. Mỡ cũng được dùng để kiềm chế các độc chất hoá học hay sinh học bằng cách kết hợp và dự trữ chúng trong các mô mỡ, cách này bảo vệ các cơ quan trọng yếu cho đến khi nào các độc chất được phân huỷ và đào thải khỏi cơ thể qua đường bài tiết, tiểu tiện, trích máu, hay qua các chất bài tiết như bã nhờn ở da, và sợi tóc.

Ở động vật, mỡ được dự trữ trong các tổ chức như mô mỡ, đây là một phương tiện để dự trữ năng lượng của cơ thể. Mô mỡ là tập hợp của các tế bào mỡ. Tế bào mỡ dự trữ mỡ từ các chất dinh dưỡng hay từ mỡ chuyển hóa ở gan. Khi cơ thể trong tình trạng khủng hoảng thiếu năng lượng, những tế bào mỡ sẽ vận động mỡ dự trữ để cung cấp axit béo và glycerol, chuyển vào hệ tuần hoàn đến gan và các cơ quan khác để dùng tạo ra năng lượng. Những hoạt động chuyển hóa này được điều hoà bởi những kích thích tố như insulin, glucagon, và epinephrine. Mô mỡ chính nó cũng tiết ra nội tiết tố "leptin", do đó mô mỡ cũng có vai trò như một tuyến nội tiết. Leptin có tác dụng làm người ta cảm thấy thỏa mãn hay chán sau khi ăn; leptin báo hiệu cho não bộ để ngừng ăn. Ở những người béo phì thường có tình trạng kháng leptin; trong tình trạng này leptin không còn tác dụng làm chán ăn nữa.

Vị trí của mỡ tích tụ cũng có thể cho biết sơ lược về tình trạng chuyển hóa của cơ thể. Mỡ thường tích tụ ở dưới da và đặc biệt ở dưới da vùng bụng, phía ngoài các cơ thành bụng.

Mỡ nội tạng là mỡ tích tụ trong các cơ quan như gan, thận, tuyến tụy, và bên trong thành bụng hay phía trong của các cơ thành bụng. Những nghiên cứu gần đây cho thấy mỡ nội tạng tiết ra những "hóa chất báo hiệu" có tác dụng như nội tiết tố và làm tăng các phản ứng viêm trong cơ thể. Một trong những chất đó là resistin, là chất có liên quan đến bệnh béo phì, đến tình trạng kháng insulin, và bệnh tiểu đường loại 2. Resistin còn được gọi là "hoóc môn có nguồn gốc từ mỡ"; resistin có tác dụng làm gia tăng sản xuất LDL cholesterol và làm phân hủy các thụ quan của LDL cholesterol ở gan do đó làm gia tăng lượng LDL cholesterol trong máu và thúc đẩy sự tích tụ của cholesterol vào mạch máu làm tăng nguy cơ bệnh tim mạch. Resistin còn tìm thấy trong các bạch cầu đơn bào, các thực bào, trong lá lách, và tủy xương.

Dầu mỡ được phân loại theo số cacbon trong chuỗi và số nối đôi giữa các nguyên tử cacbon:

• Mỡ bão hòa không có nối đôi giữa các nguyên tử cacbon trong chuỗi.

• Mỡ không bão hòa có một hay nhiều nối đôi trong chuỗi cacbon. Các dầu mỡ không bão hòa có nhiều nối đôi được gọi là PUFA (polyunsaturated fatty acid). Mỡ không bão hòa có một nối đôi gọi là MUFA (monounsaturated fatty acid). Mỡ không bão hòa còn có thể phân chia ra dạng "cis fat" hay dạng thường gặp trong tự nhiên, và "trans fat" là dạng ít gặp trong tự nhiên.

Dầu mỡ trong các tế bào của mô mỡ thường ở dạng triglycerides; triglycerides khi phân hóa bởi men tiêu hoá lipase sẽ cho ra glycerol và 3 axit béo. Glycerol có thể dùng để tạo ra glucose ở gan và là nguồn nhiên liệu cho các tế bào của cơ thể.

Các axit béo được phân loại dựa theo độ dài của chuỗi cacbon:

- Acid béo chuỗi ngắn (SCFA): có ít hơn 6 cacbon (như butyric acid)
- Acid béo chuỗi trung bình: có từ 6 - 12 cacbon
- Acid béo chuỗi dài: có từ 13 - 21 cacbon
- Acid béo chuối rất dài: có 22 cacbon hay hơn

Axit béo chuỗi dài (LCFA) trong mỡ heo, có 17 cacbon trong chuỗi. Đa số dầu mỡ trong thức ăn từ động vật hay thực vật chứa các axit béo chuỗi từ trung bình đến dài. Hầu hết các tế bào của cơ thể dùng glucose hay axit béo làm nguồn nhiên liệu. Đặc biệt tim và bắp cơ chuộng axit béo hơn. Đã và đang có nhiều tranh luận về vai trò của axit béo cũng là nguồn nhiên liệu cho tế bào não bộ.

Có 2 axit béo được xem là axit béo cần thiết (EFA), đó là alpha-linolenic acid (ALA) là một axit béo omega-3 và linoleic acid (LA) là một axit béo omega-6, hai axit béo cần thiết này có nhiều trong các loại dầu thực vật. Con người không thể tạo ra được 2 EFA này mà phải hấp thu từ các thức ăn. Khi 2 EFA này được tìm ra vào năm 1923 người ta gọi chúng là vitamin F; vào năm 1929 sau những nghiên cứu chuyên sâu, hai acid béo này được xếp loại là axit béo cần thiết EFA thay vì là vitamin. Cơ thể người ta có khả năng giới hạn trong biến đổi ALA ra các axit béo omega-3 khác với chuỗi cacbon dài hơn như các acid béo eicosapentaenoic acid (EPA) và docosahexaenoic acid (DHA), các acid béo này có nhiều trong cá biển.

Các triệu chứng của thiếu các axit béo cần thiết như da nổi sần tróc vảy, chậm tăng trưởng ở trẻ em, dễ bị nhiễm trùng, và vết thương chậm lành. Triệu chứng của thiếu axit béo omega-3 bao gồm các bất thường về thị giác và thần kinh cảm giác. Axit béo DHA rất cần thiết cho sự phát triển bình thường của não bộ và chức năng thị giác, do đó khi thiếu hụt sẽ đưa đến giảm độ nhạy bén của thị giác và học tập, cũng như trí nhớ.

Các axit béo không bão hòa đa (PUFA) với 16-18 cacbon được xếp loại là chuỗi ngắn PUFA hay SC-PUFA. Các axit béo chuỗi dài PUFA hay LC-PUFA có hơn 18 cacbon.

Omega-3 PUFA:

- Alpha Linolenic acid hay ALA (18:3n-3)
- Eicosapentaenoic acid hay EPA (20:5n-3)
- Docosahexaenoic acid hay DHA (22:6n-3)

Omega-6 PUFA:

- Linoleic acid hay LA (18:2n-6)
- Gamma-Linolenic acid hay GLA (18:3n-6)
- Dihomo-gamma-linolenic acid hay DGLA (20:3n-6)
- Arachidonic acid hay AA (20:4n-6)

Cách Đặt tên các Acid béo:

Các acid béo hay carboxylic acid có cấu trúc là một chuỗi của các nguyên tử cacbon, có 2 đầu, một đầu là nhóm carboxyl (-COOH) và đầu kia là là nhóm methyl (-CH3). Vị trí omega là vị trí của nối đôi đầu tiên đếm từ đầu methyl. Ví dụ:

- alpha-linolenic acid "ALA" (18: 3 n- 3): có 18 carbon, 3 nối đôi, nối đôi đầu tiên ở vị trí thứ 3 (từ đầu methyl)
- linoleic acid "LA" (18: 2 n- 6): có 18 carbon, 2 nối đôi, nối đôi đầu tiên ở vị trí thứ 6 (từ đầu methyl)
- arachidonic acid "AA" (20: 4 n- 6): có 20 carbons, 4 nối đôi, nối đôi đầu tiên ở vị trí thứ 6 (từ đầu methyl)
- docosahexaenoic acid "DHA" (22: 6 n- 3): có 22 carbons, 6 nối đôi, nối đôi đầu tiên ở vị trí thứ 3 (từ đầu methyl)

Trong cơ thể người ta axit béo arachidonic có thể được tổng hợp từ acid béo LA, cũng như acid béo ALA có thể biến đổi ra axit béo DHA. Ở trẻ sinh non tháng, khả năng biến đổi axit béo LA ra axit béo AA và axit béo ALA ra axit béo DHA bị giới hạn; Các axit béo AA và DHA rất cần thiết cho nhu cầu phát triển của não bộ của trẻ. Cả hai axit béo AA và DHA đều sẵn có trong sữa mẹ cộng thêm sự bổ sung của hai axit béo LA và ALA sẽ đáp ứng nhu cầu cần thiết cho trẻ sơ sinh. Nhiều sữa bột trẻ em được bổ sung các axit béo AA và DHA để làm tăng phẩm chất cho giống sữa mẹ.

Nguồn thực phẩm của các axit béo omega-3 và omega-6 là hải sản, dầu tảo, hạt lanh và dầu hạt lanh, hạt hemp, dầu oliu, dầu đậu nành, dầu canola, hạt chia, hạt bí, hạt hướng dương, rau cải lá, và hạt walnuts. Cá là nguồn cung cấp chủ yếu cho các axit béo EPA và DHA; cá tạo các axit béo này từ axit béo omega-3 trong algae và tảo biển.

Tỷ lệ của các axit béo cần thiết omega-6/omega-3:

Nhiều nghiên cứu cho rằng con người cổ xưa tiến hoá từ một chế độ dinh dưỡng có tỷ lệ axit béo cần thiết omega-6/omega-3 khoảng 1 trong khi chế độ dinh dưỡng ngày nay ở các nước phương Tây tỷ lệ này là 15/1 - 16/1. Chế độ dinh dưỡng phương Tây thiếu hụt axit béo omega-3 và thặng dư axit béo omega-6. Thặng dư lượng axit béo omega-6 PUFA và rất cao tỷ lệ omega- 6/omega-3 như trong chế độ dinh dưỡng phương Tây sẽ đẩy mạnh sự phát sinh của nhiều bệnh bao gồm bệnh tim mạch, ung thư, bệnh viêm và bệnh tự miễn; trong khi gia tăng lượng axit béo omega-3 PUFA, hay tỷ lệ omega-6/omega-3 thấp, sẻ có tác dụng ngược lại. Trong sự phòng ngừa cấp thứ cấp của bệnh tim mạch, tỷ lệ axit béo omega-6/omega-3 4/1 kết hợp với 70% giảm độ tử vong; tỷ lệ 2.5/1 sẽ giảm sự sinh sôi nảy nở của các tế bào niêm mạc trực tràng ở bệnh ung thư đại-trực tràng; tỷ lệ 2-3/1 sẽ làm giảm phản ứng viêm ở bệnh nhân viêm đa khớp dạng thấp; tỷ lệ 5/1 sẽ có kết quả kết quả tốt ở bệnh nhân suyễn. Tóm lại tỷ lệ acid béo omega-6/omega-3 thấp có tác dụng tốt vì làm giảm các nguy cơ của các bệnh mãn tính thường gặp trong chế độ dinh dưỡng của xã hội phương Tây cũng như ở các quốc gia đang phát triển.

4- Dưỡng chất vi lượng:

Gồm vitamins và khoáng chất. Vitamin là hợp chất hữu cơ được tạo ra từ thực vật hay động vật. Vitamin có thể bị phân huỷ bởi nhiệt, axit, hay khí trời. Trong khi đó khoáng chất là chất vô cơ không thể phân huỷ. Vitamin và khoáng chất rất cần thiết cho sự tăng trưởng, cho chức năng của hệ miễn dịch, cho sự phát triển của não bộ và nhiều chức năng quan trọng khác. Vitamin và khoáng chất chứa trong mỗi thức ăn thì khác nhau, do đó để có đầy đủ sinh tố và khoáng chất người ta phải ăn nhiều loại thức ăn khác nhau. Vitamin và khoáng chất có thể phân ra làm 4 nhóm:

(1) Vitamin tan trong nước:

Các vitamin tan trong nước như các vitamin B và C không được dự trữ trong cơ thể và dễ bị đào thải bởi đường tiểu. Đa số vitamin B hoạt động như coenzymes để kích hoạt các phản ứng hoá học. Hầu hết những phản ứng này cần thiết cho sự sản xuất năng lượng.

● vitamin B1 (thiamine) có trong ngũ cốc toàn hạt, thịt, cá. Cần thiết cho sản xuất năng lượng.

● vitamin B2 (riboflavin) có trong thịt nội tạng, trứng, sữa. Cần thiết cho sản xuất năng lượng và chuyển hóa mỡ.

● vitamin B3 (niacin) có trong thịt, cá salmon, rau cải và đậu. Cần thiết cho sản xuất năng lượng.

● vitamin B5 (pantothenic acid) có trong trái bơ. Cần thiết cho sự tổng hợp axit béo.

● vitamin B6 (pyridoxine) có trong cá, sữa, cà rốt, khoai tây. Cần thiết để tạo hồng cầu, và sản xuất năng lượng.

● vitamin B7 (biotin) có trong trứng, almonds, rau bina, khoai lang. Cần thiết cho chuyển hóa axit béo, amino axit, và glucose.

● vitamin B9 (folate) có trong thịt bò, gan, cam, đậu phộng, đậu, green peas, rau cải xanh như rau bina, cải bẹ xanh, romaine lettuce. Folate cần thiết cho sự phân chia tế bào.

● vitamin B12 (cobalamin) có trong hải sản, và thịt. Cần thiết cho tạo hồng cầu, chức năng não bộ và hệ thần kinh.

● vitamin C (ascorbic acid): có trong cam chanh, kiwi, strawberries, cantaloupe, broccoli, ớt, cà chua, bắp cải, khoai tây, rau xanh như romaine lettuce, turnip greens, rau bina. Vitamin C cần thiết cho sự tạo ra chất dẫn truyền thần kinh và collagen (protein chính của da).

(2) Vitamin tan trong mỡ:

Vitamin tan trong mỡ sẽ không tan trong nước. Các vitamin này sẽ được hấp thụ nhiều hơn nếu dùng với thức ăn có dầu mỡ. Sau khi hấp thu, các vitamin tan trong mỡ sẽ được dự trữ trong gan và mô mỡ; nếu dùng quá liều các vitamin này trong thời gian dài sẽ có khả năng bị nhiễm độc vì không thể bài tiết dễ dàng như các vitamin tan trong nước.

● vitamin A: ở dạng retinol có trong gan, sữa và hải sản; ở dạng carotenoids có trong nhóm rau cải màu vàng như khoai lang, cà rốt, bí ngô, rau cải xanh đậm như rau bina, cải xanh, turnip greens, và có trong trái cây màu vàng như xoài, cantaloupe, apricots, và cà chua. Vitamin A cần thiết cho thị giác.

● vitamin D: có trong dầu cá, sữa, và ánh nắng mặt trời. Cần thiết cho chức năng của hệ miễn dịch, và hỗ trợ trong sự hấp thụ calci và tăng trưởng xương.

● vitamin E: có trong hạt hoa hướng dương, mầm lúa mì, almonds. Cần thiết cho chức năng miễn dịch, và tác dụng như chất chống oxy hóa bảo vệ các tế bào.

● vitamin K: có trong rau cải xanh, đậu nành, bí ngô; vitamin K cũng tạo ra bởi các vi khuẩn ở ruột. Cần thiết cho đông máu và phát triển xương.

(3) Chất khoáng đa lượng:

Chất khoáng đa lượng cần ở một lượng cao hơn chất khoáng vi lượng để thực hiện các nhiệm vụ trong cơ thể.

• Calci: có trong sữa, rau cải xanh, broccoli. Cần thiết cho cấu trúc và chức năng của xương và răng. Có vai trò trong chức năng của cơ và co thắt mạch máu.

• Phosphorus: có trong cá salmon, gà tây, yaua. Thành phần của xương và màng tế bào.

• Magiê: có trong almonds, hạt điều, đậu đen. Hỗ trợ hơn 300 phản ứng hoá học trong cơ thể, và có tác dụng điều hoà huyết áp.

• Natri (hay sodium): có trong muối, thức ăn chế biến. Là chất điện giải cần thiết cho cân bằng thể dịch và duy trì áp huyết.

• Chloride: có trong rong biển, muối và celery. Thường kết hợp với sodium, hỗ trợ cân bằng thể dịch và tạo dịch tiêu hoá.

• Kali (hay potassium): có trong khoai lang, rau bina, quả đậu, lentils, quả mơ, quả mận, cam, chuối. Là chất điện giải, có tác dụng duy trì cân bằng thể dịch trong tế bào và hỗ trợ dẫn truyền sợi thần kinh và chức năng của bắp cơ.

• Sulfur (hay lưu huỳnh): có trong tỏi, củ hành, trứng, nước khoáng (mineral water). Là thành phần của các amino acids methionine và cysteine.

(4) Chất khoáng vi lượng:

Chất khoáng vi lượng cần thiết ở một lượng ít hơn chất khoáng đa lượng nhưng cũng đủ để thực hiện các nhiệm vụ quan trọng trong cơ thể.

• Sắt: có trong con hàu, đậu trắng, spinach. Hỗ trợ cung cấp oxygen cho bắp cơ.

• Manganese: có trong trái khóm, pecans, đậu phộng. Hỗ trợ trong chuyển hóa carbohydrates, amino acids, và cholesterol.

• Đồng (copper): có trong gan, cua, hạt điều. Cần thiết cho cấu trúc của mô đệm, cũng như chức năng của não bộ và hệ thần kinh.

- Kẽm (zinc): có trong con hàu, cua, chickpeas. Cần thiết cho sự tăng trưởng, chức năng của hệ miễn dịch và lành vết thương.

- Iodine: có trong rong biển, cá tuyết, yaua. Hỗ trợ điều hòa tuyến giáp.

- Fluoride: có trong nước trái cây, nước, cua. Cần thiết cho sự phát triển xương và răng.

- Selenium: có trong Brazil nuts, cá mòi, thịt ham. Cần thiết cho tuyến giáp trạng, sự sinh sản.

Vitamin và khoáng chất có vai trò rất quan trọng trong cơ thể. Tiêu thụ đầy đủ các vitamin và chất khoáng khác nhau là điều kiện tối ưu cho sức khoẻ và chống lại tật bệnh. Có những vitamin và chất khoáng có tác dụng như chất chống oxy hoá. Chất chống oxy hoá có thể bảo vệ cơ thể chống lại các tổn thương tế bào như trong các bệnh như ung thư, Alzheimer, và bệnh tim mạch. Có những nghiên cứu cho thấy chế độ dinh dưỡng đầy đủ vitamin A và C làm giảm nguy cơ của vài loại ung thư. Các nghiên cứu khác cho thấy bổ sung vitamin E, C và A cũng làm giảm nguy cơ bệnh Alzheimer. Các chất khoáng cũng có vai trò phòng chống các bệnh tật. Có nghiên cứu cho thấy lượng selenium thấp trong máu là nguy cơ cho bệnh tim mạch. Các nghiên cứu khác cho thấy bổ sung calci làm giảm nguy cơ tử vong của bệnh tim và những nguyên do khác.

Chỉ số Đường

Chỉ số đường (GI hay Glycemic Index) được đặt ra để đo lường ảnh hưởng của mỗi thức ăn trên lượng đường huyết. Để xác định chỉ số đường của mỗi thức ăn, người ta cho tiêu thụ 50 gram thức ăn đó và quan sát lượng đường huyết sau một khoảng thời gian nhất định. Chỉ số đường của mỗi thức ăn có được bởi so sánh với glucose. Glucose được ấn định có chỉ số đường là 100. Thang điểm của chỉ số đường được ghi từ 0 -

100. Chỉ số GI thấp là 0 - 55, chỉ số GI trung bình là 56 - 69, và chỉ số GI cao là 70 - 100.

Chỉ số đường thay đổi tùy theo độ chín của trái cây, tùy theo cách thức nấu nướng như thời gian nấu hay cách chế biến thức ăn. Chỉ số đường cũng thay đổi khi thức ăn được ăn một mình hay phối hợp với thức ăn khác, như thêm dầu mỡ sẻ làm chậm tiêu hoá thức ăn. Chỉ số đường của thức ăn cũng thay đổi theo mỗi cá thể; vì lượng đường huyết còn bị ảnh hưởng bởi sinh hoạt, sự vận động, chất kích thích tố, và sự thuốc dùng của mỗi cá nhân.

Thức ăn có chỉ số đường thấp không có nghĩa thức ăn ấy tốt hơn. Ví dụ, một thanh chocolate bar và một cốc gạo lứt đều có chỉ số GI là 55, nhưng giá trị dinh dưỡng của hai loại thức ăn này thì rất khác nhau.

Tải Đường

Nhiều thầy thuốc và chuyên viên dinh dưỡng cho rằng tải đường (GL hay glycemic load) tốt hơn chỉ số đường GI để đánh giá ảnh hưởng của thức ăn đến lượng đường huyết. Chỉ số GL được tính toán dựa trên lượng carbohydrate có thể tiêu hoá được trong một phần ăn của mỗi loại thức ăn. Chất xơ là loại carbohydrate không thể tiêu hoá được.

Carbohydrate có thể tiêu hoá được = Tổng lượng Carbohydrate - Fiber

Glycemic Load = Glycemic Index/100 X (Tổng lượng Carbohydrate - Fiber)

Chỉ số GL thấp là 10 hay ít hơn, chỉ số GL trung bình là 11 - 19, chỉ số GL cao là 20 hay hơn.

Lời khuyên Áp dụng để Giảm các chỉ số GI và GL:

- Ăn thêm trái cây và rau cải
- Đa số trái cây có GI thấp vì chứa đường fructose thay vì glucose, và cũng do có lượng chất xơ cao. Trái cây cũng

là nguồn cung cấp polyphenols như resveratrol, quercetin, catechins, và anthocyanins; những chất này có tác dụng tốt trong hỗ trợ giảm đường huyết.

● Chọn thức ăn có lượng chất xơ cao, và ăn ngũ cốc nguyên hạt

● Thức ăn lỏng sẻ tiêu hoá nhanh và làm tăng đường huyết nhanh hơn thức ăn đặc

Ví dụ, thức uống có đường và nước trái cây nâng cao đường huyết rất nhanh.

● Tránh thức ăn có GI thấp nhưng có lượng dầu mỡ cao như thỏi sô cô la

Chỉ số Insulin của Thức ăn

Chỉ số insulin (Food insulin index) được dùng để phân hạng các thức ăn dựa trên sự tăng insulin trong máu trong khoảng thời gian hai tiếng sau khi ăn thức ăn đó. Để khảo sát, các thức ăn được dùng ở một lượng calories tương đương với 239 kilocalories hay 1000 kilojoules.

Chỉ số đường GI so sánh các thức ăn ở số lượng carbohydrates có thể tiêu hoá được tương đương với 50g; chỉ số tải đường GL so sánh các thức ăn ở số lượng một phần ăn. Kết quả của chỉ số đường (GI) ghi nhận dựa trên khảo sát lượng glucose trong máu sau khi ăn. Chỉ số insulin của thức ăn được tính bởi so sánh với bánh mì trắng; bánh mì trắng có chỉ số insulin 100.

PHẦN 2

LỐI SỐNG
VÀ TÁC ĐỘNG TRÊN SỨC KHỎE

CHƯƠNG 9

CÁC CHẾ ĐỘ DINH DƯỠNG
CHẾ ĐỘ DINH DƯỠNG PHƯƠNG TÂY

Chế độ ăn uống phương Tây là một mô hình dinh dưỡng thường có nhiều đặc điểm như tiêu thụ nhiều thịt đỏ, thịt chế biến, thức ăn chế biến đóng gói sẵn, bơ, kẹo và thức ăn ngọt, thức ăn chiên xào, và nhiều sản phẩm từ sữa, trứng, ngũ cốc tinh chế, khoai tây, bắp, dùng nhiều xi-rô ngô chứa nhiều đường fructose, và các thức uống ngọt trong khi giới hạn tiêu thụ trái cây, rau cải, cá, quả đậu, và ngũ cốc nguyên hạt.

Chế độ ăn uống của người Mỹ hiện đại đã được thành hình bởi sự thay đổi cách sống cơ bản theo sau cách mạng nông nghiệp và cách mạng kỹ nghệ. Cách mạng nông nghiệp đã đưa vào những lương thực của chế độ dinh dưỡng phương Tây hiện đại như thịt động vật nuôi, đường, rượu, muối, cereal, và các sản phẩm từ sữa. Cách mạng kỹ nghệ cũng đã đưa thêm vào những loại cereals, đường tinh chế, và dầu chế biến, và cũng đồng thời tăng lượng mỡ trong thịt động vật nuôi; và gần đây nhất là sự phát triển các cách chế biến thực phẩm và thay thế đường với xi-rô ngô chứa nhiều đường fructose và các chất ngọt nhân tạo. Những thức ăn mới và các quy trình chế biến thức ăn hiện đại đã được đưa vào trong giai đoạn cách mạng nông nghiệp và kỹ nghệ đã làm thay đổi những thành phần dinh dưỡng của con người cổ xưa như đường, các thành phần của axit béo, các thành phần của các chất dinh dưỡng đa lượng, mật độ của các chất dinh dưỡng vi lượng, cân bằng axit-kiềm, tỷ lệ sodium/potassium, và lượng chất xơ.

Chế độ dinh dưỡng của người Mỹ điển hình là khoảng 2.000-2.200 kcal/ngày, với 50% calo từ carb, 15% calorie từ đạm, và 35% calorie từ mỡ. Những thành phần của chất dinh dưỡng đa lượng ở trong khoảng chấp nhận được phù hợp với yêu cầu của Hội đồng Thực phẩm và Dinh dưỡng của Viện Y học Hoa Kỳ để làm giảm các nguy cơ của bệnh mãn tính trong khi cung cấp đầy đủ các chất dinh dưỡng cần thiết, đó là 45 - 65 % calo từ carb, 10 - 35% calo từ đạm, và 20 - 35% calo từ mỡ. Mặc dù vậy, phẩm chất hay giá trị dinh dưỡng của những chất dinh dưỡng đa lượng trong các thức ăn thường kém. Carb phức hợp như tinh bột thường được tin tưởng là bổ dưỡng hơn đường nên thường được tiêu thụ nhiều trong chế độ dinh dưỡng cơ bản của người Mỹ.

Một đánh giá về thói quen ăn uống ở Hoa Kỳ năm 2014 cho thấy khoảng 75% thức ăn nhà hàng là từ các nhà hàng bán thức ăn nhanh. Gần một nửa của thức ăn được đặt là bánh mì kẹp thịt, khoai tây chiên, hay gà chiên, và khoảng một phần ba là thức uống có cacbonat. Từ năm 1970 đến 2008, lượng calo tiêu thụ cho mỗi đầu người tăng gần một phần tư ở Hoa kỳ, và 10% của lượng calo này là từ xi-rô ngô có nhiều đường fructose.

Người Mỹ tiêu thụ hơn 13% calo mỗi ngày từ đường thêm vào thức ăn. Thức uống như nước ngọt, nước có hương vị, hay thức uống ngọt có cafein chiếm khoảng 47% của lượng đường thêm này. Người Mỹ trên một tuổi tiêu thụ đường, dầu, mỡ bão hòa, và muối sodium nhiều hơn đề nghị trong hướng dẫn dinh dưỡng của cơ quan Phòng chống Dịch bệnh và Nâng cao Sức khỏe. Khoảng 89% người Mỹ tiêu thụ nhiều muối sodium hơn số lượng đề nghị. Thêm nữa, người Mỹ tiêu thụ quá nhiều dầu, mỡ bão hoà, và đường ở tỷ lệ tương ứng là 72%, 71%, và 70%.

Người tiêu thụ đã quay qua margarine bởi vì muốn tránh mỡ bão hoà có nhiều trong bơ. Năm 1958, margarine đã được tiêu thụ nhiều hơn bơ, với trung bình một người Mỹ tiêu thụ khoảng 8.9 pounds margarine mỗi năm. Margarine được sản xuất từ dầu rau cải tinh chế, trong quy trình sản xuất đã đưa vào margarine một loại mỡ chế biến thường không có trong các thức ăn tự nhiên. Tiêu thụ mỡ chế biến có ảnh hưởng nguy cơ đến bệnh tim mạch. Nhưng từ năm 2005, sự tiêu thụ margarine đã sụt giảm thấp hơn bơ vì do các nguy cơ liên kết với sự tiêu thụ mỡ chế biến.

Sự tiêu thụ rau cải của những người Mỹ thì thấp nhất, chỉ 13% người Mỹ tiêu thụ rau cải ở lượng đề nghị. Con trai tuổi từ 9 đến 13 và con gái tuổi từ 14 đến 18 tiêu thụ rau cải ít nhất so với số đông dân chúng. Khoai tây và cà chua là thức ăn chính, chiếm khoảng 39% rau cải tiêu thụ. Khoảng 60% rau cải được ăn riêng biệt, 30% là thành phần của các món ăn, và 10% ở trong nước sốt.

Ngũ cốc nguyên hạt thường phải chiếm hơn một nửa của tổng lượng ngũ cốc tiêu thụ, và ngũ cốc tinh chế thường không nên hơn một nửa. Mặc dù vậy, 85.3% người mỹ ăn cereal làm từ ngũ cốc tinh chế trong đó mầm và cám đã bị tước bỏ. Ngũ cốc tinh chế có những tác dụng như làm gia tăng hạn sử dụng và làm mềm bánh mì và bánh ngọt; nhưng các quy trình tinh chế đã làm giảm giá trị dinh dưỡng của thức ăn tự nhiên.

Mối quan tâm về sức khỏe

Dựa trên các nghiên cứu sơ bộ về dịch học so sánh với một chế độ dinh dưỡng lành mạnh, chế độ dinh dưỡng phương Tây có liên quan đến sự gia tăng tỷ lệ mắc bệnh béo phì, tử vong do bệnh tim mạch, ung thư (đặc biệt là ung thư đại tràng) và những bệnh khác. Nó gia tăng rủi ro của hội chứng chuyển hóa và có thể ảnh hưởng tiêu cực đến sức khỏe tim mạch.

● Bệnh Crohn

Chế độ dinh dưỡng phương Tây có liên quan đến bệnh Crohn. Bệnh Crohn và những tác hại của nó lên vi khuẩn cộng sinh ở ruột có liên quan đến chế độ dinh dưỡng phương Tây. Triệu chứng có thể bao gồm đau bụng, tiêu chảy, và nóng sốt.

• Bệnh béo phì

Chế độ dinh dưỡng phương Tây có liên quan đến gia tăng nguy cơ béo phì. Có sự liên quan giữa chế độ dinh dưỡng phương tây và những dấu hiệu của bệnh béo phì như triglycerides, LDL cholesterol, lượng insulin khi đói cao, và leptin. Những nghiên cứu cũng cho thấy chế độ dinh dưỡng phương Tây có liên quan đến sự tăng cân ở phụ nữ và trẻ vị thành niên.

• Bệnh tiểu đường

Nhiều nghiên cứu cho thấy có sự liên quan giữa chế độ dinh dưỡng phương Tây và bệnh tiểu đường loại 2.

• Bệnh ung thư

Chế độ dinh dưỡng phương Tây có liên quan đến sự gia tăng nguy cơ của bệnh ung thư, đặc biệt là ung thư tuyến tiền liệt. Nhưng không có sự liên hệ giữa chế độ dinh dưỡng phương Tây và ung thư ngực.

Chế độ dinh dưỡng Địa Trung Hải

Bệnh tim mạch là một trong những nguyên nhân gây tử vong hàng đầu trên thế giới, không phân biệt chủng tộc và phái tính, và làm tốn kém trên 300 tỷ USD ở Hoa Kỳ trong năm 2010.

Một trong những chế độ dinh dưỡng đã được nghiên cứu và có giá trị tốt nhất cho sức khoẻ của hệ tim mạch là chế độ dinh dưỡng Địa Trung Hải. Chế độ dinh dưỡng Địa Trung Hải được vận động và đặt tên ở Hoa Kỳ vào những năm 1980 bởi cảm hứng từ sự nghiên cứu những thói quen ăn uống của dân chúng ở Ý và Hy Lạp trong những năm 1960. Chế độ dinh dưỡng này đặc biệt tiêu thụ nhiều dầu oliu, quả đậu, quả hạch, ngũ cốc không tinh chế, trái cây, và rau cải, tiêu thụ cá từ vừa phải đến nhiều, tiêu thụ vừa phải các sản phẩm sữa (đa số là phô mai và yaua), rượu vang, và hạn chế tiêu thụ thịt. Chế độ dinh dưỡng này có khả năng ngăn ngừa sự phát triển của các bệnh béo phì, cơn đau tim, đột quỵ, ung thư ngực, bệnh trầm cảm, ung thư đại trực tràng, bệnh tiểu đường loại 2, bệnh suyễn, rối loạn cương dương, và bệnh suy giảm trí nhớ. Chế độ dinh dưỡng này cũng cải thiện được tỉ số eo-hông, lượng mỡ máu, và các chỉ số viêm.

Chế độ dinh dưỡng Địa Trung Hải đã được khảo sát tỉ mỉ trong "Nghiên cứu Bảy Quốc gia", trong đó các nước nam Âu của Địa Trung Hải như Ý, Yugoslavia, và Hy lạp đã tham gia. Biển Địa Trung Hải là một vùng biển riêng kết nối với biển Đại Tây Dương ở phía tây bởi eo biển Gibraltar, bao quanh ở phía bắc bởi các nước nam Âu, phía đông bởi các nước tây Á và phía nam bởi các nước bắc Phi. Vài quốc gia điển hình ở vùng Địa Trung Hải như Tây Ban Nha, Pháp, Ý, Slovenia, Croatia, Montenegro, Hy Lạp, Thổ Nhĩ Kỳ, Syria, Ai Cập... Khí hậu điển hình của vùng Địa Trung Hải thường là nóng, và ẩm ướt, mùa hè khô ráo, mùa đông có mưa ít. Thu hoạch ở vùng thường là oliu, nho, cam, quýt, và cork (loại gỗ sồi làm nút chai).

Ăn một chế độ dinh dưỡng có khả năng làm giảm béo phì và bệnh tim mạch là một biện pháp ngăn ngừa đơn giản và ít tốn kém nhất; một lối sống lành mạnh có thể làm giảm đến 40% các trường hợp tử vong sớm của bệnh tim mạch. Cách sống Địa Trung Hải ngoài dinh dưỡng còn bao gồm các hoạt động thể lực thường xuyên, thói quen ăn chung và chia sẻ thức ăn với người khác, và thái độ tích cực với cuộc sống. Chế độ dinh dưỡng Địa Trung Hải đã chứng tỏ một cách kiên định là đã làm giảm thiểu bệnh tim mạch và tử vong trong các nghiên cứu có giá trị cao như phân tích tổng hợp, nghiên cứu đoàn hệ, và nhất là trong thử nghiệm đối chứng ngẫu nhiên.

Các tác giả của "Nghiên cứu Bảy Quốc gia" đã ghi chép rằng: "trái ngược với những vùng khác của thế giới phát triển, các nông dân ở Crete, thuộc Hy Lạp, tiêu thụ một lượng lớn dầu mỡ, thế nhưng họ có tỷ lệ thấp nhất các trường hợp tử vong do bệnh tim mạch". Chế độ dinh dưỡng của họ không chú trọng một món ăn đặc biệt nào, hay hạn chế calo, nhưng chủ yếu là dùng đủ loại rau cải, trái cây tươi, ngũ cốc, và dùng dầu oliu như là nguồn dầu mỡ chính, hạn chế các sản phẩm về sữa, tiêu thụ số lượng vừa phải về cá, gia cầm, và rượu vang, và sau cùng là một lượng ít thịt đỏ; những lựa chọn này phù hợp với các đề nghị của Hiệp hội Tim mạch Hoa Kỳ (AHA) cũng như Hiệp hội Tim mạch Âu châu (ESC).

Chế độ dinh dưỡng Địa Trung Hải cũng đã được chứng tỏ có kết quả rất tốt cho hội chứng chuyển hóa và tiểu đường loại 2 so với chế độ dinh dưỡng ít mỡ, và đặc biệt hơn là khi nó được làm phong phú thêm với quả hạch và dầu oliu. Kết quả làm giảm thiểu các nguy cơ bệnh tim mạch hay tử vong do tim mạch của chế độ dinh dưỡng Địa Trung Hải còn có thể so sánh ngang với các biện pháp ngăn ngừa và trị liệu khác như dùng thuốc aspirin, statins, hoạt động thể lực, và ngay cả các thuốc giảm huyết áp như ức chế ACE hay chẹn beta.

Các thành phần dưỡng chất đa lượng của chế độ dinh dưỡng Địa Trung Hải điển hình là:

Khoảng 50% calo từ carb (ngũ cốc, rau cải, trái cây), 15% calo từ đạm, và 35% calo từ mỡ không bão hòa đơn và đa (MUFA và PUFA). Các thức ăn thường dùng như rau cải, trái cây, quả đậu, quả hạch, dầu oliu, ngũ cốc nguyên hạt và thực phẩm từ ngũ cốc như bánh mì, mì ống. Các thức ăn dùng vừa phải như sữa, phô mai, yaua, và cá; và thức ăn dùng hạn chế như trứng, và thịt đỏ. Các thức ăn ít dùng như đường và các thức ăn ngọt, mỡ động vật như bơ, và thịt chế biến.

1- Axit béo omega-3 trong cá:

Axit béo omega-3 có trong cá vùng biển lạnh là một loại axit béo không bão hòa đa (PUFA). Cá và các sinh vật vùng biển lạnh có khả năng tạo ra axit béo omega-3 như EPA và DHA khi chúng ăn các thức ăn dưới biển như tảo nâu, và tảo đỏ có chứa acid béo alpha-linolenic acid (ALA) (18:3w3) cũng là một loại acid béo omega-3.

- Axit béo EPA hay Eicosapentaenoic acid (20:5w3)
- Axit béo DHA hay Docosahexaenoic acid (22:6w3)

Cả hai loại axit béo omega-3 này là thành phần cấu tạo của màng tế bào của động vật, có nhiều trong não bộ, ở các cơ quan tiếp nối của hệ thần kinh, ở võng mạc mắt, tuyến thượng thận, và tuyến sinh dục. Người ta cũng có khả năng tạo các axit béo EPA và DHA khi ăn các hạt flax, hemp, hay những loại hạt tương tự khác có chứa axit béo alpha-linolenic acid. Các tình trạng thoái hoá hay lão hoá có thể làm suy yếu khả năng tạo EPA và DHA từ alpha-linolenic acid.

Các axit béo EPA và DHA có độ không bão hòa rất cao do đó có tính phân tán rất mạnh và có tác dụng ngăn ngừa các sự kết tụ của các acid béo bão hòa hay của cholesterol.

Các tác dụng hữu ích của dầu cá EPA và DHA:

- Trên tiểu cầu: EPA và DHA có tác dụng ngăn chặn các tiểu cầu dính với nhau, do đó có khả năng ngăn ngừa chứng nghẽn động mạch tim hay động mạch não.
- Trên mạch máu: EPA và DHA có tác dụng làm giảm apo (a) và fibrinogen trong mạch máu. Hai loại proteins này có liên quan đến sự phát triển xơ vữa động mạch và đông máu.
- Trên mỡ máu: EPA và DHA có khả năng làm giảm triglycerides trong máu (khoảng 65%), và lượng VLDL (khoảng 50%). Chúng cũng có thể làm giảm cholesterol toàn phần và LDL cholesterol trong máu. Cao mỡ máu là một trong các yếu tố nguy cơ đưa đến bệnh xơ vữa động mạch, cao huyết áp, và đột quỵ.
- Trên áp suất máu: EPA làm giảm áp huyết thông qua tác dụng của nhóm PG-3 prostaglandin, nhóm này ngăn chặn

tác dụng nâng cao huyết áp của nhóm PG-2 prostaglandin (tạo ra từ omega-6 fatty acid).

● Tác dụng như nội tiết tố: Cơ thể dùng axit béo EPA để tạo ra PG-3 prostaglandin và leukotrienes, những chất này có khả năng ngăn ngừa đột quỵ, các cơn đau tim, và các tình trạng thuyên tắc mạch máu do cục máu đông như trong bệnh thuyên tắc phổi, các biến chứng mạch máu trong bệnh tiểu đường (hoại tử chân và mù mắt). Axit béo EPA còn giúp kiềm chế sự sản xuất của PG-2 prostaglandin, là chất có tác dụng làm đông máu.

● Trên ung thư: Vài nghiên cứu trên thú cho thấy dầu cá omega-3 có tác dụng ức chế tăng trưởng và di căn của các tế bào ung thư.

Theo đề nghị của Hiệp hội Tim mạch Hoa Kỳ và Đại học Tim mạch Hoa Kỳ, cá nên được dùng 2 lần/tuần trong trường hợp có bệnh tim mạch. Theo Hiệp hội Tim mạch Âu châu, nên tiêu thụ cá như các biện pháp phòng ngừa chính và phòng ngừa thứ cấp cho bệnh tim mạch và rối loạn nhịp tim. Các phân tích tổng hợp cho thấy tiềm năng của sự tiêu thụ cá như một biện pháp phòng ngừa thứ cấp cho các bệnh tim mạch và tử vong do bệnh tim mạch. Các nghiên cứu đối chứng ngẫu nhiên cũng cho thấy axit béo omega-3 trong cá biển có tác dụng làm giảm nguy cơ bệnh tim mạch. Những phân tích tổng hợp gần đây khuyến khích nên tiêu thụ cá khoảng 40 - 60 grams ngày, 2 - 3 lần/tuần cho những người có nguy cơ bệnh tim mạch cao.

Tác dụng hữu ích của axit béo omega-3 trong cá trên bệnh tim mạch như cải thiện mỡ máu, và làm giảm huyết áp có thể là do cơ chế làm giảm hiện tượng viêm, oxy hóa, và đông máu. Tóm lại chế độ dinh dưỡng với sự tiêu thụ cá vừa phải có thể dẫn đến các lợi ích cho bệnh tim mạch.

2- Axit béo MUFA trong dầu oliu:

Một trong những đặc biệt của chế độ dinh dưỡng Địa Trung Hải là dầu oliu. Dầu oliu khi được sản xuất bởi các quy trình truyền thống đơn giản thì được gọi là "virgin olive oil". Nó được ép từ những trái olive chính, nguyên vẹn, và đặc biệt không dùng nhiệt trong quá trình sản xuất. "Virgin olive oil" là dầu oliu nguyên thủy chứa đựng những yếu tố tự nhiên và độc đáo của trái olive. Dầu oliu chế biến trong kỹ nghệ, qua các quá trình trong sản xuất loại bỏ những yếu tố tự nhiên trong dầu nguyên thủy và trở thành dầu tinh chế. Những tổ chức như Hiệp hội Tim mạch Hoa Kỳ, Đại học Tim mạch Hoa Kỳ và Hiệp hội Tim Mạch Âu châu khuyến khích nên dùng mỡ không bão hòa đơn và mỡ không bão hòa đa thay thế cho mỡ bão hòa và mỡ chế biến.

Các thành phần trong dầu oliu:

a- Axit béo cần thiết

• Omega-6 Linoleic acid hay LA (18:2w6) chiếm khoảng 10%

• Omega-3 Alpha-Linolenic acid hay ALA (18:3w3) chiếm khoảng 0.1-0.6%

b- Axit béo không bão hòa đơn (MUFA)

• Omega-9 Oleic acid (18:1w9) chiếm khoảng 75%
• Palmitoleic acid (16:1w7) chiếm khoảng 2%

Axit béo MUFA không làm tăng hay giảm lượng cholesterol trong máu, nhưng dùng nhiều quá có thể làm tăng lượng triglycerides trong máu; nhưng các nghiên cứu cho thấy dầu oliu thực sự làm giảm nguy cơ bệnh tim mạch.

c- Mỡ bão hòa

• Palmitic acid (16:0) chiếm khoảng 10%, có thể làm tăng cholesterol.
• Stearic acid (18: 0) chiếm khoảng 2%, không làm tăng hay giảm cholesterol.

d- Phospholipids

● Lecithin, với lượng ít.

e- Các thành phần thiểu số khác

Chiếm khoảng 2%, các thành phần thiểu số này có trong dầu "virgin-olive oil", có tác dụng tốt cho sức khỏe tim mạch. Hầu hết những thành phần này bị tách khỏi dầu oliu sau khi qua các quy trình chế biến trong kỹ nghệ.

● Beta carotene (tiền vitamin A) và Tocopherols (vitamin E): có tác dụng như các chất chống oxy hóa. Khoảng 88% vitamin E trong dầu oliu ở dạng alpha-tocopherol. Vitamin E có tác dụng bảo vệ tim mạch.

● Chlorophyll: chứa nhiều khoáng chất vi lượng magiê, thường có trong các loại dầu không tinh chế và thường có màu xanh (vì chứa diệp lục tố) như trong dầu oliu, hạt hemp, hạt bí, và dầu avocado. Magiê là yếu tố cần thiết cho hơn 300 phản ứng sinh hóa trong cơ thể, cho các cơ bắp kể cả cơ tim.

● Squalene: là tiền chất của các phytosterols.

● Phytosterols: 95% là beta-sitosterol, có tác dụng ngăn chặn sự hấp thụ cholesterol ở ruột.

● Polyphenols: có tác dụng chống oxy hóa, làm ổn định dầu. Polyphenols cũng có tác dụng làm giảm huyết áp.

3- Trái cây và rau cải:

Hầu hết các chế độ dinh dưỡng có mục đích cải thiện sức khỏe tim mạch đều khuyến khích gia tăng tiêu thụ trái cây và rau cải mỗi ngày. Hiệp hội Tim mạch Hoa kỳ và Hiệp hội Tim Mạch Âu châu cũng khuyến khích tiêu thụ các chất phytochemicals có trong trái cây và rau cải để ngăn ngừa bệnh tim mạch.

Các lợi ích của trái cây và rau cải có thể là do chứa ít calo nhưng nhiều các chất dinh dưỡng vi lượng, chất xơ, cũng như các chất chống oxy hóa.

4- Ngũ cốc nguyên hạt và chất xơ:

Nhiều dữ kiện cho thấy ngũ cốc nguyên hạt có khả năng làm giảm bệnh tim mạch và tử vong do tim mạch. Hiệp hội Tim mạch Hoa Kỳ khuyên nên dùng chế độ dinh dưỡng có nhiều chất xơ như ngũ cốc nguyên hạt từ yến mạch hay lúa mạch để làm giảm bệnh tim mạch và tử vong do tim mạch thông qua cơ chế hạ mỡ, và đề nghị tiêu thụ tổng lượng chất xơ mỗi ngày khoảng 25 - 30g từ thức ăn.

Cơ chế lợi ích của dinh dưỡng nguyên hạt trên bệnh tim mạch thì nhiều và có thể là do có tác dụng làm giảm phản ứng viêm, phản ứng oxy hóa, cải thiện mỡ máu, và áp suất máu. Chất xơ trong ngũ cốc nguyên hạt có thể ngăn chặn sự hấp thụ mỡ, đường đơn, hay các chất độc.

Tóm lại sự tiêu thụ ngũ cốc nguyên hạt có thể ngăn ngừa bệnh tim mạch; tuy nhiên, nếu tách rời khỏi chế độ dinh dưỡng Địa Trung Hải, một mình nó có thể không phát huy hết tác dụng bảo vệ tim mạch.

5- Quả đậu và quả hạch:

Những dữ kiện lợi ích về tiêu thụ quả hạch thì rất tích cực, nhưng những bằng chứng cho quả đậu thì không được rõ ràng. Có nghiên cứu cho thấy nếu dùng hạt walnuts, đậu phộng, almonds, hay các loại quả hạch khác thay thế cho những phần ăn của carb hay mỡ bão hòa sẽ làm giảm mỡ máu cũng như nguy cơ của bệnh tim mạch tương ứng với 30% và 45%.

Chế độ dinh dưỡng Địa Trung Hải là chế độ dinh dưỡng được nghiên cứu nhiều nhất và có nhiều dữ liệu và bằng chứng nhất trong việc phòng ngừa không chỉ về bệnh tim mạch nhưng đồng thời các bệnh mãn tính khác; nó trở thành một khuôn mẫu cho sự ăn uống lành mạnh và là một chế độ dinh dưỡng có giá trị đặc biệt. Đặc điểm chính của chế độ dinh dưỡng Địa Trung Hải là sự hiệp lực của toàn chất dinh dưỡng để bảo vệ hệ tim mạch. Những thành phần dinh dưỡng của nó được chứng tỏ làm giảm bệnh tim mạch qua các cơ chế làm giảm các nguy cơ như huyết áp, mỡ máu, rối loạn chức năng nội mạch, đường huyết, chỉ số cân nặng BMI, vòng eo, gia tăng sinh khả dụng của nitric oxide, khả năng chống oxy hóa, cũng như tác dụng chống viêm.

Chế độ dinh dưỡng Địa Trung Hải đã được chứng minh có lợi ích trong phòng ngừa thứ cấp của bệnh tim mạch và cải thiện các nguy cơ của bệnh tim mạch trong các nghiên cứu đối chứng ngẫu nhiên cũng như phân tích tổng hợp. Các dữ kiện nghiên cứu cho thấy trong sự phòng ngừa bệnh tim mạch nên tiêu thụ những chất dinh dưỡng đa lượng ở lượng vừa phải để bảo đảm chế độ dinh dưỡng cân bằng và tránh dư thừa calo. Hầu hết các biện pháp phòng ngừa qua dinh dưỡng phụ thuộc phần lớn vào độ dài của thời gian thực hành. Thời gian quan trọng hơn cường độ, bởi vì cường độ cao thì thường khó tuân thủ và duy trì.

Nhóm thức ăn	Các cơ chế đề xuất
Mediterranean diet	- cải thiện mỡ máu, chức năng nội mạc, chức năng tiểu cầu, giảm các loại oxy phản ứng (ROS).
Mỡ không bão hòa	- cải thiện mỡ máu, chức năng nội mạc, chức năng tiểu cầu, giảm ROS.
Cá	- cải thiện mỡ máu và huyết áp.
Trái cây và Rau cải	- cải thiện mỡ máu, và huyết áp, giảm ROS.
Ngũ cốc nguyên hạt	- cải thiện biến dưỡng đường, giảm viêm, giảm ROS, mỡ máu, và huyết áp.
Trứng	- dữ kiện không thống nhất.
Tỏi	- cải thiện mỡ máu.
Rượu	- cải thiện mỡ máu, áp huyết, và chức năng nội mạch. ROS (+/-).
Quả hạch	- cải thiện huyết áp và chức năng nội mạch. ROS và mỡ máu (+/-).

Tạp chí Y học Hoa Kỳ đã ghi nhận:

- Chế độ dinh dưỡng Mediterranean đã được chứng minh bởi các nghiên cứu đối chứng ngẫu nhiên, và phân tích tổng hợp là biện pháp phòng ngừa chính cũng như phòng ngừa thứ cấp rất hữu ích cho bệnh tim mạch.

- Không một chất dinh dưỡng cá biệt nào được so sánh ngang hàng với chế độ dinh dưỡng Mediterranean.

- Nên chú ý đến lượng calo tiêu thụ, không nên quá dư thừa.

Chế độ Dinh dưỡng DASH

Bệnh cao huyết áp ảnh hưởng khoảng 50 triệu người ở Hoa Kỳ và khoảng 1 tỷ người trên thế giới. Theo Viện Tim Phổi và Máu Quốc gia, năm 2002, ảnh hưởng của chứng cao huyết áp trên hệ tim mạch là liên tục, kiên định, và độc lập với các yếu tố nguy cơ khác. Huyết áp càng cao thì cơ hội càng cao cho các cơn đau tim, suy tim, tai biến, và bệnh thận. Ở những người trong hạn tuổi 40 - 70, mỗi độ tăng 20 mmHg huyết áp tâm thu hay 10 mmHg huyết áp tâm trương sẽ làm tăng gấp đôi nguy cơ bệnh tim mạch.

Trước sự phổ biến của bệnh cao huyết áp, Viện Sức khỏe Quốc gia đưa ra dự án và tài trợ cho các nghiên cứu về vai trò của thực phẩm trong bệnh cao huyết áp. Năm 1992 Viện Tim Phổi và Máu Quốc gia phối hợp với 5 trung tâm nghiên cứu y khoa có tiếng ở Hoa Kỳ để thực hiện một nghiên cứu có tầm cỡ lớn và chi tiết nhất từ trước đến nay, đó là trường "Johns Hopkins University" ở Baltimore, bang Maryland, trung tâm "Duke University Medical Center" ở Durham, bang North Carolina, trung tâm "Kaiser Permanente Center for Health Research" ở Portland (thuộc bang Oregon), bệnh viện "Brigham and Women's Hospital" ở Boston, bang Massachusetts, và trung tâm "Pennington Biomedical Research Center" ở Baton Rouge, bang Louisiana.

Trong nghiên cứu DASH, mô hình nghiên cứu đối chứng ngẫu nhiên đã được dùng và được tham gia bởi các y sĩ, y tá, chuyên viên dinh dưỡng, và các chuyên viên thống kê. Nghiên cứu DASH bắt đầu vào tháng 8 năm 1993 và vào kết thúc vào tháng 7 năm 1997.

Trong nghiên cứu, có 2 chế độ dinh dưỡng thực nghiệm được đặt ra để khảo sát và so sánh, ngoài ra cũng có một chế độ dinh dưỡng thứ ba dùng để đối chứng. Chế độ đối chứng có ít potassium, calci, magiê và chất xơ, và có lượng mỡ và thịt tương tự như một chế độ dinh dưỡng bình thường của người Mỹ.

Chế độ dinh dưỡng thực nghiệm thứ nhất có nhiều trái cây và rau cải nhưng phần khác thì tương tự với chế độ đối chứng, có khác biệt là ít hơn thứ ăn nhẹ và thức ăn ngọt; lượng magiê và potassium ở khoảng 75% lượng tiêu thụ trung bình ở Mỹ, và cũng có nhiều chất xơ.

Chế độ dinh dưỡng thực nghiệm thứ hai có nhiều trái cây và rau cải, sữa ít mỡ, cũng như ít mỡ bão hòa, nhiều chất xơ và nhiều đạm so với chế độ đối chứng, chế độ dinh dưỡng này được gọi là DASH. Chế độ DASH có nhiều potassium, magiê và calci, có nhiều ngũ cốc nguyên hạt, thịt gia cầm, cá, và quả hạch trong khi ít thịt đỏ, các chất ngọt, và thức uống có đường. Thành phần của các dưỡng chất đa lượng như carb 55%, đạm 18%, mỡ 27% (mỡ bão hòa 6%, cholesterol 150mg), và chất xơ 30g; các thành phần khoáng chất như muối sodium 2.300 mg, potassium 4.700 mg, calci 1.250 mg, và magiê 500mg.

Chế độ dinh dưỡng DASH được đặt ra với đầy đủ các chất cần thiết cho sự giảm huyết áp dựa trên kết quả của các nghiên cứu dịch học. Một trong những nổi bật của DASH là nghiên cứu về những mô hình dinh dưỡng mẫu hơn là những chất dinh dưỡng cá biệt. Chế độ dinh dưỡng DASH cũng có tỷ lệ cao những chất chống oxy hóa để làm chậm lại và ngăn ngừa các bệnh mãn tính như ung thư, bệnh tim mạch. Các nghiên cứu cũng cho thấy chế độ dinh dưỡng DASH hiệu quả hơn chế độ dinh dưỡng ít oxalate trong ngăn ngừa và điều trị sỏi thận, đặc biệt sỏi calcium oxalate ở thận.

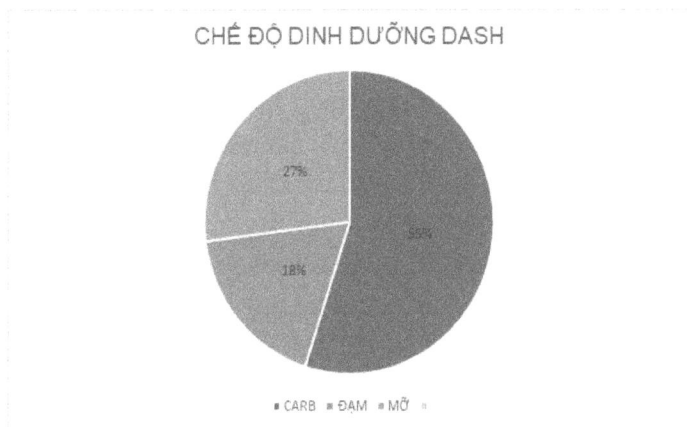

CHẾ ĐỘ DINH DƯỠNG DASH

27%

55%

18%

CARB   ĐẠM   MỠ

Chế độ dinh dưỡng DASH bao gồm nhiều trái cây và rau cải, ngũ cốc nguyên hạt, với sữa ít hay không mỡ, thịt, cá, gia cầm, quả hạch, đậu, và hạn chế đường và các thức ăn và thức uống ngọt, thịt đỏ và mỡ. Ngoài tác dụng làm giảm huyết áp, nó cũng được coi như là một chế độ dinh dưỡng cân bằng và hữu ích cho mọi người. Chế độ dinh dưỡng DASH được khuyến khích bởi cơ quan USDA như là một chế độ dinh dưỡng lành mạnh. Chế độ dinh dưỡng DASH là một trong ba chế độ dinh dưỡng được khuyến khích trong hướng dẫn dinh dưỡng "2015 - 2020 US Dietary Guidelines", trong ấy cũng bao gồm chế độ dinh dưỡng Mediterranean và chế độ ăn chay. Viện Tim mạch Hoa Kỳ cho rằng nghiên cứu DASH là cụ thể và được ghi chép đầy đủ cho mọi độ tuổi, giới tính và các nhóm đa dạng về sắc tộc.

Chế độ dinh dưỡng DASH dựa vào kết quả của các nghiên cứu trước của Viện Sức khỏe Quốc gia. Chế độ dinh dưỡng DASH phối hợp thêm trái cây và rau cải, sữa ít mỡ hay không mỡ, đậu, và quả hạch nhiều hơn các chế độ dinh dưỡng khác. Chế độ dinh dưỡng DASH làm giảm huyết áp tâm thu khoảng 6 mmHg và huyết áp tâm trương khoảng 3 mmHg ở các bệnh nhân có huyết áp bình thường cao hay tiền cao huyết áp. Ở những bệnh nhân cao huyết áp, huyết áp sẽ giảm tương ứng khoảng 11 mmHg và 6 mmHg. Những thay đổi trên huyết áp không đi kèm với sự thay đổi cân nặng. Chế độ dinh dưỡng DASH còn được biến đổi tùy theo lượng calo thu nhập mỗi ngày từ 1.600 đến 3.100kcal. Mặc dầu chế độ dinh dưỡng này có kết quả làm giảm huyết áp và cải thiện bệnh gout, nhưng có những điều còn tranh luận là ít mỡ hay không mở trong dinh dưỡng là có lợi hay hại. Chế độ này cũng được khuyến khích dùng cho các bệnh nhân tiểu đường hay béo phì.

Chế độ dinh dưỡng DASH đã được khảo sát thêm một lần nữa trong nghiên cứu OmniHeart. Chế độ dinh dưỡng DASH và DASH-Sodium chứng tỏ chế độ dinh dưỡng "nhiều carb" đặt nặng trên trái cây, rau cải, ngũ cốc nguyên hạt, sữa ít mỡ, giảm mỡ bão hòa và cholesterol sẽ làm giảm huyết áp và LDL cholesterol. Nghiên cứu OmniHeart đã chứng minh nếu thay thế một phần carb với đạm (khoảng một nửa là đạm thực vật) hay với mỡ không bão hoà (đa số là mỡ MUFA) có thể làm giảm nhiều hơn nữa về huyết áp, LDL cholesterol, và nguy cơ bệnh tim mạch.

Tháng giêng 2018, chế độ dinh dưỡng DASH được đánh giá là số một cho "Best Diets Overall" trong tám năm liền, và số hai cho "Tiểu Đường", so sánh trên 40 chế độ dinh dưỡng trong phân hạng mỗi năm của "The US News & World Report's annual Best Diets".

Chế độ dinh dưỡng DASH chủ yếu dựa vào trái cây, rau cải, sữa ít mỡ hay không mở, ngũ cốc nguyên hạt, cá, gia cầm, quả đậu và quả hạch. Chế độ dinh dưỡng này cũng khuyến khích giảm muối và ngọt (trong thức ăn thức uống) và thịt đỏ; nó cũng giới hạn mỡ bão hoà và mỡ chế biến, trong khi gia tăng các chất dinh dưỡng vi lượng như potassium, magiê, các chất xơ và các chất dinh dưỡng khác để điều hoà huyết áp.

Viện Tim Phổi và Máu Quốc gia cũng đã đưa ra các chế độ ăn với những số phần ăn tương ứng với 1.600, 2.000, hay 2.600 kcal/ngày.

Ví dụ, chế độ ăn tương ứng với 2.000 kcal/ngày, mỗi ngày dùng:

- 6 - 8 phần ăn ngũ cốc (chọn ngũ cốc nguyên hạt)
- 4 - 5 phần ăn trái cây
- 4 - 5 phần ăn rau cải
- 2 - 3 phần ăn sữa ít mỡ
- 2 - 3 phần ăn mỡ hay dầu
- 2 phần ăn (hay ít hơn) thịt, gia cầm, hay cá

Các thành phần hạn chế, mỗi tuần dùng:

- 4-5 phần ăn cho quả hạch, hạt, hay đậu khô
- Thức ăn ngọt hay có thêm đường, tối đa 5 phần ăn/tuần

So sánh những nghiên cứu cho thấy kết quả không thống nhất về sữa ít mỡ hay không mỡ, có nghiên cứu cho thấy có lợi trong khi nghiên cứu khác thì ngược lại.

Có những bằng chứng cho thấy thay thế đạm động vật bởi đạm thực vật như quả hạch và hạt làm giảm nguy cơ tử vong bệnh tim mạch.

Có người có trải nghiệm nhiều hơi và chướng bụng lúc đầu khi dùng chế độ nhiều chất xơ trong thức ăn như trái cây, rau cải và ngũ cốc nguyên hạt. Tình trạng này có thể giảm bớt nếu tăng lượng chất xơ dần dần trong 1 - 2 tuần đầu.

Chế độ dinh dưỡng DASH với giảm lượng muối sodium có giá trị làm giảm huyết áp thêm nữa trong trường hợp người thường hay bệnh nhân cao huyết áp.

Nghiên cứu "DASH-Sodium study"

Nghiên cứu "DASH-Sodium" được thực hiện ngay sau nghiên cứu DASH để chứng minh chế độ dinh dưỡng DASH có thể có kết quả tốt hơn nếu giảm lượng muối sodium.

Nghiên cứu "DASH-Sodium" được thực hiện từ tháng 9 năm 1997 đến tháng 11 năm 1999. Giống các nghiên cứu trước, nó cũng thực hiện trên một nhóm đông người (412 người tham gia), và ở nhiều trung tâm nghiên cứu khác nhau. Những người tham gia là người lớn ở tình trạng tiền cao huyết áp hay cao huyết áp độ 1 (có huyết áp tâm thu trong khoảng 120 - 159 mmHg, và huyết áp tâm trương trong khoảng 80 - 95 mmHg), những người này được phân bố ngẫu nhiên vào trong 2 nhóm, và những người này được cho ăn những chế độ có lượng sodium khác nhau như 3.000, 2.000, hay 1.500 mg/ngày.

Kết quả sơ bộ của nghiên cứu sau 30 ngày đã ghi nhận có giảm huyết áp tâm thu và tâm trương trong cả 2 chế độ dinh dưỡng, "DASH-Sodium" và chế độ đối chứng. Hướng dẫn dinh dưỡng "The U.S. Dietary Guidelines for Americans" đã đề nghị giảm lượng muối sodium tiêu thụ là 2.300 mg/ngày cho người bình thường, và 1.500 mg/ngày cho người có bệnh cao huyết áp.

Ở lượng muối sodium 1.500 mg/ngày có thể làm giảm huyết áp tâm thu 8,9 mmHg và huyết áp tâm trương 4,5 mmHg ở người bình thường; và ở người có bệnh cao huyết áp có thể làm giảm huyết áp tâm thu 11,5 mmHg và huyết áp tâm trương 5,7 mmHg. Tóm lại nghiên cứu "DASH-sodium" đã chứng minh rằng giảm lượng muối sodium trong dinh dưỡng có tác dụng làm giảm huyết áp ở những người tiền cao huyết áp và những người cao huyết áp, và ở người có bệnh cao huyết áp thì giảm nhiều hơn.

Chế độ Dinh dưỡng "OmniHeart"

Nghiên cứu OmniHeart đã khảo sát ba mẫu mô hình dinh dưỡng, chúng khác nhau về các chất dinh dưỡng đa lượng (carb, đạm, và mỡ):

(1) Chế độ dinh dưỡng OmniHeart với "nhiều carb", gần như DASH nguyên thuỷ (58% carb, 15% đạm, và 27% mỡ).

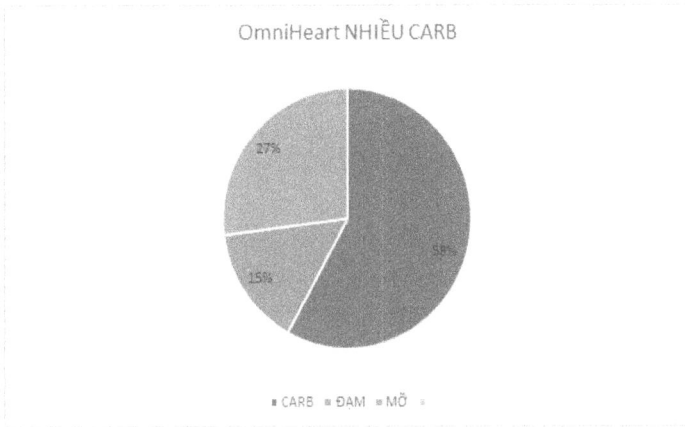

(2) Chế độ dinh dưỡng OmniHeart với "nhiều đạm" có thêm 10% đạm và giảm bớt 10% carb (48% carb, 25% đạm, và 27% mỡ).

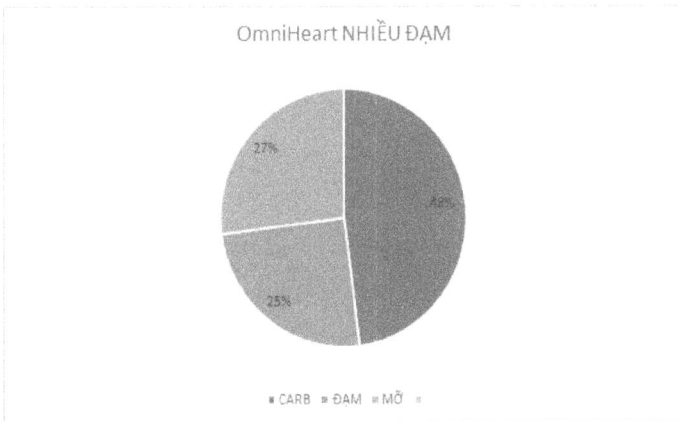

(3) Chế độ dinh dưỡng OmniHeart với "nhiều mỡ" có thêm 10% mỡ và giảm bớt 10% carb (48% carb, 15% đạm và 37% mỡ).

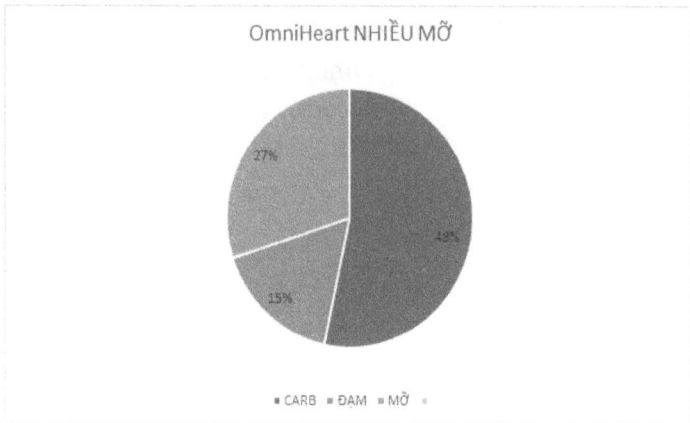

Mỗi chế độ dinh dưỡng này chứa 6% mỡ bão hoà và từ 100 - 200 mg cholesterol. Lượng muối sodium khoảng 2,3 grams ở chế độ năng lượng 2.100 kcal/ngày và sẻ gia giảm tùy theo lượng calo. Các chất dinh dưỡng vi lượng như calci, magiê, và potassium phù hợp với chế độ dinh dưỡng DASH và cũng gia giảm tùy theo lượng calo. Mỗi chế độ đều có lượng chất dinh dưỡng đa lượng phù hợp theo đề nghị của hướng dẫn "Dietary Guidelines for Americans 2005".

Lượng 10% đạm thêm trong chế độ nhiều đạm chủ yếu là đạm thực vật, tuy nhiên thịt và các sản phẩm từ sữa cũng gia tăng phần nào.

Dầu oliu, và dầu canola được dùng tùy thích để đạt được yêu cầu lượng mỡ không bão hòa trong chế độ nhiều mỡ.

Lượng 10% giảm thiểu của carb trong chế độ nhiều đạm cũng như chế độ nhiều mỡ đạt được bởi thay thế các loại trái cây, rau cải, giảm đường và thức ăn ngọt, và dùng phần ăn ít hơn ở các loại ngũ cốc.

Cả ba chế độ dinh dưỡng này đã làm giảm huyết áp,

giảm lượng cholesterol toàn phần cũng như LDL cholesterol, và các nguy cơ của bệnh tim mạch. Các mô hình dinh dưỡng OmniHeart này giúp cho sự chọn lựa một chế độ dinh dưỡng thích hợp cho mỗi người được dễ dàng hơn trong mục đích chung là làm giảm các nguy cơ của bệnh tim mạch.

Trong cả ba mô hình dinh dưỡng này, bánh mì (trắng hay nguyên hạt) chiếm khoảng 44 - 55% nhóm ngũ cốc, mì ống, gạo, và cereal chiếm 18 - 21%, cereal ăn liền chiếm 9 - 10%, phần còn lại như hạt quinoa, hạt kê chiếm 2 - 3%.

Nhìn chung, trái cây và nước trái cây được dùng lượng lớn trong chế độ dinh dưỡng nhiều carb; mặc dầu vậy cam quýt được dùng thường hơn trong chế độ nhiều đạm và chế độ nhiều mỡ. Trái cây nhiệt đới như chuối, và trái cây khí hậu ôn đới như quả mơ khô, lê, táo, và đào thường dùng trong cả ba chế độ dinh dưỡng này.

Trong nhóm rau cải, cà chua và các sản phẩm có cà chua chiếm 34 - 49 %, theo sau là rau cải- lá xanh 15 - 19% như spinach và rau diếp, và các loại cải như broccoli, cải bắp và bông cải chiếm 10 - 13%.

Thành phần chính trong nhóm thịt, cá, và gia cầm là thịt gia cầm không da chiếm khoảng 41 - 49%, cá và shellfish chiếm 29 - 34 % (đa số là cá ngừ hay cá tuyết), và thịt bò nạc chiếm khoảng 11 - 19% cả trong 3 chế độ ăn. Lòng trắng trứng được dùng 5 lần nhiều hơn trong chế độ nhiều đạm so với chế độ nhiều carb hay chế độ nhiều mỡ, để giữ lượng cholesterol và mỡ bão hòa thấp trong khi gia tăng đạm. Thịt trắng (mì căn) là nguồn đạm mới hay là thịt thay thế chiếm khoảng 13%, và chỉ có trong chế độ nhiều đạm mà thôi.

Sữa ít mỡ hay không mỡ chiếm khoảng 70 - 77% của thức ăn nhóm sữa, yaua ít mỡ hay không mỡ chiếm 20% cả trong 3 chế độ. Trong chế độ nhiều đạm, phô mai và bánh pudding ít mỡ đóng góp thêm chất đạm.

Quả hạch, hạt và quả đậu cung cấp thêm đạm cho chế độ nhiều đạm. Quả hạch và hạt cung cấp 30 - 33 grams/ngày cho cả 3 chế độ, trong khi đậu phộng và bơ đậu phộng và quả đậu (đậu trắng, đậu xanh, và đậu lăng) gia tăng trong chế độ nhiều đạm như là nguồn đạm thực vật. Thức ăn nguồn gốc đậu nành như đậu hũ, đậu nành, và xúc xích đậu nành ăn sáng chiếm khoảng 21% trong chế độ nhiều đạm, nhưng đã được dùng ít thôi.

Mỡ, dầu và dầu trộn xà lách đều có ít mỡ bão hoà được dùng nhiều trong chế độ nhiều mỡ. Dầu oliu, có nhiều mỡ MUFA, và dầu ô liu phết được dùng rất thông dụng. Các dầu nấu ăn như dầu canola và safflower được dùng ít hơn.

Các thức ăn ngọt và thức ăn nhẹ ít dinh dưỡng được dùng rất ít, cung cấp khoảng 27 - 32 grams trong cả 3 chế độ dinh dưỡng.

Mặc dù các chế độ dinh dưỡng OmniHeart có những nét đặc trưng về chất dinh dưỡng đa lượng nhưng chúng được thiết kế tương tự như trong chế độ dinh dưỡng DASH nguyên thủy. Mỗi chế độ dinh dưỡng OmniHeart chú trọng trái cây, rau cải, và các sản phẩm sữa ít mỡ, cũng như ngũ cốc nguyên hạt, gia cầm, cá, và quả hạch, và giảm thiểu thịt đỏ, thức ăn ngọt và thức uống có đường. Mỗi chế độ dinh dưỡng OmniHeart có nhiều potassium, magiê, calcium và chất xơ, và giảm thiểu muối và mỡ bão hoà.

Các chế độ dinh dưỡng OmniHeart được xem là những phiên bản khác của chế độ dinh dưỡng DASH, khác vì tỷ lệ các chất chính dưỡng đa lượng. Chế độ dinh dưỡng DASH là chế độ dinh dưỡng chuẩn trong hướng dẫn "2005 Dietary Guidelines".

Chế độ dinh dưỡng OmniHeart "nhiều carb" (58% carb, 15% đạm, và 27% mỡ) gần giống như chế độ dinh dưỡng DASH nguyên thuỷ, nhưng với thay đổi chút ít ở lượng carb và đạm, làm cho lượng đạm tương tự như trong khẩu phần của những người Mỹ khác. Cho những người thích thịt, chế độ "nhiều đạm" (48% carb, 25% đạm, và 27% mỡ) cung cấp một thay thế lành mạnh cho chế độ dinh dưỡng đặt nặng vào thịt đỏ và những thức ăn khác có nhiều mỡ bão hòa và cholesterol. Lượng đạm trong chế độ "nhiều đạm" (25% năng lượng từ đạm) thì cao hơn lượng tiêu thụ của người Mỹ trung bình (thường là 15% đạm) và cũng cao hơn ở hầu hết các người ăn chay (thường là 10 - 12% đạm)

Chế độ dinh dưỡng OmniHeart "nhiều mỡ" gần giống chế độ dinh dưỡng Địa Trung Hải, với đặc điểm có nhiều mỡ, đặc biệt là mỡ không bão hòa đơn (MUFA), và có nhiều trái cây và rau cải. So sánh với chế độ dinh dưỡng OmniHeart "nhiều carb" và "nhiều đạm", chế độ nhiều mỡ có sự gia tăng mỡ MUFA (8% calories), mỡ PUFA (2% calories), và giảm carb (10% calories) qua sự sử dụng dầu oliu, dầu canola và các mỡ MUFA khác.

Các dưỡng chất vi lượng như potassium, calci, và magiê được giữ không đổi trong cả 3 chế độ dinh dưỡng. Sự giảm thiểu carb từ trái cây và nước trái cây (chuối, mơ, cam, và nước cam), bánh mì, và thức ăn nhẹ có nguồn gốc ngũ cốc làm cho sự cân bằng của các chất dinh dưỡng vi lượng thêm khó trong các chế độ nhiều thịt hay nhiều mỡ. Tăng cỡ phần ăn và chất dinh dưỡng đậm đặc, trong lúc giảm carb trong rau cải như cà chua và broccoli, cũng cung cấp thêm các chất dinh dưỡng vi lượng. Nguồn chính cung cấp calci là từ các sản phẩm sữa ít mỡ. Nước cam có gia trọng thêm calci bây giờ rất phổ biến và dùng để đạt được nhu cầu calci. Thịt, quả hạch, quả đậu, đậu và ngũ cốc nguyên hạt đều có nhiều magiê cũng được thêm vào trong các chế độ dinh dưỡng.

Mỗi chế độ cung cấp muối sodium khoảng 2.300 mg/ ngày ở chế độ năng lượng 2.100 kcal/ngày, đây là lượng giới hạn theo đề nghị của các tổ chức AHA, hướng dẫn "2005 Dietary Guidelines" và "Ủy ban Quốc gia chung về Phòng ngừa và Điều trị Huyết áp cao". Lượng muối sodium này có thể đạt được nếu dùng các loại thức ăn thông thường và tránh các loại thức ăn chế biến. Rau cải thường là tươi hay đông lạnh, các thức ăn nhẹ có muối nên tránh.

Chất xơ dinh dưỡng đều chứa trong các chế độ dinh dưỡng. Lượng 10% thêm đạm trong chế độ dinh dưỡng "nhiều đạm" chú trọng trên nguồn đạm thực vật như quả đậu, ngũ cốc nguyên hạt, quả hạch, và các sản phẩm từ đậu nành, tất cả đều có nhiều chất xơ. Do đó để giữ chế độ "nhiều đạm" trong giới hạn của lượng chất xơ, thỉnh thoảng người ta dùng bánh mì hay cereal trắng. Ngược lại lúa mì có nhiều chất xơ được dùng đã gia tăng chất xơ trong chế độ dinh dưỡng "nhiều mỡ" bởi vì carb là nguồn của chất xơ đã bị giảm đi 10 %. Những cách thức này được sử dụng cho mục đích nghiên cứu; trong thực tế, càng cao lượng đạm hay lượng mỡ trong chế độ ăn cũng không giảm lượng chất xơ vì thực ra có thể gia tăng chất xơ và các dưỡng chất vi lượng tuỳ thuộc theo loại rau cải và ngũ cốc tiêu thụ.

Tóm lại các mô hình dinh dưỡng Omni có tính đa dạng về các chất dinh dưỡng đa lượng giúp người tiêu thụ dễ dàng hơn khi chọn lựa cho mình một chế độ dinh dưỡng lành mạnh cho hệ tim mạch.

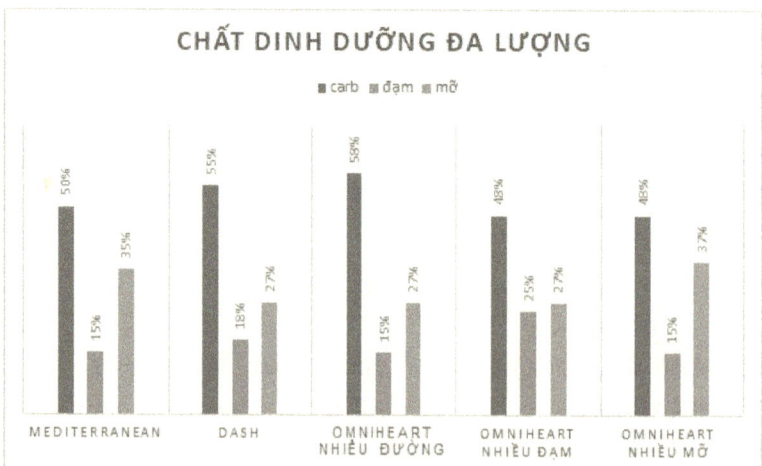

CHẤT DINH DƯỠNG ĐA LƯỢNG

■ carb ■ đạm ■ mỡ

Chế độ Ăn Chay

Chế độ ăn chay (vegetarian) là sự thực hành kiêng cữ tiêu thụ thịt (thịt đỏ, thịt gia cầm, hải sản, và thịt các động vật khác), và cũng như kiêng cữ những sản phẩm từ sự giết mổ động vật.

Chế độ ăn chay được chọn vì nhiều nguyên do. Có người chỉ trích sự ăn thịt vì nó không tôn trọng và thấu cảm với các sinh vật khác; những suy nghĩ đó là nền tảng của nhiều đức tin tôn giáo khác nhau và của những người bảo vệ thú vật. Các lý do khác để ăn chay như lý do sức khỏe, chính trị, môi trường, văn hóa, thẩm mỹ, kinh tế, hay lựa chọn cá nhân.

Có nhiều chế độ ăn chay khác nhau: chế độ ăn chay "ovo-lacto vegetarian" bao gồm trứng và các sản phẩm của sữa, chế độ ăn chay "ovo-vegetarian" bao gồm trứng nhưng loại trừ sữa, chế độ ăn chay "lacto-vegetarian" bao gồm các sản phẩm từ sữa nhưng loại trừ trứng, còn chế độ ăn thuần chay (vegan) loại trừ tất cả sản phẩm động vật kể cả trứng và sữa. Sự kiêng cữ các sản phẩm động vật có thể phải cần bổ sung các chất dinh dưỡng như vitamin B12 để ngăn ngừa bệnh thiếu máu ác tính.

Chế độ ăn bán chay (semi-vegetarian) bao gồm phần lớn là thức ăn chay nhưng cũng có cá, gia cầm và đôi khi các loại thịt khác nhưng không thường xuyên. Chế độ ăn bán chay cũng chia ra:

- Chế độ "macrobiotic" bao gồm hầu hết ngũ cốc nguyên hạt và đậu, nhưng đôi khi cũng có cá.
- Chế độ "pescetarianism" bao gồm cá và có thể các loại hải sản khác.
- Chế độ "pollo-pescetarianism" bao gồm gia cầm và cá hay chỉ thịt trắng.
- Chế độ "pollotarianism" bao gồm thịt gà và các loại gia cầm khác.

Thành phần các Chất dinh dưỡng trong Chế độ ăn Chay:

Chế độ ăn chay phương Tây thường nhiều chất carotenoids nhưng ít acid béo omega-3 và vitamin B12. Chế độ ăn thuần chay thường ít vitamin B12 và calci nếu ăn ít collard greens, rau cải xanh, tempeh và đậu hũ. Có nhiều chất xơ, folic acid, sinh tố C và E và ít mỡ bão hòa là mặt tích cực của chế độ ăn chay. Một chế độ ăn chay có chọn lựa tốt sẻ cung cấp đầy đủ những chất dinh dưỡng như chế độ ăn thịt cho mọi hạn tuổi.

• Đạm thu nhập ở chế độ ăn chay thường thấp hơn ở chế độ ăn thịt nhưng có thể đạt được yêu cầu cho hầu hết mọi người nếu đa dạng thức ăn thực vật được tiêu thụ.

• Chế độ ăn chay chứa tương tự lượng sắt như trong chế độ ăn khác, nhưng độ sinh khả dụng của sắt thấp hơn so với sắt trong nguồn thịt vì sự hấp thụ của nó bị ức chế bởi các thành phần dinh dưỡng khác. Tiêu thụ các thức ăn có sinh tố C như cam, chanh hay nước trái cây, cà chua hay broccoli là cách tốt để gia tăng độ hấp thụ sắt ở bữa ăn.

• Vitamin B12 thường không có ở thực vật và chỉ có ở thức ăn nguồn gốc động vật. Chế độ ăn chay "lacto-ovo" có thể có được sinh tố B12 từ các sản phẩm của sữa và trứng. Chế độ ăn thuần chay có thể có B12 từ thức ăn gia trọng B12 hay từ các chất bổ sung.

• Nguồn axit béo omega-3 trong thực vật có thể từ đậu nành, hạt walnuts, hạt bí rợ, dầu canola, trái kiwi, hạt hemp, hạt chia, hạt lanh, tảo, rau cải xanh như rau diếp, rau bina, bắp cải và rau sam. Rau sam chứa nhiều axit béo omega-3 hơn các loại rau cải xanh khác. Trái oliu và dầu oliu là nguồn quan trọng của axit béo không bão hòa. Thực vật có thể cung cấp alpha-linolenic acid và từ đó cơ thể người ta có thể tổng hợp ra các axit béo EPA và DHA. Các axit béo EPA và DHA có nhiều trong cá và dầu cá. Tảo spirulina là nguồn cung cấp tốt cho các axit béo gamma-linolenic acid (GLA), alpha-linolenic acid (ALA), linoleic acid (LA), eicosapentaenoic acid (EPA), docosahexaenoic acid (DHA) và arachidonic acid (AA).

• Lượng calci trong chế độ ăn chay và thuần chay cũng tương tự như trong các chế độ dinh dưỡng khác nếu như có chọn lựa tốt. Sữa đậu nành và almond có gia trọng calci có thể cung cấp đủ lượng calci cần thiết. Calci còn có trong broccoli, bok choy, và cải xoăn. Calci trong rau bina, swiss chard, quả đậu, thường ở dạng kết hợp với oxalic axit nên không thể hấp thụ vào cơ thể. Phytic acid có trong quả hạch, hạt và đậu có thể tương tác với sự hấp thụ calci.

• Nhu cầu vitamin D có thể đạt được nếu cơ thể được tiếp xúc đầy đủ với tia cực tím (UV light) trong ánh nắng mặt trời. Những sản phẩm như sữa, sữa đậu nành và ngũ cốc có thể được gia trọng với vitamin D. Cho những người không tiếp xúc đầy đủ với ánh nắng mặt trời thì bổ sung với vitamin D có thể là cần thiết. Vitamin D2 hay ergocalciferol có trong nấm.

Giá trị Sức khỏe của Chế độ Ăn Chay:

Chế độ ăn chay cung cấp rất ít mỡ bão hòa nhưng nhiều carb, chất xơ, magiê, potassium, folate, và các chất chống oxy hóa như vitamin C và E và các chất phytochemicals. Hiệp hội Dinh dưỡng Hoa Kỳ đã ghi nhận "ở mọi giai đoạn của đời sống, một chế độ ăn chay được chọn lựa đúng đắn, lành mạnh và đủ dinh dưỡng là hữu ích trong phòng ngừa và điều trị bệnh":

• Bệnh viêm khớp: không có các bằng chứng ủng hộ.

• Sức khỏe của xương: vài nghiên cứu cho thấy ăn chay có thể làm thiếu vitamin B12 và đưa đến giảm độ đậm đặc của xương.

• Tiểu đường: ăn chay có thể làm giảm nguy cơ bệnh tiểu đường.

• Sức khỏe tim mạch: ăn chay làm giảm nguy cơ bệnh tim mạch. Người ăn chay có số tử vong về bệnh tim mạch 24% ít hơn so với ngươi không ăn chay.

• Trường thọ: vài nghiên cứu trong năm 1999 cho thấy tỷ lệ tử vong, trong đó số thấp có nghĩa là ít tử vong hơn, trong chế độ ăn cá là 0.82, chế độ ăn chay là 0.84, chế độ ít khi ăn thịt (ít hơn 1 lần/tuần) là 0.82, chế độ thường xuyên ăn thịt là 1.0, trong khi chế độ thuần chay là không xác định (từ 0.7-1.44).

Nghiên cứu "Adventist Health Study" là một nghiên cứu còn đang tiến hành, khảo sát về tuổi thọ của những người theo đạo Seventh Day Adventist. Đây là một trong những nghiên cứu có kết quả thuận lợi cho chế độ ăn chay. Những nhà nghiên cứu cho thấy sự chọn lựa cách sống ảnh hưởng đến tuổi thọ có thể nhiều đến 10 năm. Trong những cách sống được khảo sát, chế độ ăn chay được ước tính có thêm 1-½ năm tuổi thọ. Người ta kết luận tuổi thọ của những người đàn ông và phụ nữ đạo Adventist ở California thì cao hơn so với người bình thường, là 78.5 năm ở đàn ông và 82.3 năm ở phụ nữ.

Chế độ Dinh dưỡng ít Carb cho Giảm cân

Chế độ dinh dưỡng ít carb khi lượng carb ở khoảng 130 - 150 grams/ngày.

Một trong những chỉ dẫn tốt nhất cho giảm cân là loại bỏ những thức ăn có nhiều đường đơn giản như nước ngọt, mứt, kẹo, bánh ngọt, bánh quy, và những thức ăn nhẹ có đường. Trong chế độ ít carb, thường thì người ta ăn ít bánh mì, mì ống và ăn thêm rau cải, trái cây và thịt, cá. Thường thì chế độ dinh dưỡng này có kết quả tốt trong lúc đầu, sau 6 tháng nó không tốt hơn các chế độ ăn khác cho giảm cân.

Khi chúng ta giảm ăn carb, chúng ta thường giảm cân nhanh chóng vì mất nước khi cơ thể phân giải các carbohydrates dự trữ. Khi chúng ta ăn lại carb, cơ thể chúng ta tái bổ sung lại carb dự trữ và cân nặng sẽ trở lại. Chúng ta nên dùng đúng loại carb cho giảm cân, như ăn nhiều rau cải và trái cây tươi đủ loại, đủ màu sắc, và mùi vị. Ăn ngũ cốc nguyên hạt như bánh mì nguyên hạt, corn tortillas, gạo nâu hay gạo lứt. Quan sát các nhãn dinh dưỡng để xem tổng lượng carb, chất xơ, và đường.

Bắt đầu ăn sáng với cereal nguyên hạt và trái cây, thêm phần ăn phụ với rau cải cho bữa trưa và tối. Thay thế thịt bằng quả đậu hay đậu 1 lần trong tuần. Về chất xơ, nếu đang ở chế độ ăn 2.000 kcal/ngày thì phải cần 28g chất xơ/ngày.

Carbs không phải là chất dinh dưỡng cần thiết như vài loại amino axit hay vài loại axit béo. Cơ thể con người có thể tạo ra glucose từ những chất dinh dưỡng khác. Khẩu phần ăn khuyến nghị của carb được ghi là 130g/ngày dựa trên nhu cầu của não bộ là 110 - 140 g glucose/ngày. Glucose là chất dinh dưỡng cần thiết cho hồng cầu và là chất dinh dưỡng ưa thích của não bộ, của hệ thần kinh trung ương, nhau thai, và bào thai.

Chế độ dinh dưỡng "ít carb" là chế độ ăn hạn chế tiêu thụ carb. Thức ăn có nhiều carb (đường, bánh mì, mì ống) bị hạn chế và thay thế với thức ăn có nhiều mỡ và thịt (thịt, gia cầm, hải sản, tôm cua, trứng, phô mai, quả hạch, và hạt) và các thức ăn rau cải chứa ít carb (rau bina, cải xoăn, chard, collards, và những rau cải sợi khác).

Không có một tiêu chuẩn rõ ràng nào về lượng carb ở trong chế độ dinh dưỡng "ít carb". Theo định nghĩa của Học viện Y học Gia đình Hoa Kỳ, chế độ dinh dưỡng "ít carb" là chế độ ăn có số lượng carb ít hay lượng calo từ carb chỉ khoảng 20% của lượng calories tiêu thụ mỗi ngày.

Không có một chứng cứ tốt nào của chế độ dinh dưỡng "ít carb" trên lợi ích sức khỏe ngoài sự làm giảm cân mà chế độ "ít carb" đạt được tương tự như các chế độ dinh dưỡng khác, vì sự giảm cân chủ yếu phụ thuộc vào sự hạn chế calorie và sự kiên trì của bệnh nhân vào chế độ dinh dưỡng.

Một hình thức cực đoan của chế độ "ít carb" là chế độ dinh dưỡng Keto, nó được lập ra lúc đầu như một chế độ dinh dưỡng y tế để dùng điều trị chứng động kinh. Được những người nổi tiếng ủng hộ, nó trở thành một mốt ăn kiêng giảm cân phổ biến, nhưng không có những chứng cứ lợi ích đặc biệt nào và có thể có những tác dụng hại.

Tỷ lệ của Chất dinh dưỡng Đa lượng trong Chế độ ít carb

Tỷ lệ của các chất dinh dưỡng đa lượng của chế độ dinh dưỡng ít carb không được xác định rõ ràng. Học viện Bác sĩ Gia đình Hoa Kỳ định nghĩa chế độ ăn ít carb là chế độ hạn chế carb trong đó có khoảng 20% calo thu nhập mỗi ngày là từ carb. Một đánh giá năm 2016 về chế độ ít carb, xếp loại chế độ dinh dưỡng ít carb với 50 grams carb/ngày (ít hơn 10% năng lượng thu nhập) là rất ít, và chế độ với 40% năng lượng từ carb là ít trung bình (khoảng 200 grams carb trong chế độ 2.000 kcal/ngày). Học viện Y học Quốc gia đề nghị lượng carb 130 grams/ngày là trung bình. Các tổ chức như "Dịch vụ Y tế Quốc gia của Anh quốc", "FAO", và "WHO" đề nghị carb nên là nguồn năng lượng chính của cơ thể trong một chế độ dinh dưỡng cân bằng và lành mạnh. Chế độ dinh dưỡng "ít carb" không là một lựa chọn trong phiên bản 2015 - 2020 của "Dietary Guidelines for Americans", trong khi chế độ "ít mỡ" đã được đề nghị.

Có bằng chứng cho thấy phẩm chất, hơn là số lượng của carb trong chế độ ăn uống thì quan trọng cho sức khỏe, thức ăn có nhiều carb chứa nhiều chất xơ thì tiêu hóa chậm và có lợi cho sức khỏe trong khi carb tinh chế và thức ăn ngọt có giá trị kém. Người ta khi chọn lựa một chế độ ăn cho tình trạng sức khoẻ nên có chế độ ăn biến đổi theo nhu cầu của mình, một chế độ ăn với khoảng 40 - 59% carb thì được khuyến khích. Hầu hết rau cải là thức ăn có lượng carb thấp hay vừa phải. Trong một số loại rau cải củ và ngũ cốc như khoai tây, cà rốt, ngô, và gạo thì có lượng tinh bột cao. Đa số các chọn lựa dinh dưỡng "ít carb": thường có broccoli, rau bina, kale, rau diếp, dưa leo, bông cải, ớt chuông và nhiều rau cải xanh.

Chế độ Ăn Keto

Mặc dù có nhiều tiến bộ trong thế giới y khoa, bệnh béo phì tiếp tục còn là một hiểm nguy lớn cho sức khỏe toàn cầu, với độ tử vong cao ở người lớn khoảng 2,8 triệu người/năm. Phần lớn các bệnh kinh niên như tiểu đường, cao huyết áp, và bệnh tim mạch có liên quan đến bệnh béo phì, và thường là sản phẩm của cách sống không lành mạnh và thói quen ăn uống không tốt. Chế độ dinh dưỡng được thay đổi thích hợp cho giảm cân có thể giúp kiềm chế dịch bệnh béo phì đến một mức độ nào đó. Một chế độ ăn kiêng đã được chứng minh rất kết quả cho giảm cân nhanh là chế độ ăn keto rất ít carb và nhiều mỡ.

Chế độ ăn keto cơ bản bao gồm nhiều mỡ, vừa phải đạm, và rất ít carb. Chất dinh dưỡng đa lượng được phân chia ra gồm 55 - 60% mỡ, 30 - 35% đạm và 5 - 10% carb. Đặc biệt trong chế độ 2.000kcal ngày, lượng carb sẽ là 20 - 50g/ngày.

Bác sĩ Russell M. Wilder ở Mayo Clinic là người đầu tiên dùng chế độ ăn dư thừa mỡ và thiếu carb để chữa động kinh năm 1921. Ông đã đặt tên chế độ ăn đó là "chế độ ăn keto" (ketogenic diet) vì chế độ ăn đó đã sản xuất một lượng cao thể ketone trong máu. Cho gần một thập niên chế độ ăn keto được dùng rộng rãi để trị liệu bệnh động kinh ở trẻ em cho đến khi có những thuốc chống động kinh có hiệu quả cao được dùng để thay thế. Ngày nay sự hồi sinh của chế độ ăn keto như là một công thức cho giảm cân nhanh là một khái niệm tương đối mới nhưng có hiệu quả, ít ra trong thời gian ngắn.

Về cơ bản, carb là nguồn năng lượng chính của cơ thể. Khi cơ thể thiếu carb do sự tiêu thụ carb ít hơn 50g/ngày, sự tiết insulin giảm đi đáng kể và cơ thể đi vào tình trạng biến dưỡng dị hóa (catabolic). Khi dự trữ glycogen trong gan suy kiệt sẽ thúc đẩy cơ thể trải qua những thay đổi biến dưỡng nhất định. Hai quy trình chuyển hoá sẽ xảy ra khi có ít carb trong cơ thể là "tân tạo glucose" (gluconeogenesis) và "tạo keto" (ketogenesis).

Tân tạo glucose là sự sản xuất glucose nội sinh, đặc biệt ở gan từ acid lactic, glycerol, và các amino acid như alanine và glutamine. Khi lượng glucose sẵn có giảm hơn nữa, sản xuất nội sinh của glucose không thể theo kịp với nhu cầu của cơ thể và sự tạo keto sẽ bắt đầu để cung cấp nguồn năng lượng thay thế ở dạng thể ketone. Thể ketone sẽ thay thế glucose như là nguồn năng lượng chính.

Trong sự tạo keto do phản hồi của sự giảm glucose, sự tiết insulin cũng thấp, lượng insulin thấp đưa đến giảm mạnh sự dự trữ mỡ và glucose. Những thay đổi kích thích tố khác có thể đóng góp cho sự tăng phân hủy mỡ tạo ra các acid béo. Các acid béo sẽ được chuyển hoá ra acetoacetate và sau đó biến đổi thành beta-hydroxybutyrate và acetone. Những chất này là các thể ketone cơ bản, chúng tích tụ lại trong cơ thể khi chế độ ăn keto được duy trì. Tình trạng biến dưỡng này được gọi là tình trạng keto hóa do dinh dưỡng. Khi nào cơ thể còn suy kiệt carb thì tình trạng keto hóa vẫn còn. Tình trạng keto hóa do dinh dưỡng được coi là khá an toàn, vì các thể ketone được tạo ra chỉ ở nồng độ thấp và không làm thay đổi độ pH của máu. Điều này khác xa tình trạng keto axít hóa (ketoacidosis), là một tình trạng đe doạ tính mạng khi ấy thể ketone được sản xuất ở nồng độ rất cao làm thay đổi độ pH của máu và trở thành tình trạng axít hóa.

Các thể ketone tổng hợp trong cơ thể có thể được dùng dễ dàng như nhiên liệu để sản xuất năng lượng bởi tim, cơ bắp, và thận. Các thể ketone cũng có khả năng xuyên qua "hàng rào máu não" để cung cấp năng lượng cho não bộ. Tế bào hồng cầu và gan không sử dụng được thể ketone do thiếu ti thể và men diaphorase tương ứng ở hồng cầu và gan. Sự sản xuất thể ketone phụ thuộc vào nhiều yếu tố như độ biến dưỡng cơ bản BMR, chỉ số cân nặng BMI, và tỷ lệ mỡ của cơ thể. Thể keto sản xuất nhiều adenosine triphosphate (ATP) hơn cả glucose, vì vậy đôi khi còn được gọi là "siêu nhiên liệu". Một trăm gram acetoacetate sinh ra 9.400 ATP, và 100g beta-hydroxybutyrate sinh ra 10.500 ATP; trong khi đó 100g glucose chỉ sinh ra

8.700 ATP. Điều này cho phép cơ thể duy trì sản xuất nhiên liệu hiệu quả ngay cả trong khi thiếu hụt glucose. Thể ketone cũng có tác dụng làm giảm tổn hại do gốc tự do do khả năng chống oxy hoá.

Những Vấn đề Quan tâm

Tác dụng phụ

Tác dụng ngắn hạn (đến 2 năm) của chế độ keto đã được báo cáo và ghi nhận. Mặc dù vậy, tác dụng trên sức khỏe lâu dài chưa được biết nhiều do giới hạn nghiên cứu.

● Tác dụng phụ ngắn hạn thường nhất và tương đối nhỏ bao gồm những triệu chứng như buồn nôn, ói mửa, nhức đầu, mệt, chóng mặt, mất ngủ, khó khăn trong việc tập thể dục, và táo bón, những triệu chứng này đôi khi được gọi là cúm keto. Những triệu chứng này tự biến mất trong vài ngày đến vài tuần. Bổ sung đầy đủ nước và chất điện giải có thể làm giảm các triệu chứng này.

● Tác dụng phụ dài hạn như gan nhiễm mỡ, giảm lượng đạm trong máu, sỏi thận, thiếu sinh tố và muối khoáng.

Cẩn thận và Chống Chỉ định:

Những người đang bị bệnh tiểu đường hay đang dùng insulin hay uống thuốc hạ đường có thể bị tụt đường huyết nghiêm trọng nếu thuốc không được điều chỉnh trước khi thực hành chế độ ăn này. Chế độ ăn keto không được dùng cho bệnh nhân viêm tụy, suy gan, rối loạn chuyển hóa mỡ, thiếu carnitine nguyên phát, thiếu men "carnitine palmitoyltransferase", thiếu men "carnitine translocase", bệnh porphyria, hay thiếu men "pyruvate kinase". Những người đang dùng chế độ ăn keto hiếm khi có dương tính giả khi làm "test alcohol-hơi thở". Chất acetone trong máu có thể biến đổi ra isopropanol bởi men alcohol dehydrogenase ở gan và có thể cho phản ứng dương tính giả "alcohol-hơi thở".

Đặc điểm Lâm sàng:

Người ta thường nghĩ rằng chế độ ăn nhiều mỡ sẽ gây ra béo phì và các bệnh khác như bệnh động mạch vành, tiểu đường, và ung thư nhưng điều đó không được chứng tỏ trong những nghiên cứu dịch học gần đây. Những nghiên cứu thực hiện trên thú được cho ăn nhiều mỡ không cho thấy quan hệ nhân quả giữa mỡ trong dinh dưỡng và béo phì. Ngược lại, chế độ ăn rất ít carb và nhiều mỡ như chế độ ăn keto đã cho thấy có kết quả đáng kể cho giảm cân.

Chứng cứ đằng sau Chế độ Ăn Keto:

Chất carb bao gồm khoảng 55% trong chế độ ăn Âu Mỹ điển hình, khoảng từ 200 - 350g/ngày. Tác dụng hại của carb-tinh chế được phát hiện chỉ trong thời gian gần đây. Sự tiêu thụ lượng lớn thức ăn có nhiều đường kết hợp với 44% gia tăng hội chứng biến dưỡng và béo phì, và 26% gia tăng nguy cơ phát triển bệnh tiểu đường loại 2. Nghiên cứu trong năm 2012 về tất cả tử vong do bệnh biến dưỡng tim mạch (bệnh tim mạch, đột quỵ, và tiểu đường loại 2) ở Hoa Kỳ, một ước tính ghi nhận là 45.4% do kết hợp với sự tiêu thụ kém của 10 yếu tố dinh dưỡng. Độ tử vong ước tính cao nhất kết hợp với sự tiêu thụ nhiều muối sodium (9.5%), theo sau là tiêu thụ ít quả hạch và hạt (8.5%), tiêu thụ nhiều thịt chế biến (8.2%), tiêu thụ ít mỡ omega-3 (7.8%), tiêu thụ ít rau cải (7.6%), tiêu thụ ít trái cây (7.5%), và tiêu thụ nhiều thức uống ngọt nhân tạo (7.4%). Tử vong ước tính thấp nhất kết hợp với tiêu thụ ít mỡ bão hòa (2.3%) và thịt đỏ (0.4%). Ngoài sự nguy hại trực tiếp này, tiêu thụ quá nhiều carb phẩm lượng thấp có thể chiếm chỗ của các thức ăn lành mạnh như quả hạch, ngũ cốc không chế biến, trái cây, và rau cải.

Vài nghiên cứu đối chứng ngẫu nhiên so sánh tác dụng lâu dài (nhiều hơn 1 năm) của sự can thiệp dinh dưỡng trong giảm cân cho thấy không có chứng cứ tốt cho chế độ ăn ít mỡ. Thực ra, chế độ ăn ít carb đưa đến giảm cân nhiều hơn so với chế độ ăn ít mỡ. Chế độ hạn chế carb đã được quan sát và chứng tỏ tốt hơn chế độ ăn ít mỡ để duy trì độ biến dưỡng cơ bản BMR. Hay nói cách khác, phẩm lượng của chất dinh dưỡng đa lượng có thể ảnh hưởng số lượng calo được đốt. Độ biến dưỡng cơ bản BMR giảm hơn 400 kcal/ngày trong chế độ ăn ít mỡ so với chế độ ăn rất ít carb.

Một chế độ ăn Keto hợp lý, bên cạnh giới hạn carb, cùng giới hạn đạm vừa phải khoảng 1g/1 lb cân nặng, trừ phi người ấy thực hiện luyện tập thể lực nặng như cử tạ, lúc ấy lượng đạm tiêu thụ có thể tăng 1.5g/1 lb cân nặng. Đây là cách để ngăn ngừa sự sản xuất glucose nội sinh trong cơ thể thông qua sự tân tạo glucose. Mặc dù vậy, chế độ ăn này không hạn chế mỡ hay lượng calo mỗi ngày. Người dùng chế độ ăn Keto lúc đầu trải nghiệm mất cân nhanh đến 10 lbs trong 2 tuần hay ngắn hơn. Chế độ ăn này còn có tác dụng lợi tiểu, do đó mất cân lúc đầu có thể là do mất nước, và theo sau đó là mất mỡ. Thú vị thay, với chế độ ăn này lượng cơ bắp săn chắc phần lớn không bị ảnh hưởng. Khi tình trạng keto hóa do dinh dưỡng được duy trì, cơn đói giảm bớt, và sự giảm tiêu thụ calo có thể giúp mất cân thêm nữa.

Các Vấn đề khác:

Sự tuân thủ lâu dài thì thấp và là vấn đề lớn với chế độ ăn Keto, nhưng đây là vấn đề chung cho bất kỳ thay đổi cách sống nào. Mặc dù vậy, chế độ ăn Keto vượt trội đáng kể vì đưa đến giảm cân nhanh và nhiều trên người béo phì khỏe mạnh, và sự giảm cân được duy trì ít nhất là 2 năm. Để hiểu rõ tác động lâm sàng, sự an toàn, khả năng chịu đựng, hiệu quả, thời gian điều trị, và tiên lượng sau khi ngưng chế độ ăn thì là một thách thức và đòi hỏi thêm các nghiên cứu chuyên sâu.

Một chế độ ăn Keto có thể phải được theo dõi tối thiểu từ 2 đến 3 tuần cho đến 6 - 12 tháng. Giám sát chặt chẽ chức năng thận trong khi dùng chế độ ăn Keto là bắt buộc, và sự chuyển tiếp từ chế độ ăn Keto sang chế độ ăn tiêu chuẩn nên thực hiện dần dần và có sự kiểm soát tốt.

Người nặng cân với hội chứng chuyển hóa, kháng insulin, và tiểu đường loại 2 thì có khả năng thấy sự cải thiện trên những dấu chứng lâm sàng. Với một chế độ ăn rất ít carb sự kiểm soát glucose được cải thiện do đem vào ít glucose và độ nhạy insulin được cải thiện.

Ngoài giảm cân, chế độ ăn ít carb cũng có thể giúp cải thiện huyết áp, điều hoà đường huyết, triglycerides, và lượng HDL cholesterol. Mặc dù vậy, LDL cholesterol có thể tăng trong chế độ ăn này.

Theo những nghiên cứu khác, chế độ ăn Keto cho thấy kết quả hứa hẹn trên nhiều loại rối loạn thần kinh như động kinh, mất trí, ALS, chấn thương não, mụn, ung thư, và rối loạn biến dưỡng.

Do sự phức tạp của cơ chế và thiếu các nghiên cứu lâu dài, sự khuyến khích dùng chế độ ăn keto để phòng ngừa tiểu đường loại 2 hay bệnh tim mạch có thể còn quá sớm.

Chế độ ăn Keto trong ngắn hạn làm giảm cân đáng kể, nhưng không duy trì được lâu dài. Ngoài ra rất nhiều quan sát cho thấy chế độ ăn này thường kết hợp với nhiều biến chứng và thường đưa đến cấp cứu và nhập viện do mất nước, rối loạn điện giải, và tụt đường huyết.

Chế độ ăn Hạn chế Calo

Chế độ ăn hạn chế calo là chế độ dinh dưỡng với sự giảm tiêu thụ thức ăn nhưng không gây ra suy dinh dưỡng. Hạn chế calo thường được thực hiện tự ý để làm giảm cân nặng cơ thể. Nó được khuyến khích bởi hướng dẫn dinh dưỡng "US dietary Guidelines" và các xã hội khoa học để kiểm soát cân nặng cơ thể. Hạn chế calo "nhẹ" có thể ích lợi cho phụ nữ có thai để giảm sự tăng cân (nhưng không làm mất cân), và giảm nguy cơ cho cả mẹ và con trong giai đoạn sinh nở; cho nặng cân hay béo phì, và để cải thiện sức khỏe lâu dài có thể đạt được bởi sự hạn chế calo mặc dù cân nặng lại lên dần dần thường hay xảy ra.

Hạn chế calo được định nghĩa như giảm lượng calo thu nhập khoảng từ 20% (hạn chế nhẹ) đến 50% (hạn chế nghiêm trọng) lượng calo cần thiết mỗi ngày nhưng không giảm các chất dinh dưỡng cần thiết và không gây ra suy dinh dưỡng.

Ảnh hưởng Sức khoẻ:

Sự kiểm soát và giảm lượng calo tiêu thụ cho người nặng cân được khuyến khích bởi hướng dẫn "US dietary guidelines" và các xã hội khoa học. Hạn chế calo được khuyến khích áp dụng cho người có bệnh tiểu đường và tiền tiểu đường, cùng phối hợp với vận động thể lực; mục tiêu giảm cân 5 - 15% cho tiểu đường và 7 - 10% cho tiền tiểu đường để phòng ngừa sự tiến triển đến tiểu đường, và hạn chế calo "nhẹ" có thể có ích cho phụ nữ mang thai để giảm tăng cân (nhưng không làm mất cân) và để giảm nguy cơ cho mẹ và con. Cho người nặng cân và béo phì, sự hạn chế calo có thể cải thiện sức khỏe thông qua giảm cân, mặc dù cân nặng dần dần lên lại 1 - 2 kg/năm thường hay xảy ra.

Nguy cơ Suy Dinh dưỡng:

Danh từ hạn chế calo đã được dùng trong các nghiên cứu lão hoá để chỉ những chế độ ăn giảm calo tiêu thụ mà không gây suy dinh dưỡng. Nếu một chế độ dinh dưỡng hạn chế đặt ra mà không bao gồm các chất dinh dưỡng cần thiết sẽ đưa đến tình trạng suy dinh dưỡng với tác động rất nguy hại như trong "Thử nghiệm Đói Minnesota". Thử nghiệm này đã được thực hiện trong thời gian của thế chiến thứ hai trên nhóm người đàn ông gầy, những người này giới hạn lượng calo tiêu thụ khoảng 45% trong 6 tháng và khẩu phần ăn của họ bao gồm khoảng 77% là carb. Như đã dự đoán, sự suy dinh dưỡng đã gây ra những thích nghi chuyển hóa như giảm mỡ cơ thể, cải thiện hồ sơ mỡ, và giảm nhịp tim khi nghĩ. Thử nghiệm cũng gây ra các hiệu quả tiêu cực như thiếu máu, sưng phù, teo bắp cơ, yếu đuối, chóng mặt, dễ cáu, thờ ơ, và trầm cảm.

Chế độ ăn ít calo điển hình có thể không cung cấp đầy đủ dưỡng chất cần thiết. Để giảm thiểu nguy cơ suy dinh dưỡng các bữa ăn đầy đủ chất dinh dưỡng là rất cần thiết.

Tác dụng phụ:

Người mất cân trong giai đoạn hạn chế calo có thể phát triển những tác dụng phụ như nhạy cảm với lạnh, kinh nguyệt không đều, vô sinh, hay rối loạn nội tiết tố.

Các Nghiên cứu:

Trên người:

Ảnh hưởng lâu dài của sự hạn chế calo thì không biết. Các ảnh hưởng của sự hạn chế calo

trên người trong nhiều năm hay cả chục năm có thể nhỏ so với can thiệp y tế công cộng và y tế thông thường trong thế kỷ 20. Đặc biệt những can thiệp có kết quả làm giảm tử vong trong các tai nạn, bệnh truyền nhiễm, bệnh tim mạch. Những sự giảm thiểu này được ghi nhận rõ ràng trong khi ảnh hưởng của hạn chế calo trên người chưa được xác định rõ ràng. Hầu hết các nỗ lực để dự kiến lợi ích của hạn chế calo trên người thì dựa trong nghiên cứu trên chuột.

Trên khỉ:

Báo cáo năm 2017 trên khỉ rhesus, sự hạn chế calo nhưng với đầy đủ dưỡng chất cần thiết có hiệu quả làm chậm những ảnh hưởng của lão hoá. Khởi phát lão hoá ở tuổi lớn hơn, phái nữ, cân nặng và lượng mỡ thấp, giảm tiêu thụ thức ăn, phẩm chất dinh dưỡng, và lượng đường máu khi đói thấp là những yếu tố kết hợp với ít hơn các rối loạn của lão hoá và cải thiện tỷ lệ sống sót. Đặc biệt, giảm lượng thức ăn tiêu thụ có lợi khi trưởng thành và khi cao tuổi, nhưng không có lợi khi còn trẻ. Nghiên cứu chứng tỏ rằng hạn chế calo cung cấp những lợi ích sức khỏe với ít hơn những rối loạn liên quan đến lão hoá trên khỉ cao tuổi và bởi vì khỉ di truyền giống với con người, những lợi ích và những cơ chế của hạn chế calo có thể áp dụng cho sức khỏe con người khi lão hoá.

Mức độ hoạt động:

Hạn chế calo bảo toàn cơ bắp ở khỉ và chuột. Cơ chế bao gồm giảm viêm và sự chết lập trình (apoptosis) của tế bào cơ bắp; bảo vệ chống lại hay thích nghi với những bất thường của ti thể liên quan đến lão hoá; và bảo toàn nhiệm vụ của tế bào cơ bắp gốc. Bắp cơ tăng trưởng khi bị kích thích, vì thế người ta đề nghị rằng, những thứ thử nghiệm hạn chế calo vận động hơn những bạn đồng hành có nhiều calo, có thể những con thú đi vào trạng thái lục lợi thức ăn trong giai đoạn hạn chế calo. Mặc dù vậy, những nghiên cứu cho thấy mức độ hoạt động toàn diện thì không cao hơn hạn chế calo hơn thú trẻ ăn tự do. Chuột phòng thí nghiệm đặt trong chế độ ăn hạn chế calo có khuynh hướng gia tăng vận động (đặc biệt khi cung cấp với những dụng cụ thể dục) ở thời gian cho ăn. Khỉ ăn giới hạn calo cũng có vẻ hiếu động hơn ngày trước và sau bữa ăn.

Cơ chế Trung gian Sirtuin:

Nghiên cứu sơ bộ chứng tỏ sirtuins được kích hoạt bởi nhịn ăn và tác dụng như cảm biến năng lượng trong sự biến dưỡng. Sirtuins, đặc biệt Sir 2 (có trong nấm men hay yeast) có liên quan đến sự lão hoá của nấm men, và thuốc trong nhóm men NAD dependent histone deacetylase. Sir 2 tương đồng đã được xác định trong nhiều sinh vật từ vi khuẩn đến con người.

Tình trạng Hormesis:

Nhiều nghiên cứu đã nghĩ đến tình trạng hormesis như là sự giải thích cho lợi ích của hạn chế calo. Chế độ ăn hạn chế calo đặt ra một căng thẳng sinh học cường độ thấp trên sinh vật, đưa đến một phản ứng phòng thủ có thể giúp bảo vệ chống lại những rối loạn của lão hoá. Nói cách khác, hạn chế calo đặt sinh vật trong tình trạng phòng thủ do đó nó có thể sống sót qua nghịch cảnh.

Chăm sóc Đặc biệt:

Năm 2019, các chỉ dẫn lâm sàng hiện thời đề nghị các bệnh viện bảo đảm những bệnh nhân cho ăn với 80 - 100% năng lượng, hay cho ăn lượng calo bình thường. Một đánh giá hệ thống điều tra bệnh nhân trong săn sóc đặc biệt có kết quả khác nhau với cho ăn năng lượng bình thường hay cho ăn ít năng lượng và thấy không có khác biệt.

Thử nghiệm Đói Minnesota

Đây là một nghiên cứu lâm sàng thực hiện tại trường University of Minnesota giữa 11/19/1944 và 12/20/1945. Sự nghiên cứu được đặt ra để xác định hậu quả sinh lý và tâm lý của hạn chế dinh dưỡng lâu dài và nghiêm trọng và hiệu quả của chiến lược phục hồi chế độ ăn uống.

Động cơ của nghiên cứu là 2 phần:

Thứ nhất, để sản xuất một chuyên luận dứt khoát trên chủ đề nhân loại chết đói dựa trên mô phỏng phòng thí nghiệm của nạn đói nghiêm trọng, và thứ hai, dùng những kết quả khoa học thu thập để hướng dẫn hỗ trợ cứu trợ đồng minh cho những nạn nhân trong nạn đói ở Âu châu và Á châu ở cuối thế chiến thứ hai. Nó đã được công nhận là đầu năm 1944 cả triệu người ở trong tình trạng nghiêm trọng của nạn đói hàng loạt do hậu quả của sự xung đột, và những thông tin cần thiết về hậu quả của bán đói, và tác động của các chiến lược phục hồi khác nhau, nếu những cố gắng cứu trợ sau chiến tranh có hiệu quả.

Nghiên cứu được phát triển với sự phối hợp của "Dịch vụ Công dân sự" (CPS) và "Hệ thống Dịch vụ Chọn lọc" (SSS) dùng 36 người đàn ông lựa chọn trong một nhóm hơn 200 tình nguyện viên CPS.

Nghiên cứu được phân chia làm những giai đoạn sau:

• Giai đoạn đối chứng 12 tuần, đây là giai đoạn tiêu chuẩn hóa, các đối tượng được nhận chế độ dinh dưỡng đối chứng khoảng 3.200 kcal/ ngày. Chế độ dinh dưỡng của đối tượng mà gần với cân nặng lý tưởng của họ được điều chỉnh để duy trì cân bằng calo, trong khi chế độ dinh dưỡng của đối tượng gầy hay nặng cân được điều chỉnh để mang chừng lại gần cân nặng lý tưởng của họ. Thêm nữa những đối tượng được thường xuyên tiến hành một loạt thử nghiệm nhân trắc học, thử nghiệm sinh lý và tâm lý được thiết kế để đặc trưng cho sức khỏe thể chất và tinh thần của mỗi đối tượng dưới điều kiện bình thường.

• Giai đoạn bán đói 24 tuần, trong giai đoạn bán đói 6 tháng, chế độ ăn uống của mỗi đối tượng bị cắt giảm đến khoảng 1.560 kcal/ngày. Bữa ăn của họ gồm những thức ăn mà dự kiến sẽ tiêu biểu hóa chế độ ăn uống của người dân ở châu Âu trong giai đoạn cuối của chiến tranh: khoai tây, rutabagas, củ cải, bánh mì và mì ống.

• Giai đoạn phục hồi hạn chế 12 tuần, những người tham gia được chia làm 4 nhóm tám người, mỗi nhóm nhận một chế độ ăn uống phục hồi chức năng kiểm soát chặt chẽ, bao gồm một trong bốn mức độ năng lượng khác nhau. Trong mỗi nhóm có mức độ năng lượng, đối tượng được chia ra những nhóm nhỏ nhận chế độ khác nhau về đạm, và vitamin bổ sung. Bởi cách này, người ta khảo sát các chiến lược khác nhau về năng lượng, đạm, và sinh tố để tẩm bổ lại các đối tượng từ những tình trạng của nạn đói gây ra bởi giai đoạn bán đói.

• Giai đoạn phục hồi không hạn chế 8 tuần, trong giai đoạn phục hồi sau cùng lượng calo và nội dung thức ăn không hạn chế nhưng được ghi chép và theo dõi cẩn thận.

Trong giai đoạn đói, đối tượng được nhận 2 bữa ăn ngày được thiết kế để gây ra cùng một mức độ căng thẳng dinh dưỡng cho mọi đối tượng. Bởi vì mỗi đối tượng có đặc điểm chuyển hóa riêng biệt, chế độ ăn uống của mọi người được điều chỉnh xuyên suốt giai đoạn đói để tạo ra mất cân tổng cộng khoảng 25% trong thời gian 24 tuần.

Hai đối tượng bị sa thải vì không duy trì chế độ ăn kiêng đặt ra trong giai đoạn chết đói của thử nghiệm, và dữ kiện của 2 đối tượng khác không được dùng trong phân tích kết quả.

Năm 1950, ông Ancel Keys, người điều tra viên chính, và các cộng sự đã xuất bản kết quả "Thử nghiệm Đói Minnesota" trong 2 tập 1.385 trang có nhan đề "The Biology of Human Starvation". Tác phẩm 50-chương này chứa đựng một phần tích sâu rộng về các dự kiến sinh lý và tâm lý thu thập được trong nghiên cứu.

Trong số các kết luận từ nghiên cứu là xác nhận rằng tình trạng bán đói kéo dài tạo ra gia tăng đáng kể trầm cảm, cuồng loạn, và hypochondriasis được đo lường dùng "Kiểm kê Tính cách Đa pha Minnesota". Thực vậy, hầu hết các đối tượng trải nghiệm các giai đoạn đau khổ cảm xúc nghiêm trọng và trầm cảm. Có những phản ứng cực đoan đến những hậu quả tâm lý trong giai đoạn thử nghiệm bao gồm tự cắt xén. Các người tham gia trưng bày mối bận tâm với thức ăn, trong cả hai giai đoạn đói và giai đoạn phục hồi chức năng. Hứng thú tình dục bị giảm mạnh, và những người tình nguyện biểu hiện dấu hiệu của cô lập và rút lui xã hội. Những người tham gia báo cáo suy giảm tập trung, hiểu biết và khả năng phán xét. Đã có những suy giảm rõ về quá trình sinh lý chỉ định suy giảm do biến dưỡng cơ bản của mỗi đối tượng phản ánh như giảm nhiệt độ cơ thể, nhịp thở và nhịp tim. Vài đối tượng trưng bày sưng phù ở chi, có thể do giảm lượng protein máu.

Chế độ Nhịn ăn Gián đoạn

Chế độ nhịn ăn gián đoạn hay hạn chế năng lượng gián đoạn là tên chỉ chung cho chế độ ăn có những lịch trình bữa ăn luân phiên với những lúc nhịn đói (hay giảm calo tiêu thụ) trong một khoảng thời gian ấn định.

Thường có ba phương cách của nhịn ăn gián đoạn là nhịn ăn cách ngày, nhịn ăn định kỳ, và thời gian ăn hạn chế. Nhịn ăn gián đoạn có thể tương tự như chế độ dinh dưỡng hạn chế calo. Mặc dù đã được nghiên cứu ở thế kỷ 21 như là một phương pháp có thể làm giảm nguy cơ của những bệnh tật liên quan đến dinh dưỡng, nhịn ăn gián đoạn được coi như là một mốt nhất thời.

Khoa học liên quan đến nhịn ăn gián đoạn đã và đang được tranh cãi. Hiệp hội Tim mạch Hoa Kỳ cho rằng nhịn ăn gián đoạn có thể tạo ra giảm cân, giảm sự kháng insulin, và giảm nguy cơ bệnh tim mạch, mặc dù không biết sự duy trì lâu dài ra sao. "Viện Quốc gia Hoa Kỳ về Lão hóa" khuyến cáo chống lại nhịn ăn gián đoạn vì không biết rõ về kết quả và sự an toàn, đặc biệt cho người cao tuổi. Một đánh giá năm 2019 kết luận trên con người, nhịn ăn gián đoạn có thể giúp cho bệnh béo phì, tình trạng kháng insulin, rối loạn mỡ máu, cao huyết áp, và các chỉ số dấu hiệu của hiện tượng viêm.

Các hình thức của nhịn ăn gián đoạn đã được thực hành trong nhiều tôn giáo bao gồm Hinduism, Islam, Orthodox Christian faith, Jainism, và Buddhism.

Các loại nhịn ăn gián đoạn:

Ba phương pháp của nhịn ăn gián đoạn là nhịn ăn cách ngày, nhịn ăn định kỳ, và thời gian ăn hạn chế.

(1) Nhịn ăn cách ngày:

24 giờ nhịn ăn, hay ăn ít hơn 25% lượng calo cần thiết, luân phiên với 24 giờ ăn bình thường. Đây là hình thức nghiêm

ngặt nhất của nhịn ăn gián đoạn vì có nhiều ngày nhịn ăn mỗi tuần. Có 2 kiểu phụ:

- Nhịn ăn cách ngày hoàn toàn: khi không có calo tiêu thụ ở ngày nhịn ăn.

- Nhịn ăn cách ngày giảm bớt: khi tiêu thụ ít hơn 25% lượng calo cần thiết trong ngày nhịn ăn. Đây tương tự như ngày ăn bình thường và ngày ăn rất ít calo.

(2) Nhịn ăn định kỳ:

Chế độ ăn 5 : 2 trong đó có 5 ngày liên tục ăn bình thường luân phiên với 2 ngày nhịn ăn mỗi tuần. Trong giai đoạn nhịn ăn, có thể tiêu thụ khoảng từ 500 - 700 calo hay khoảng 25% lượng calo tiêu thụ bình thường mỗi ngày thay vì nhịn ăn hoàn toàn.

(3) Thời gian ăn hạn chế:

Được ăn trong một số giờ nhất định mỗi ngày. Như bỏ cữ ăn hay chế độ ăn 16:8 (16 giờ nhịn ăn luân phiên với 8 giờ ăn). Chương trình này được đặt ra để tận dụng nhịp độ sinh học.

Khoa học liên quan nhịn ăn gián đoạn thì chỉ là sơ bộ và không chắc chắn do không có nghiên cứu về kết quả lâu dài. Những chứng cứ sơ bộ cho thấy nhịn ăn gián đoạn có kết quả cho sự giảm cân, giảm kháng insulin và có thể cải thiện sức khoẻ biến dưỡng và tim mạch mặc dù sự duy trì kết quả lâu dài chưa được nghiên cứu.

Hiệp hội Tim mạch Hoa Kỳ khuyến cáo nhịn ăn gián đoạn là một lựa chọn cho giảm cân và kiểm soát calo như là một phần của cách ăn tự ý chú trọng vào giờ giấc và sự thường xuyên của bữa ăn chính và phụ như là cơ bản của cách sống lành mạnh và cải thiện quản lý các yếu tố nguy cơ. Cho người béo phì, nhịn ăn có thể kết hợp vào sự thay đổi dinh dưỡng rộng hơn như xếp bữa ăn phủ chưa bữa chính có thể làm ăn quá độ, kế hoạch bữa ăn chính và phụ trong ngày để giúp kiểm soát cơn đói và kiểm soát phần ăn và thúc đẩy giai đoạn nhịn ăn qua đêm kiên định. Hiệp hội Tim mạch Hoa Kỳ ghi nhận ăn vài thức ăn trong ngày nhịn (thay vì nhịn hoàn toàn) tạo mất cân nhiều nhất và giảm kháng insulin, khi ít nhất 4% giảm cân đạt được ở người béo phì.

Hiệp hội Tiểu đường Hoa Kỳ ghi nhận vì chứng cứ giới hạn về sự an toàn và kết quả của nhịn ăn gián đoạn trên bệnh tiểu đường loại 1, và chỉ có kết quả sơ bộ cho giảm cân và tiểu đường loại 2 do đó không có khuyến khích một khuôn mẫu dinh dưỡng đặc biệt nào để quản lý tiểu đường đến khi có nhiều nghiên cứu hơn.

"Bộ Y tế Tân Tây Lan" cho rằng nhịn ăn gián đoạn có thể được bác sĩ tư vấn cho một số người ngoại trừ tiểu đường, vì cho rằng cách dinh dưỡng này có thể có kết quả như chế độ dinh dưỡng hạn chế năng lượng mà người ta có thể theo dễ dàng nhưng có thể những phản ứng phụ trong thời gian nhịn ăn như đói, giảm mức năng lượng, nhức đầu, và giảm vận động trí não và nhấn mạnh rằng thức ăn lành mạnh nên được chọn trong ngày không nhịn ăn.

Viện Quốc gia Hoa Kỳ về Lão hóa cho rằng mặc dù nhịn ăn gián đoạn có kết quả làm giảm cân thành công trong vài nghiên cứu trên béo phì và nặng cân, nhưng nhịn ăn gián đoạn không được khuyến khích ở người không nặng cân vì không chắc chắn về kết quả và tác dụng phụ, đặc biệt cho người cao tuổi.

Tổ chức "The NHS Choices" đề nghị những người muốn thực hành chế độ ăn 5: 2 nên tư vấn bác sĩ của họ vì nhịn ăn có thể không an toàn.

Kết quả các nghiên cứu

Về cân nặng:

Có vài chứng cứ giới hạn về nhịn ăn gián đoạn tạo ra giảm cân so sánh với chế độ hạn chế calo. Đa số nghiên cứu trên nhịn ăn gián đoạn trên người cho thấy mất cân trong khoản 2.5 - 9.9%. Nhịn ăn cách ngày không ảnh hưởng lượng bắp cơ săn chắc. Nhịn ăn cách ngày cải thiện chỉ số sinh học của tim mạch và biến dưỡng tương tự như chế độ hạn chế calorie cho những người béo phì hay nặng cân hay có hội chứng biến dưỡng. Nhịn ăn gián đoạn chưa được khảo sát trên trên người cao tuổi, hay người nhẹ cân và có thể có hại cho nhóm người này. Nhịn ăn gián đoạn không được khuyến khích cho người không béo phì.

Những tác động khác:

Ăn đêm liên quan đến suy giảm chất lượng giấc ngủ. Nhịn ăn gián đoạn không được khuyến khích trong điều trị ung thư ở Pháp, Uk, và US, mặc dù nghiên cứu cho thấy nhịn ăn gián đoạn có thể làm giảm phản ứng phụ của hóa trị liệu. Nhịn ăn định kỳ có tác dụng nhỏ trên nhức đầu kinh niên và rối loạn tâm trạng. Nghiên cứu sơ bộ, nhịn ăn gián đoạn cho thấy giảm yếu tố nguy cơ cho vài bệnh như kháng insulin, và bệnh tim mạch. Nhịn ăn gián đoạn không làm giảm sức khỏe.

Hiệu suất thể thao không có lợi trong nhịn ăn gián đoạn. Nhịn ăn suốt đêm trước tập thể dục gia tăng sự phân giải mỡ, nhưng giảm hiệu suất khi tập thể dục lâu (hơn 60 phút).

Tác dụng phụ:

Đánh giá sơ bộ của nghiên cứu lâm sàng cho thấy nhịn ăn gián đoạn trong thời gian ngắn hạn có thể gây ra tác dụng phụ ít như luôn có cảm giác đói, bức rức, và suy nghĩ kém, mặc dù những tác tác dụng phụ này sẽ biến dần trong 1 tháng khi thực hành nhịn ăn. Đánh giá năm 2018 không thấy tác dụng phụ lớn nào. Nhịn ăn gián đoạn không được khuyến khích ở phụ nữ có thai hay cho con bú, hay trẻ em và thiếu niên trong giai đoạn tăng trưởng, hay người dễ bị rối loạn ăn uống.

Sự dung nạp:

Sự dung nạp đối với chế độ dinh dưỡng được xác định

bởi tiềm năng kết quả và duy trì lợi ích thu hoạch được như giảm cân hay cải thiện các chỉ số sinh học. Đánh giá năm 2019 cho thấy tỷ lệ bỏ cuộc thay đổi như 2 - 38% trong nhịn ăn gián đoạn, và 0 - 50% trong chế độ hạn chế calo.

Cơ chế Giả định

Nghiên cứu sơ bộ cho thấy nhịn ăn có thể tạo ra một thời kỳ chuyển tiếp có 4 giai đoạn:

1. Từ tình trạng no hay hấp thụ trong no nê khi nguồn nhiên liệu chính là glucose và dự trữ mỡ trong cơ thể được kích hoạt, kết quả kéo dài 4 giờ.

2. Tình trạng sau hấp thụ kéo dài đến 18 giờ khi glucagon được tiết ra và cơ thể dùng glucose dự trữ ở gan như nguồn nhiên liệu.

3. Giai đoạn nhịn chuyển tiếp dần dần đến các dự trữ khác như mỡ, lactic acid, và amino acid alanine như nguồn nhiên liệu khi dự trữ glucose ở gan giảm , và tác động xảy ra sau 12-36 giờ của nhịn ăn liên tục.

4. Sự thay đổi từ tổng hợp mỡ và dự trữ mỡ sang huy động mỡ ở dạng chuyển hóa các axit béo từ đó ra ketone để cung cấp năng lượng. Vài tác giả gọi giai đoạn chuyển tiếp này là "công tắc chuyển hóa".

CHƯƠNG 10
HỆ VI SINH CỦA CON NGƯỜI

Cơ thể con người là chỗ trú ngụ của các vi sinh vật như vi khuẩn, vi rút, vi nấm, vi khuẩn cổ và các nguyên sinh vật khác; chúng cư trú trên hoặc bên trong các mô và chất thải sinh học của con người bao gồm da, tuyến vú, nhau thai, tinh dịch, tử cung, phổi, nước bọt, niêm mạc miệng, kết mạc, đường mật và trong ống tiêu hoá của con người. Tất cả các vi sinh vật này được gọi chung là hệ vi sinh của con người. Các nghiên cứu gần đây ước tính những vi sinh vật này có số lượng nhiều hơn khoảng gấp 3 - 10 lần so với tế bào người. Trong những vi sinh vật này, vi khuẩn là nhóm được nghiên cứu nhiều nhất. Số lượng lớn nhất của các vi khuẩn này cư trú trong đường tiêu hóa. Những vi khuẩn đường ruột này không thể thiếu đối với cơ thể con người vì vai trò quan trọng của chúng trong quá trình chuyển hóa, kích hoạt phản ứng của vật chủ chống lại sự xâm nhập của mầm bệnh, điều chế phản ứng miễn dịch, cân bằng năng lượng. Những vi sinh vật trong đường ruột có khả năng sản xuất năng lượng từ các chất xơ trong thức ăn mà người ta không thể tiêu hoá; những vi sinh vật này còn sản xuất những vitamin B và vitamin K, và còn chuyển hóa những chất độc hại như những amines dị vòng tạo ra từ thịt khi nấu quá lâu.

Các phân tích về cộng đồng vi khuẩn trong phân của 106 động vật có vú riêng lẻ cho thấy có sự phân cụm vi sinh theo mô hình chế độ ăn uống: ăn cỏ, ăn tạp và ăn thịt. Sự đa dạng sinh vật của hệ vi sinh đường ruột được định nghĩa là sự phân bố về số lượng và sự phong phú của các loại vi sinh riêng biệt. Sự đa dạng của vi sinh vật đường ruột trong các chế độ ăn theo thứ tự ăn cỏ> ăn tạp> ăn thịt. Ở người, sự đa dạng vi sinh thấp hơn không chỉ thấy ở những người ăn thịt mà còn được quan sát trong bệnh béo phì và bệnh viêm ruột. Các bằng chứng chỉ ra rằng mức độ "đa dạng chức năng" rất ít hơn so với "đa dạng sinh vật", điều này cho thấy nhiều nhóm vi khuẩn thực hiện các chức năng giống nhau. Có giả thuyết cho rằng sự đa dạng sinh vật lớn hơn để đảm bảo các chức năng quan trọng không bị ảnh hưởng bởi những thay đổi trong thành phần vi sinh trong điều kiện căng thẳng hoặc khó khăn. Với sự hiện diện của đa dạng sinh vật lớn hơn, các vi khuẩn khác nhau có chức năng tương tự có thể thay thế cho nhau dẫn đến vật chủ có khả năng phục hồi tốt hơn hệ sinh vật đường ruột. Như vậy chế độ ăn dựa trên thực vật, với nhiều chất xơ và chất lên men dẫn đến hệ vi sinh đường ruột dẻo dai hoặc dễ thích nghi hơn và có lợi hơn cho việc giữ gìn sức khoẻ của vật chủ.

Các nghiên cứu gần đây cho thấy rằng hệ vi sinh ở ruột đóng vai trò quan trọng trong việc điều chỉnh nguy cơ mắc một số bệnh mãn tính, bao gồm bệnh viêm ruột, béo phì, tiểu đường loại 2, bệnh tim mạch, và ung thư. Béo phì và các bệnh về chuyển hóa có liên quan đến béo phì được biểu hiện bởi sự thay đổi đặc biệt trong thành phần cũng như nhiệm vụ của hệ vi sinh ở ruột. Các nghiên cứu cho thấy hệ vi sinh ở ruột ảnh hưởng đến sự tiêu dùng năng lượng từ các chất dinh dưỡng. Các thành phần của hệ vi sinh không cố định và bị ảnh hưởng rất lớn bởi các chất dinh dưỡng.

Ngày nay người ta đã hiểu rằng lối sống, và nhất là chế độ ăn uống đóng một vai trò quan trọng trong việc hình thành hệ vi sinh ở ruột; các thử nghiệm cho thấy một sự thay đổi ăn uống có thể tạo ra sự thay đổi tạm thời hệ vi sinh ruột trong vòng 24 giờ. Với sự liên quan này, nó có thể có công dụng trị liệu đáng kể trong việc thay đổi thành phần vi sinh vật thông qua chế độ ăn uống. Ví dụ, chúng ta có thể tiêu thụ những loại thực phẩm cụ thể để tạo ra sự thay đổi có thể dự đoán được trong các giống vi khuẩn mà vật chủ hiện có. Thêm nữa, sự hiện diện của những vi khuẩn này ảnh hưởng đến các thông số miễn nhiễm và chuyển hóa của vật chủ. Người ta có thể vận dụng hệ vi sinh ở ruột để thực hiện giảm cân hay ngăn ngừa béo phì ở con người. Ngày nay để phục hồi hay điều hoà hệ vi sinh ở ruột người ta có thể dùng những vi khuẩn sống (gọi là chế phẩm sinh học hay probiotic), hay những chất xơ không tiêu hoá được (gọi là prebiotic).

Hệ Vi sinh ở Ruột:

Hệ vi sinh ở ruột có khoảng 100 nghìn tỷ vi sinh vật và chúng sở hữu ít nhất 100 lần hơn các chất di truyền (gen)so với con người. Thành phần của hệ sinh vật của con người bắt đầu được thiết lập trong quá trình sinh em bé. Sinh mổ hoặc sinh bình thường có ảnh hưởng khác nhau đến thành phần vi sinh trong ruột. Trẻ sinh qua đường âm đạo có hệ vi sinh đường ruột có lợi, tương tự như hệ vi sinh có sẵn trong mẹ. Tuy nhiên, hệ vi sinh vật đường ruột của trẻ do sinh mổ chứa nhiều vi khuẩn sinh bệnh như Escherichia coli và Staphylococcus và mất nhiều thời gian hơn để phát triển hệ vi sinh đường ruột có lợi.

Trong suốt cuộc đời, số lượng vi khuẩn Bifidobacteria giảm từ 90% trong tổng số hệ vi sinh vật đại tràng ở trẻ sinh qua đường âm đạo, và bú sữa mẹ, xuống dưới 5% ở đại tràng của trẻ khi lớn lên và chúng còn giảm nhiều hơn nữa khi ở tuổi già cũng như ở những bệnh nhân mắc bệnh tiêu chảy liên quan đến kháng sinh. Thành phần của hệ vi sinh đường ruột của con người thay đổi theo thời gian, khi chế độ ăn uống thay đổi hay khi sức khoẻ tổng thể thay đổi. Khi đứa trẻ được khoảng 2 tuổi, cộng đồng của hệ vi sinh đường ruột đã phát triển đầy đủ và tương đối ổn định cho đến suốt tuổi trưởng thành.

Hệ vi sinh vật đường ruột của người trưởng thành khoẻ mạnh bị chi phối đa số bởi các vi khuẩn kỵ khí. Về mặt phân loại, vi khuẩn được phân loại theo phyla, lớp, bậc, gia đình, chi và loài. Người ta ước tính có đến 500 đến 1.000 loài vi khuẩn sống trong ruột người. Chỉ có vài phyla chính đại diện chiếm hơn 160 loài. Các phyla vi khuẩn đường ruột chiếm ưu thế là Firmicutes, Bacteroidetes, Proteobacteria,

Actinobacteria, Fusobacteria và Verrucomicrobia; với hai phyla Firmicutes và Bacteroidetes chiếm 90% tổng lượng vi khuẩn đường ruột. Phyla Firmicutes bao gồm hơn 200 chi khác nhau như Lactobacillus, Bacillus, Clostridium, Enterococcus và Ruminococcus... Chi Clostridium đại diện cho 95% phyla Firmicutes. Phyla Bacteroidetes bao gồm các chi chiếm ưu thế như Bacteroides và Prevotella. Phyla Actinobacteria tương đối ít phong phú và chủ yếu được đại diện bởi chi Bifidobacterium.

Các vi khuẩn ruột phổ biến thuộc phyla Firmicutes (Gram dương):

● Lactobacillus (vi khuẩn tạo axit lactic từ đường, được dùng như probiotic)

● Faecalibacterium prausnitzii (chiếm 14% tổng số vi khuẩn trong phân, vi khuẩn tạo butyrate, thuộc cụm Clostridium IV)

● Eubacterium rectale (chiếm 13% tổng số vi khuẩn trong phân, vi khuẩn tạo butyrate, thuộc cụm Clostridium XIVa)

● Ruminococcus (thuộc cụm clostridium IV)

● Roseburia (vi khuẩn tạo butyrate, thuộc cụm Clostridium XIVa))

● Clostridium (có thể gây bệnh tiêu chảy, uốn ván)

Các vi khuẩn ruột phổ biến thuộc phyla Bacteroidetes (Gram âm):

● Bacteroides (phổ biến ở người ăn nhiều protein và chất béo động vật)

● Prevotella (phổ biến ở những người ăn nhiều thực vật và chất xơ)

Các vi khuẩn ruột phổ biến thuộc phyla Actinobacteria (Gram dương):

● Bifidobacterium (tương tác với các vi khuẩn tạo butyrate, chuyển hóa oligosaccharides trong thực vật và trong sữa, được dùng như probiotic)

Các vi khuẩn ruột phổ biến thuộc phyla Proteobacteria (Gram âm):

- Escherichia (có thể gây ngộ độc thực phẩm)
- Salmonella (gây bệnh thương hàn)

Các vi khuẩn ruột phổ biến thuộc phyla Verrucomicrobia (Gram âm):

- Akkermansia muciniphila (vi khuẩn phân hủy chất nhầy niêm mạc ruột, chức năng chống viêm)

Gần đây, thông qua phân tích tổng hợp dựa trên dữ liệu metagenomics kết hợp với thông tin trình tự metagenome, ba cộng đồng vi khuẩn hoặc gọi là "enterotype" đã được xác định, mỗi enterotype bao gồm bởi các giống vi khuẩn chuyên biệt có nhiệm vụ giống nhau. Enterotype (1) chi phối bởi Bacteroides, enterotype (2) bởi Prevotella, và enterotype (3) bởi Ruminococcus. Enterotype Prevotella có liên quan chặt chẽ với một chế độ ăn giàu carbohydrate, trong khi enterotype Bacteroides có liên quan với chế độ ăn giàu protein và chất béo động vật như trong chế độ ăn uống phương Tây, enterotype Ruminococcus enterotype kết hợp với một chế độ ăn nhiều tinh bột kháng. Một loại vi khuẩn đường ruột sẻ chiếm ưu thế tùy thuộc vào chế độ ăn. Thay đổi chế độ ăn uống sẽ dẫn đến sự thay đổi tương ứng về số lượng loài.

Gorvitovkaia và cộng sự đã đưa ra thuật ngữ "dấu ấn sinh học" để mô tả đơn vị thống trị của cộng đồng vi khuẩn. Các tác giả đã chứng minh Prevotella, Bacteroides, Bifidobacterium là dấu ấn sinh học cho các chế độ ăn uống, cách sống hoặc tình trạng bệnh. Ví dụ, Bacteroides được báo cáo có liên quan đến chế độ ăn nhiều chất béo hoặc protein, trong khi Prevotella liên kết với chế độ ăn nhiều carbohydrate. Ngoài ra Bacteroides, Escherichia, Acinetobacter và Fusobacterium đả được quan sát thấy hoạt động như một dấu ấn sinh học cho bệnh ung thư. Tương tự, sự thống trị của Bacteroides, Parabacteroides,

Alistipes và Akkermansia có liên quan đến tình trạng khối u cao, trong khi Clostridium cụm XIVa cho cơ hội khối u thấp.

Phần lớn các vi sinh vật này cư trú ở phần xa của ống tiêu hóa, sinh khối của chúng khoản 100 tỷ vi sinh cho 1 gram chất thải trong đại tràng. Các vi sinh trong ống tiêu hoá đã đóng góp cho sức khỏe con người qua sự sinh tổng hợp các sinh tố và các amino axit cần thiết cũng như sản xuất các sản phẩm phụ của biến dưỡng từ các thành phần dinh dưỡng không tiêu hoá được trong ruột non. Các acid béo chuỗi ngắn (SCFA) như butyrate, propionate, và acetate có tác dụng như nguồn năng lượng chính cho tế bào niêm mạc ruột và củng cố "hàng rào niêm mạc" ruột. Thêm nữa, các nghiên cứu trên chuột vô trùng cho thấy hệ vi sinh ruột trực tiếp thúc đẩy hệ thống miễn dịch tại chỗ ở ruột thông qua ảnh hưởng trên các thụ thể "giống như thu phí" (TLR), tế bào trình diện kháng nguyên, tế bào T biệt hóa, và những nang bạch huyết, cũng như ảnh hưởng trên hệ miễn dịch của cơ thể thông qua sự tăng tế bào Th (CD4+) ở lá lách và hệ thống kháng thể toàn thân.

Những lợi ích ghi nhận này đưa đến những ý nghĩ về khả năng có thể điều chỉnh hệ vi sinh ở ruột. Một thay đổi đột ngột trong dinh dưỡng như một người giới hạn chỉ ăn thịt động vật hay chỉ ăn thức ăn thực vật sẽ thay đổi thành phần của hệ vi sinh chỉ trong 24 tiếng đồng hồ và sẽ trở lại tình trạng cũ trong vòng 48 giờ sau khi ngừng thức ăn đó. Hệ vi sinh ruột ở thú được cho ăn nhiều mỡ hay nhiều đường sẽ phá vỡ nhịp sinh học. Các nghiên cứu cho thấy các tình trạng căng thẳng tâm lý quá mức hay tình trạng viêm nhiễm hay sau chấn thương, ví dụ như trong trường hợp phỏng nặng có thể đưa đến sự thay đổi đột ngột trong hệ vi sinh ruột chỉ trong vòng 1 ngày.

Mối quan hệ giữa hệ vi sinh ruột và con người không chỉ đơn thuần là hòa hợp, hay một sự chung sống không hại, mà còn là mối quan hệ hỗ tương có lợi cho nhau.

Chức năng chính của hệ vi sinh ruột:

- Bảo vệ ruột và phát triển hệ thống miễn dịch (tăng cường hàng rào niêm mạc, khởi phát IgA, phát triển hệ miễn dịch).
- Ức chế trực tiếp mầm bệnh (tạo môi trường axit với axit lactic)
- Lên men chất xơ thành axit béo chuỗi ngắn (SCFA) và được hấp thụ bởi vật chủ.
- Chức năng chuyển hóa, và hấp thụ ion.
- Vai trò trong nhu động ruột.
- Tổng hợp vitamin K và vitamin B.
- Chuyển hóa axit mật, cholesterol, xenobiotics.
- Vai trò trong cân bằng nội mô.
- Vai trò trong các bệnh bao gồm béo phì, rối loạn chuyển hoá tim, tiểu đường, bệnh viêm ruột, Parkinson và các vấn đề thần kinh khác (trục ruột-não).

Hệ vi sinh Ruột trong các Bệnh tật:

Nhiều bệnh đã được báo cáo gần đây là do rối loạn sinh lý của vi khuẩn đường ruột bao gồm viêm ruột, nhiễm trùng Clostridium difficile, hội chứng ruột kích thích, viêm khớp tự miễn, bệnh vảy nến, viêm da dị ứng, ung thư đại trực tràng, bệnh tim mạch, béo phì, bệnh xơ vữa động mạch và bệnh tiểu đường loại 2. Sự tương tác giữa vi khuẩn đường ruột, hệ thống miễn dịch và chuyển hóa đã được chứng minh là có tác động đáng kể đến các bệnh phức tạp khác nhau như Alzheimer, bệnh Parkinson, bệnh tâm thần phân liệt và nhiều hơn nữa. Những bệnh tâm thần và thần kinh này được cho là do mối quan hệ giữa vi khuẩn đường ruột và não qua trung gian dây thần kinh phế vị, hệ miễn dịch, axit béo chuỗi ngắn (SCFA) và tryptophan.

Bệnh nhân viêm ruột thường có giảm sự đa dạng của hệ vi sinh, cũng như số lượng thấp của Bacteroides và Firmicutes, và do đó sẽ làm giảm lượng butyrate được sản xuất. Butyrate và những axit béo chuỗi ngắn khác được nghỉ là có tác dụng kháng viêm trực tiếp ở ruột. Hơn nữa, các chỉ số khác nhau của tình trạng hoạt động của bệnh Crohn được biểu hiện bởi các vi khuẩn gắn dính vào niêm mạc ruột, và đó dẫn đến áp dụng và kết quả của phép trị liệu chống yếu tố hoại tử khối u (TNF). Có những vi khuẩn ruột có thể sinh ra hiện tượng viêm ở ruột và bệnh Crohn thông qua tác dụng trên những tế bào T điều tiết cục bộ. Hơn nữa, các enzyme tạo ra từ những vi sinh trong bệnh viêm ruột có ảnh hưởng trên sự vận chuyển qua màng niêm mạc, do đó có thể gây ra các tình trạng bệnh như trong "giả thuyết rò rỉ ruột".

Loại vi trùng sợi phân đoạn (SFB) có ảnh hưởng trên sự phân hoá của tế bào tự miễn Th17 từ tế bào T nguyên thủy. SFB là một loại vi khuẩn Gram dương, có bào tử, còn có tên là Candidatus Savagella thường cư trú ở hồi tràng và ruột non. Nghiên cứu cho thấy tế bào Th17 thường không hiện diện ở lớp tế bào niêm mạc ruột non của chuột vô trùng. Hơn nữa, sự hiện diện của SFB là điều kiện đủ để kích hoạt tình trạng viêm khớp tự miễn ở những động vật thông qua sự thúc đẩy của phân hóa tế bào Th17 ở lớp tế bào niêm mạc ruột và lá lách.

Bên cạnh khả năng điều biến miễn dịch, các vi sinh đường ruột đã được chứng minh có tác động đến chuyển hóa của vật chủ. Các cá nhân bị rối loạn chuyển hóa như béo phì và tiểu đường đã được ghi nhận có rối loạn vi sinh ruột so với người khoẻ mạnh. Biểu hiện sâu hơn của sự liên kết giữa vi sinh ruột và béo phì cho thấy nhiều nhóm vi sinh có thể đóng góp đặc biệt tới bệnh tật.

● Đặc biệt, những người béo phì có tỷ lệ Firmicutes cao so với Bacteroides. Ở những đối tượng này, việc giảm lượng calo tiêu thụ đã được ghi nhận làm giảm Firmicutes so với Bacteroides. Thú vị thay, các vật chủ có hệ vi sinh vật đường ruột do Firmicutes thống trị đã làm thay đổi quá trình methyl hóa trong các yếu tố thúc đẩy các gen có liên quan đến bệnh tim mạch và béo phì.

● Ngoài ra, loài Lactobacillus đã được chứng minh là làm giảm bớt các rối loạn chuyển hóa liên quan đến béo phì. Tác dụng có lợi của Lactobacillus có thể được quy cho sự tương tác với các vi sinh khuẩn thúc đẩy béo phì trong ruột và điều chỉnh trực tiếp chức năng miễn dịch của vật chủ và chức năng hàng rào niêm mạc ruột.

● Điều thú vị là vi khuẩn phân hủy chất nhầy Akkermansia muciniphila cũng đã được liên kết với một hồ sơ chuyển hóa lành mạnh. Những người béo phì có lượng A. muciniphila tương đối cao hơn có xu hướng cải thiện nhiều hơn các thông số chuyển hóa liên quan đến béo phì (dung nạp insulin, lượng triglycerides và phân phối mỡ trong cơ thể) sau can thiệp bởi chế độ ăn uống. Thật thú vị, những con chuột vô trùng có khả năng chống lại bệnh béo phì do chế độ ăn uống, có thể là do sự chuyển hóa axit béo tăng cường trong trường hợp không có một số vi sinh vật nhất định. Tất cả những khám phá này chứng tỏ vai trò quan trọng của vi sinh đường ruột và duy trì tính toàn vẹn chuyển hoá của vật chủ.

● Hệ vi sinh của bệnh nhân tiểu đường loại 2 thường có đặc điểm phối hợp với các dấu hiệu liên quan đến bệnh tiểu đường, cho thấy gia tăng vận chuyển màng của đường và axit amin chuỗi nhánh, chuyển hóa xenobiotic, và giảm sulphate cùng với giảm tổng hợp butyrate và chuyển hóa các vitamin và các cofactors.

● Nguy cơ của chứng xơ vữa động mạch cũng có liên quan đến hệ vi sinh ruột, đặc biệt do sự gia tăng chuyển hóa choline và phosphatidylcholine có trong thức ăn sinh ra các chất thúc đẩy xơ vữa động mạch như trimethylamine-N-oxide (TMAO).

Các Chất Dinh dưỡng và Hệ Vi sinh:

1. Chất đạm:

Tác dụng của protein trong chế độ ăn uống đối với hệ vi sinh vật đường ruột đã được mô tả lần đầu tiên vào năm

1977. Một nghiên cứu dựa trên các chế độ ăn uống khác nhau đã chứng minh số lượng Bifidobacterium adolescentis thấp hơn và gia tăng số lượng Bacteroides và Clostridia trong các đối tượng sử dụng chế độ ăn nhiều thịt bò. Với những tiến bộ của giải trình tự 16S rRNA, một số nghiên cứu đã có thể điều tra toàn diện tác động của protein trong chế độ ăn uống đối với thành phần vi sinh vật đường ruột. Những người tham gia được cung cấp các dạng protein khác nhau trong các nghiên cứu này, chẳng hạn như protein từ động vật (thịt, trứng và phô mai), đạm từ váng sữa (whey protein), hay đạm từ thực vật như đạm đậu (pea protein).

Phần lớn các nghiên cứu lưu ý rằng sự tiêu thụ đạm có mối liên quan tích cực với sự đa dạng vi khuẩn tổng thể. Ví dụ, sự tiêu thụ đạm váng sữa và đạm đậu được báo cáo là làm tăng Bifidobacterium và Lactobacillus trong ruột, hơn thế nữa đạm váng sữa làm giảm thêm Bacteroides fragilis và Clostridium perfringens. Đạm đậu cũng đã được quan sát thấy tăng mức SCFA đường ruột, được coi là chống viêm và quan trọng để duy trì hàng rào niêm mạc ruột.

Ngược lại, một số vi khuẩn kỵ khí dung nạp mật như Bacteroides, Aliptipes, và Bilophila được ghi nhận gia tăng khi tiêu thụ đạm động vật. Quan sát này có thể được hỗ trợ thêm bởi một nghiên cứu độc lập trong đó các nhà nghiên cứu đã so sánh hệ vi sinh của trẻ em ở Ý với trẻ em ở một ngôi làng nông thôn châu Phi. Trẻ em Ý, những người ăn nhiều đạm động vật, có sự phong phú của Bacteroides và Alistipes trong hệ vi sinh ruột của chúng. Đáng chú ý, một nghiên cứu khác so sánh 2 chế độ ăn có cùng lượng calo, chế độ đầu với nhiều đạm động vật và chế độ kia dựa trên thực vật với nhiều carb và chất xơ đã báo cáo rằng trọng lượng của các đối tượng trong chế độ ăn dựa trên thực vật vẫn ổn định, nhưng trọng lượng giảm đáng kể ở ngày thứ 3 trong chế độ ăn đạm động vật.

• Mặc dù chế độ ăn uống nhiều đạm/ít carb có thể thúc

đẩy giảm cân nhiều hơn, nhưng chế độ ăn này có thể gây bất lợi cho sức khỏe.

● Một nghiên cứu cho thấy những đối tượng có chế độ ăn nhiều đạm/ ít carb đã làm giảm Roseburia và Eubacterium rectale trong hệ vi sinh đường ruột của họ và giảm tỷ lệ butyrate trong phân.

● Trong nghiên cứu của họ, De Filippo và cộng sự ghi nhận tương tự ít SCFA trong phân ở những người Ý ăn chế độ ăn giàu đạm động vật. Nhiều nghiên cứu cho thấy bệnh nhân viêm ruột có ít vi khuẩn Roseburia và các vi khuẩn sản xuất butyrate so với người khoẻ mạnh. Người khoẻ mạnh có khoản 10 lần hơn lượng Eubacterium rectale trong ruột. Những thay đổi của hệ vi sinh ruột này cho thấy sự tiêu thụ nhiều đạm động vật liên quan đến gia tăng nguy cơ bệnh viêm ruột.

● Hơn nữa, nhiều giống vi khuẩn được hỗ trợ bởi sự tiêu thụ thịt cũng liên quan đến sự gia tăng lượng trimethylamine-N-oxide (TMAO), một hợp chất thúc đẩy bệnh xơ vữa động mạch làm gia tăng nguy cơ cho bệnh tim mạch.

● Nghiên cứu trên chuột cho thấy sự tiêu thụ nhiều đạm làm gia tăng lượng ''yếu tố tăng trưởng giống insulin 1'' (IGF-1), điều này liên quan đến gia tăng nguy cơ của bệnh ung thư, tiểu đường, và tỷ lệ tử vong chung. Kết quả của một nghiên cứu khác cho thấy đạm thực vật liên quan đến giảm độ tử vong so với đạm động vật.

Vì vậy cho nên thực hành lâu dài các thói quen ăn uống không lành mạnh có thể làm tăng nguy cơ các bệnh ruột già và các bệnh khác. Một điều quan trọng để ghi nhận là chế độ ăn nhiều đạm động vật cũng đồng thời chứa nhiều mỡ. Chế độ ăn uống nhiều mỡ cũng ảnh hưởng đến thành phần của hệ vi sinh ruột.

2. Chất béo:

Chế độ ăn nhiều chất béo bão hoà và chất béo biến chế được cho là làm tăng nguy cơ mắc bệnh tim mạch thông qua sự điều hòa tăng cholesterol toàn phần và LDL cholesterol. Mặt khác, các chất béo không bão hòa đơn và đa rất quan trọng trong việc giảm nguy cơ mắc bệnh mãn tính. Chế độ ăn phương Tây điển hình là cao cả chất béo bão hoà và chất béo chế biến trong khi ít chất béo đơn và đa không bão hòa, do đó khiến người tiêu thụ thường xuyên gặp nhiều vấn đề về sức khỏe.

Một số nghiên cứu ở người cho rằng chế độ ăn nhiều chất béo làm tăng tổng lượng vi sinh vật ky khí và số lượng Bacteroides. Để nghiên cứu cụ thể về tác động của các loại chất béo khác nhau đối với hệ vi sinh vật đường ruột của con người, Fava và các cộng sự có những đối tượng tiêu thụ chế độ ăn uống có hàm lượng chất béo khác nhau. Các tác giả lưu ý rằng việc tiêu thụ một chế độ ăn ít chất béo dẫn đến sự gia tăng lượng Bifidobacterium trong phân với đồng thời giảm glucose lúc đói và cholesterol toàn phần.

Mặt khác chế độ ăn nhiều chất béo bão hoà làm tăng tỷ lệ tương đối của Faecalibacterium prausnitzii.

Cuối cùng, những đối tượng tiêu thụ lượng cao chất béo không bão hòa đơn không trải qua sự thay đổi về sự phong phú tương đối của bất kỳ loại vi khuẩn nào, nhưng đã làm giảm tổng tải lượng vi khuẩn, cholesterol toàn phần và LDL cholesterol trong huyết tương. Phù hợp với những phát hiện này, sự tiêu thụ cá hồi chứa nhiều chất béo đơn và đa không bão hòa không làm thay đổi thành phần vi sinh trong phân ở 123 đối tượng. Các nghiên cứu trên chuột đả chỉ ra rằng việc ăn một chế độ ăn nhiều chất béo dẫn đến lượng Lactobacillus intestinalis đường ruột ít hơn đáng kể và các loại vi khuẩn sản xuất propionate và acetate không cân xứng, bao gồm Clostridiales, Bacteroides, và Enterobacteriales. Hơn nữa, sự phong phú của Lactobacillus intestinalis liên quan tiêu cực với khối lượng mỡ và cân nặng cơ thể. Những thay đổi về hệ vi sinh cũng đã được chứng minh là kiểm soát tình trạng viêm do nhiễm nội độc tố chuyển hóa ở chuột ăn nhiều chất béo. Các nghiên cứu trên chuột cũng đã so sánh tác dụng khác biệt của các loại lipid khác nhau đối với hệ vi sinh đường ruột. Một so sánh giữa lipid có nguồn gốc từ mỡ và dầu cá cho thấy Bacteroides và Bilophila đã tăng lên ở những con chuột được cho ăn mỡ heo, trong khi Actinobacteria (Bifidobacterium và Adlercreutzia), vi khuẩn tạo axit lactic (Lactobacillus và Streptococcus), và Verrucomicrobia (Akkermansia muciniphila) đã tăng lên ở những con chuột tiêu thụ dầu cá. Hơn nữa, những con chuột được cho ăn mỡ heo có tăng kích hoạt thụ thể giống thu phí (TLR) toàn thân, viêm mô mỡ trắng, và suy giảm độ nhạy insulin so với với những con chuột tiêu thụ dầu cá. Các tác giả đã chứng minh rằng những phát hiện này ít nhất một phần là do sự khác biệt về hệ vi sinh đường ruột giữa 2 nhóm; cấy vi sinh từ nhóm này qua nhóm khác sau khi dùng kháng sinh không chỉ làm phong phú đường ruột của người nhận cấy ghép vi sinh mà còn sao chép các kiểu hình viêm và chuyển hóa của người hiến. Những kết quả này chỉ ra rằng hệ vi sinh đường ruột có thể thúc đẩy quá trình viêm chuyển hóa thông qua tín hiệu TLR khi thử thách với chế độ ăn giàu chất béo bão hòa.

3. Carbohydrates:

a- Carb tiêu hoá được:

Carb có thể là thành phần dinh dưỡng được nghiên cứu nhiều nhất vì khả năng thay đổi hệ vi sinh đường ruột. Carb hiện hữu ở 2 loại khác nhau: loại tiêu hoá được và loại không tiêu hoá được. Carb tiêu hoá được là loại có thể phân giải bởi các men tiêu hoá trong ruột non cho ra tinh bột và đường như glucose, fructose, sucrose, và lactose. Sau khi phân giải, các hợp chất này giải phóng glucose vào máu và kích thích đáp ứng insulin.

Đối tượng người cho ăn hàm lượng glucose, fructose, và sucrose ở dạng quả chà là đã làm tăng sự phong phú tương đối của Bifidobacteria, với giảm Bacteroides.

Trong một nghiên cứu riêng biệt, việc bổ sung lactose vào chế độ ăn uống đả nhân lên cùng một sự thay đổi vi khuẩn trong khi cũng làm giảm các loài Clostridium. Điều đáng chú ý, Nhiều loài Clostridium cụm XIVa đả liên quan đến hội chứng ruột kích thích. Bổ sung lactose thường được ghi nhận gia tăng lượng SCFA trong phân. Những phát hiện này khá bất ngờ vì đường sữa lactose thường được cho là chất kích ứng đường tiêu hóa tiềm tàng (không dung nạp lactose). Các nghiên cứu tiếp theo xác nhận những quan sát này có thể giúp làm rõ tác dụng của đường sữa lactose.

Chất ngọt nhân tạo saccharin, sucralose, và aspartame đại diện cho một cuộc tranh cãi về chế độ ăn uống. Chất ngọt nhân tạo ban đầu được bán trên thị trường như một chọn lựa thực phẩm không có calo, là có ý thức về sức khỏe, có thể được sử dụng để thay thế đường tự nhiên. Bằng chứng gần đây từ Suez và các cộng sự cho thấy rằng tiêu thụ tất cả các chất làm ngọt nhân tạo thực sự có nhiều khả năng gây ra sự không dung nạp glucose so với sự tiêu thụ glucose nguyên chất và sucrose. Thật thú vị, chất làm ngọt nhân tạo được cho là làm trung gian cho hiệu ứng này thông qua sự thay đổi của hệ vi sinh đường ruột. Ví dụ, những con chuột được nuôi bằng saccharin được ghi nhận mắc chứng rối loạn chức năng đường ruột với sự phong phú tương đối của Bacteroides và giảm Lactobacillus reuteri. Những thay đổi vi sinh này trực tiếp đối kháng với kết quả của sự tiêu thụ đường tự nhiên (glucose, fructose, và sucrose) như đã nêu trên. Bằng chứng dường như cho thấy rằng, trái với niềm tin phổ biến, chất làm ngọt nhân tạo thực sự có thể không lành mạnh để tiêu thụ so với đường tự nhiên.

b- Carb không tiêu hóa (prebiotic):

Trái ngược lại với carb tiêu hóa, những carb không tiêu hóa như chất xơ và tinh bột kháng không bị phân giải bởi men tiêu hoá ở ruột non. Thay vào đó, chúng di chuyển đến ruột già nơi chúng trải qua quá trình lên men bởi các vi sinh vật thường trú ở đó. Chất xơ trong chế độ ăn uống là nguồn cung cấp carbohydrate cho các vi sinh đường ruột; các vi khuẩn sử dụng chất xơ để cung cấp cho vật chủ năng lượng và nguồn cacbon. Trong quá trình lên men chất xơ, các vi khuẩn có thể sửa đổi môi trường đường ruột. Đặc tính này của chất xơ dẫn đến nhu cầu bổ sung của chúng như "prebiotic", theo định nghĩa là các thành phần dinh dưỡng không tiêu hoá được có lợi cho sức khỏe của vật chủ thông qua sự kích thích chọn lọc sự tăng trưởng và/hoặc hoạt động của một số vi sinh vật đường ruột. Nguồn prebiotic bao gồm đậu nành, inulin, lúa mạch hay lúa mì chưa tinh chế, yến mạch thô, và các oligosaccharides không tiêu hoá được như fructans, polydextrose, fructo-oligosaccharides (FOS), galacto-oligosaccharides (GOS), xylooligosaccharides (XOS), và arabinoxylan-oligosaccharides (AXOS). Một chế độ ăn ít những chất này đã được chứng minh là làm giảm sự phong phú của vi khuẩn.

Trong một nghiên cứu cho thấy việc tiêu thụ nhiều chất xơ ở 49 đối tượng béo phì dẫn đến sự gia tăng mức độ giàu gen của hệ vi sinh. Về tác dụng của chúng đối với các giống vi khuẩn cụ thể, nhiều nghiên cứu cho thấy chế độ ăn nhiều carb không tiêu hoá được làm tăng Bifidobacteria và vi khuẩn lactic acid đường ruột. Ví dụ, chế độ ăn carb không tiêu hoá có nhiều ngũ cốc nguyên hạt và cám lúa mì liên quan đến sự gia tăng Bifidobacteria và Lactobacilli. Các carb không tiêu hóa khác, chẳng hạn như tinh bột kháng và lúa mạch nguyên hạt dường như cũng làm tăng sự phong phú của Ruminococcus, E. rectal, và Roseburia. Ngoài ra, FOS, polydextrose, và AOS prebiotics đã được quan sát thấy làm giảm Clostridium và loài Enterococcus. Một nghiên cứu cắt ngang trên 344 bệnh nhân mắc ung thư đại trực tràng tiến triển cho thấy Roseburia và Eubacterium ít phong phú, trong khi Enterococcus và Streptococcus thì phong phú hơn ở những đối tượng này so với những đối tượng khỏe mạnh. Giảm chất xơ trong chế độ ăn cũng làm giảm sản xuất SCFA đã được quan sát trong nhóm u tuyến (adenoma).

SCFA là các axit béo chuỗi ngắn được sản xuất từ quá trình lên men (bởi các vi khuẩn đường ruột) chủ yếu từ các chất carb không tiêu hoá trong thức ăn, đặc biệt là tinh bột kháng và chất xơ. SCFA là các axit yếu 2 cacbon đến 5 cacbon, bao gồm acetate (C2), propionate (C3), butyrate (C4) và valat (C5). SCFA chủ yếu được sản xuất trong đại tràng. Tỷ lệ nồng độ SCFA trong lòng đại tràng là khoảng 60% acetate, 25% propionate và 15% butyrate. Khả năng sản xuất butyrate được phân phối rộng rãi trong số các vi khuẩn kỵ khí gram dương sống trong đại tràng. Vi khuẩn sản xuất butyrate đại diện cho một nhóm chức năng, hai trong số những nhóm quan trọng nhất sản xuất butyrate là Faecalibacterium prausnitzii (thuộc về clostridium cụm IV) và Eubacterium rectale/ Roseburia spp. (thuộc về clostridium cụm XIVa). Butyrate được biết là nguồn năng lượng chính cho tế bào niêm mạc đại tràng và tham gia vào việc duy trì sức khỏe niêm mạc đại tràng.

Tác dụng hữu ích của butyrate:

Cấp độ ruột	Cấp độ ngoài ruột
- Hấp thụ ion	- Ảnh hưởng chuyển hoá glucose và lipid
- Ức chế HDAC (tăng sinh tế bào)	- Điều hoà tổng hợp cholesterol
- Chức năng hàng rào ruột	- Chi tiêu năng lượng
- Điều hoà miễn dịch	- Duy trì cân bằng nội mở thông qua trục ruột-não
- Ức chế yếu tố hạt nhân kB	- Sản xuất HbF (chống viêm và oxy hóa)
- Tăng cường nhu động ruột	

Prebiotic cũng tạo ra thay đổi đáng chú ý trên các dấu hiệu miễn dịch và chuyển hoá. Ví dụ, một số nhóm quan sát thấy sự giảm chất tiền viêm cytokine IL- 6, kháng insulin, và glucose sau ăn liên quan đến tiêu thụ carb không tiêu hoá có trong ngũ cốc nguyên hạt.

Ngoài ra một nhóm còn quan sát thấy việc giảm tổng trọng lượng cơ thể giảm và nồng độ triglycerides huyết thanh, cholesterol toàn phần, LDL cholesterol, và hemoglobin A1c. Ông West và cộng sự ghi nhận mức tăng của cytokine IL- 10 trong huyết tương với sự tiêu thụ tinh bột ngô cao butyrylated. Tác dụng có lợi của prebiotic đối với chức năng miễn dịch và nhiệm vụ chuyển hoá trong ruột được cho là liên quan đến việc tăng sản xuất SCFA và tăng cường mô lympho liên quan đến đường tiêu hóa (GALT) từ quá trình lên men các chất xơ.

Chế phẩm sinh học (probiotic):

Thực phẩm lên men có chứa vi khuẩn tạo axit lactic như các sản phẩm sữa nuôi cấy và sữa chua, đại diện cho một nguồn sinh vật ăn được có lợi cho sức khỏe đường ruột và thậm chí điều trị hoặc ngăn ngừa bệnh viêm ruột. Chúng thực hiện việc này thông qua tác dụng đối với hệ vi sinh đường ruột hiện có, ngoài khả năng tạo các cytokine chống viêm như IL- 10. Dựa trên những đặc tính này, thực phẩm làm giàu bởi các vi sinh vật điều biến này được gọi là chế phẩm sinh học (probiotic). Một số nhóm đã báo cáo tổng tải lượng vi khuẩn tăng lên sau khi tiêu thụ thường xuyên sữa lên men hoặc sữa chua. Sự gia tăng đáng chú ý về Bifidobacteria và Lactobacilli cũng đã được được theo dõi liên tục với một số loại men vi sinh khác nhau. Bên cạnh việc tiêu thụ các chế phẩm sinh học để kích thích cộng đồng lợi khuẩn trong đường tiêu hoá, các prebiotic như fructan loại inulin và arabinoxylan-oligosaccharides (AXOS) có thể được tiêu thụ để tăng số lượng Bifidobacteria trong đại tràng.

Một thử nghiệm đối chứng ngẫu nhiên trên 60 người trưởng thành khỏe mạnh thừa cân đã cho ăn probiotic có chứa 3 chủng Bifidobacteria, 4 chủng Lactobacilli, và 1 chủng Streptococcus đả báo cáo sự gia tăng đáng kể nồng độ vi khuẩn ưa khí và kỵ khí Lactobacillus, Bifidobacterium và Streptococcus so với nhóm đối chứng. Những đối tượng này cũng tổng số coliforms và Escherichia coli ít hơn, cũng như giảm triglycerides, cholesterol toàn phần, LDL cholesterol, VLDL cholesterol, và protein phản ứng C nhạy cảm cao (hsCRP); HDL cholesterol và độ nhạy insulin được cải thiện sau khi bổ sung probiotic. Điều thú vị là, các đối tượng có HDL cơ bản thấp, tăng kháng insulin và tăng hsCRP được ghi nhận là có tổng lượng Lactobacilli và Bifidobacteria ít hơn với Escherichia coli và Bacteroides. Sữa chua có chứa probiotic cũng đã được chứng minh là làm giảm đáng kể số lượng vi khuẩn sinh bệnh đường ruột như E. coli và Helicobacter pylori.

Các báo cáo lợi ích sức khỏe khác do tiêu thụ sản phẩm sữa lên men như giảm triệu chứng tiêu hóa không dung nạp, tăng thời gian vận chuyển đường ruột, tăng IgA huyết thanh toàn phần để tăng cường đáp ứng miễn dịch dịch thể, ức chế sự bám dính mầm bệnh vào niêm mạc ruột, và giảm tình trạng trướng bụng và cổ trướng ở bệnh gan mãn tính. Một nghiên cứu phân tích phân từ bệnh nhân viêm ruột đã xác định giảm sự phong phú của Lactobacillus. Thật thú vị, Lactobacilli và Bifidobacteria thực sự đã được sử dụng thành công để phòng ngừa bệnh tiêu chảy của "du khách" (traveller's diarrhea).

Polyphenols:

Các polyphenols trong chế độ ăn uống, bao gồm catechins, flavonols, flavones, anthocyanins, proanthocyanidins, và axit phenolic được nghiên cứu tích cực cho các đặc tính chống oxy hóa của chúng. Thực phẩm phổ biến có hàm lượng polyphenols phong phú bao gồm trái cây, hạt, rau cải, trà, sản phẩm cacao và rượu vang. Các giống vi khuẩn được làm giàu trong các nghiên cứu phân tích các nguồn thực phẩm này bao gồm

Bifidobacterium và Lactobacillus. Sự phong phú tương đối của Bacteroides được báo cáo là tăng ở những đối tượng tiêu thụ polyphenol rượu vang đỏ. Bifidobacterium là một chủng có lợi thường được sử dụng với các lợi ích sức khỏe được ghi nhận như điều biến miễn dịch, phòng chống ung thư, và quản lý bệnh viêm ruột. Về mặt lợi ích sức khỏe hơn nữa, tiêu thụ polyphenols có nguồn gốc từ cacao có liên quan đến sự gia tăng đáng kể HDL và giảm đáng kể nồng độ triglycerides và CRP. Ngoài ra, một nghiên cứu kiểm tra hoạt động kháng khuẩn của polyphenols trái cây cho thấy độ nhạy cảm cao đối với các hợp chất này trong các vi khuẩn gây bệnh đường ruột như Staphylococcus aureus và Salmonella typhimurium. Hơn nữa, việc giảm các loài Clostridium gây bệnh (C. perfringens và C. histolyticum) được ghi nhận sau khi tiêu thụ polyphenols trái cây, hạt, rượu vang, và trà.

Các Chế độ Ăn chọn lọc:

Một số chế độ ăn uống phổ biến, bao gồm chế độ ăn phương Tây, ăn tạp, ăn chay, thuần chay và Địa Trung Hải, đã được nghiên cứu về khả năng điều chỉnh hệ vi sinh đường ruột. Trong một số nghiên cứu, chế độ ăn phương Tây (giàu protein động vật và chất béo, ít chất xơ) dẫn đến việc giảm đáng kể số lượng vi khuẩn và các loài Bifidobacterium và Eubacterium có lợi. Trong chế độ ăn tập trung vào thịt và các sản phẩm động vật, có rất nhiều Alistipes, Bilophila và Bacteroides, tất cả đều có khả năng dung nạp mật và có thể thúc đẩy quá trình viêm trong ruột. Tiêu thụ chế độ ăn phương Tây cũng có liên quan đến việc sản xuất nitrosamine gây ung thư.

Một chế độ ăn uống dựa trên thực vật dường như có lợi cho sức khỏe con người bằng cách thúc đẩy sự phát triển của các hệ thống vi sinh vật đa dạng hơn trong tổng thể hệ sinh vật đường ruột và có lượng Prevotella dồi dào hơn, chịu trách nhiệm xử lý lâu dài các chất xơ, thay vì các loài chịu được mật. Ngoài ra, người ăn chay và thuần chay có số lượng đơn vị phân loại hoạt động liên quan đến Bacteroidetes cao hơn đáng kể so với động vật ăn tạp. Chất xơ làm tăng các vi khuẩn axit lactic như Ruminococcus, E. rectal và Roseburia, và giảm Clostridium và Enterococcus. Polyphenol cũng có nhiều trong thực phẩm thực vật, làm tăng Bifidobacterium và Lactobacillus, cung cấp tác dụng chống mầm bệnh và chống viêm và bảo vệ tiêm mạch. Lượng chất xơ cao cũng khuyến khích sự phát triển các loại lên men chất xơ thành các chất chuyển hoá dưới dạng axit béo chuỗi ngắn (SCFA), bao gồm acetate, propionate và butyrate. Ảnh hưởng tích cực đến sức khoẻ của SCFA là vô số, bao gồm cải thiện khả năng miễn dịch, chống lại mầm bệnh, bảo vệ hàng rào niêm mạc ruột, cung cấp cơ chất năng lượng và điều hoà các chức năng quan trọng của ruột. Tóm lại chế độ ăn chay và thuần chay có hiệu quả trong việc thúc đẩy một hệ sinh thái đa dạng các vi khuẩn có lợi để hỗ trợ cả hệ sinh vật đường ruột và sức khoẻ tổng thể.

Nói chung, chế độ ăn Địa Trung Hải được đánh giá cao là chế độ ăn uống cân bằng và lành mạnh. Nó được nổi bật với một hồ sơ acid béo có lợi, giàu cả acid béo đơn và đa không bão hòa, hàm lượng polyphenols cao và các chất chống oxy hóa khác, lượng chất xơ cao và những carb có độ đường thấp, và rau cải tương đối nhiều hơn so với lượng protein động vật. Cụ thể, dầu oliu, các loại trái cây, rau cải, ngũ cốc, các loại đậu, quả hạch và các loại hạt; tiêu thụ vừa phải cá, gia cầm, và rượu vang đỏ; và một lượng thấp hơn các sản phẩm sữa, thịt đỏ, thịt chế biến, và đồ ngọt. Đây là những điểm đặc trưng cho chế độ ăn Địa Trung Hải truyền thống.

De Filippis và cộng sự điều tra những lợi ích tiềm năng của chế độ ăn Địa Trung Hải bằng cách so sánh với chế độ ăn tạp, ăn chay và thuần chay. Họ quan sát thấy rằng phần lớn người ăn chay và thuần chay, nhưng chỉ 30% của ăn tạp, có sự tuân thủ cao với chế độ ăn Địa Trung Hải. Họ đã phát hiện ra mối liên quan đáng kể giữa mức độ tuân thủ chế độ ăn Địa Trung Hải và tăng mức độ SCFA trong phân, vi khuẩn Prevotella, và Firmicutes khác. Đồng thời, sự tuân thủ thấp đối với chế độ ăn Địa Trung Hải có liên quan đến tăng trimethylamine oxit trong nước tiểu, có liên quan đến tăng nguy cơ bệnh tim mạch. Một số các nghiên cứu khác chỉ ra rằng thực phẩm bao gồm trong chế độ ăn Địa Trung Hải điển hình cũng cải thiện béo phì, hồ sơ lipid và viêm. Những thay đổi này có thể được điều chỉnh bằng cách tăng Lactobacillus, Bifidobacterium, và Prevotella, và giảm Clostridium.

Duy trì hệ vi sinh đường ruột khỏe mạnh là rất quan trọng đối với sức khỏe con người

Có nhiều bằng chứng cho thấy hệ vi sinh ruột có tác động sâu xa đến sức khỏe con người. Trong thập kỷ qua, các vi sinh đường ruột đã được chứng minh có vai trò trong một loạt các bệnh của con người, bao gồm béo phì, bệnh vảy nến, tự kỷ, và rối loạn tâm trạng. Mối liên hệ chặt chẽ giữa chế độ ăn uống, hệ vi sinh đường ruột và sức khỏe cho chúng ta thấy có thể cải thiện sức khỏe bằng cách điều chỉnh chế độ ăn uống. Một cách mà hệ vi sinh đường ruột có thể ảnh hưởng đến sức khỏe của vật chủ là điều chỉnh khả năng miễn dịch của vật chủ. Các nghiên cứu trên chuột vô trùng đã chứng minh rằng hệ vi sinh đường ruột là điều cần thiết cho việc tuyển dụng và biệt hoá tế bào miễn dịch. Các nghiên cứu sâu hơn đã cho thấy vai trò cụ thể hơn đối với một số loài vi khuẩn trong việc làm trung gian miễn dịch của vật chủ và các bệnh miễn dịch. Đặc biệt, các vi khuẩn dạng sợi phân đoạn đã được chứng minh thúc đẩy bệnh viêm khớp tự miễn thông qua phản ứng Th17 tăng cường. Mặt khác, vi khuẩn acid lactic và Bifidobacteria được biết là tiết ra các yếu tố làm làm giảm viêm bằng cách điều hòa giảm biểu hiện gen phụ thuộc NF-kB, bài tiết IL- 8, và mức độ hóa học thu hút đại thực bào (macrophage-attracting chemokines). Vi khuẩn acid lactic và Bifidobacteria đã được chứng minh là trực tiếp điều hòa phản ứng viêm qua trung gian T effector trong khi điều chỉnh tăng biểu hiện tế bào điều hòa T chống viêm ở chuột. Cơ chế chính xác về cách thức các vi sinh đường ruột này điều chỉnh các phản ứng miễn dịch vẫn chưa hiểu rõ; tuy nhiên, một số nghiên cứu cho thấy rằng SCFA có nguồn gốc từ vi khuẩn có thể đóng góp thông qua cơ chế thụ thể kết hợp G-protein và cơ chế biểu sinh (epigenetic). SCFA đường ruột cũng đã được chứng minh là trực tiếp làm tăng sự phong phú của các tế bào điều hòa T trong ruột và bảo vệ chống lại viêm đường hô hấp dị ứng. Ngoài ra chúng có thể ức chế yếu tố hạt nhân NF-kB, dẫn đến giảm tiết một số cytokine gây viêm.

Khả năng xác định và định lượng nhanh chóng các vi khuẩn đường ruột giúp chúng ta hiểu được tác động của chế độ ăn uống đối với thành phần vi sinh vật chủ. Những nghiên cứu về những thành phần dinh dưỡng cụ thể chứng minh làm thế nào một số vi khuẩn có xu hướng đáp ứng với thách thức cụ thể về dinh dưỡng. Protein, chất béo, carb tiêu hóa và carb không tiêu hóa, probiotics và polyphenols đều gây ra sự thay đổi trong hệ vi sinh vật với tác dụng thứ cấp đối với các dấu hiệu miễn dịch và chuyển hóa của vật chủ. Ví dụ, lượng protein động vật có mối tương quan tích cực với sự đa dạng vi sinh tổng thể, làm tăng sự phong phú của các vi khuẩn dung nạp mật như Bacteroides, Alistipes, và Bilophila, và làm giảm sự biểu hiện của nhóm Roseburia và E. Rectale. Một chế độ ăn nhiều chất béo bão hòa dường như làm tăng tổng số vi khuẩn kỵ khí và sự phong phú tương đối của Bacteroides và Biophilia. Các nghiên cứu ở người đã không có ghi nhận chế độ cao mỡ không bão hoà làm thay đổi đáng kể hồ sơ vi sinh ruột. Tuy nhiên, nghiên cứu trên chuột đã báo cáo sự gia tăng Actinobacteria (Bifidobacterium và Adlercreutzia), vi khuẩn axit lactic (Lactobacillus và Streptococcus), và Verrucomicrobia (Akkermansia muciniphila). Cả carb tiêu hóa và carb không tiêu hóa thường được báo cáo trong tài liệu là làm phong phú thêm cho Bifidobacterium và ức chế Clostridium, trong khi chỉ carb không tiêu hoá được ghi nhận làm phong phú thêm Lactobacillus, Ruminococcus, Eubacterium rectale, và Roseburia. Sau cùng, cả probiotics và polyphenols đều tăng cường vi khuẩn Bifidobacterium và các vi khuẩn axit lactic, đồng thời làm giảm các loài Clostridia gây bệnh đường ruột.

Tóm lại các chế độ ăn uống có thể làm thay đổi hệ vi sinh đường ruột, do đó đưa đến các tác động sâu đậm trên sức khỏe tổng thể. Tác động này có thể lợi hay bất lợi tuỳ thuộc vào bản sắc tương đối và sự phong phú của quần thể vi khuẩn cấu thành. Ví dụ, chế độ ăn nhiều chất béo bất lợi làm giảm Akkermansia muciniphila và Lactobacillus, cả 2 đều liên quan đến tình trạng chuyển hoá khoẻ mạnh. Quan sát này cung cấp một ví dụ tốt về cách can thiệp chế độ ăn uống có khả năng được sử dụng để quản lý các bệnh phức tạp, chẳng hạn như béo phì và tiểu đường. Hơn nữa, những tiến bộ trong nghiên cứu hệ vi sinh để gợi ý những khả năng trị liệu mới cho những căn bệnh mà theo truyền thống rất khó điều trị. Ví dụ, cấy ghép vi sinh trong phân đã được sử dụng thành công để kiểm soát một số tình trạng khác nhau, bao gồm bệnh loét đại tràng, viêm đại tràng do Clostridium difficile, hội chứng ruột kích thích và thậm chí là béo phì. Có thể các tình trạng da liễu như vảy nến và viêm da dị ứng có thể hưởng lợi từ việc tái thiết kế hệ vi sinh đường ruột. Những tiến bộ gần đây trong nghiên cứu hệ vi sinh cung cấp các công cụ mới thú vị để có thể tăng cường sức khỏe con người. Hầu hết các nghiên cứu đã lập hồ sơ hệ vi sinh bằng cách sử dụng trình tự khuếch đại 16 s rRNA, sử dụng các vùng có thể khử được của gen 16S rRNA của vi khuẩn để xác định vi khuẩn có trong các mẫu sinh học. Giải trình tự 16S rRNA là phương pháp được sử dụng phổ biến nhất bởi các nhà nghiên cứu y học để nghiên cứu thành phần vi sinh vật, do chi phí thấp và quy trình làm việc tương đối dễ dàng để chuẩn bị mẫu và phân tích sinh học. Tuy nhiên, trình tự khuếch đại 16 S rRNA chủ yếu cung cấp thông tin về nhận dạng vi khuẩn. Để điều tra chức năng của hệ vi sinh, nhiều nhà nghiên cứu đã chuyển sang sử dụng phương pháp metagenomic shotgun trong đó toàn bộ bộ gen của vi khuẩn được giải trình tự. Mặc dù chi phí cao hơn và yêu cầu tin sinh học phức tạp hơn, shotgun metagenomic cung cấp thông tin về cả bản sắc vi khuẩn và thành phần gen. Biết gen nào được mã hoá bởi vi khuẩn có trong mẫu sinh học cho phép người nghiên cứu hiểu rõ hơn vai trò của chúng trong sức khoẻ con người. Với việc giảm chi phí cho giải trình tự thế hệ tiếp theo,các giao thức chuẩn bị mẫu được cải thiện và sự hiện hữu của những công cụ trong tin sinh học cho phân tích metagenomic, kỹ thuật này sẽ là công cụ mạnh mẽ để nghiên cứu nhiệm vụ của các vi sinh.

CHƯƠNG 11
CƠ CHẾ DI TRUYỀN BIỂU SINH

Di truyền biểu sinh (epigenetic) là những kiểu hình di truyền mà không liên quan đến những thay đổi trong trình tự DNA. Theo tiếng Hy Lạp tiếp đầu ngữ "epi" nghĩa là ở trên, bên ngoài hay xung quanh, và "genetic" có nghĩa là di truyền. Di truyền biểu sinh đề cập đến những thay đổi về hoạt động và biểu hiện của gen do kết quả của các yếu tố bên ngoài hoặc môi trường; và điểm đặc trưng là những thay đổi này được di truyền ổn định từ một thế hệ tế bào sang thế hệ tiếp theo. Các cơ chế tạo ra những thay đổi chức năng của gen mà không liên quan đến sự thay đổi trình tự DNA có thể là do methyl hóa DNA hay do sửa đổi histone như acetyl hóa, mỗi cơ chế này đều thay đổi cách biểu hiện gen mà không làm thay đổi trình tự DNA cơ bản.

Tổn thương DNA cũng có thể gây ra những thay đổi biểu sinh. Tổn thương DNA rất thường xuyên xảy ra, trung bình khoảng 60.000 lần mỗi ngày trên mọi tế bào của cơ thể con người. Những hư hỏng này phần lớn được sửa chữa, nhưng tại vị trí sửa chữa DNA những thay đổi biểu sinh vẫn còn. Thực phẩm được biết là có thể thay đổi biểu sinh của chuột trong các chế độ ăn khác nhau. Một số thành phần thực phẩm làm tăng mức độ biểu sinh của các enzyme sửa chữa DNA như MGMT và MLH 1 và p 53. Các thành phần thực phẩm khác có thể làm giảm tổn thương DNA, chẳng hạn như isoflavone đậu nành. Trong một nghiên cứu, các dấu hiệu căng thẳng oxy hoá, chẳng hạn như nucleotide bị biến đổi do tổn thương DNA, đã giảm xuống bởi chế độ ăn 3 tuần có bổ sung đậu nành. Sự giảm tổn thương DNA oxy hoá cũng được thấy sau khi tiêu thụ anthocyanin có nhiều trong bilberry.

Histone là những protein trong nhân tế bào có chức năng đóng gói và sắp xếp DNA thành các đơn vị gọi là thể nhân (nucleosome) trong nhiễm sắc thể. Histone đặc biệt có nhiều axit amin lysine và arginine. Histone hoạt động như ống cuốn quanh DNA và đóng vai trò điều hoà gen. Nếu không có histone, DNA trong nhiễm sắc thể sẽ rất dài, ví dụ, 23 cặp nhiễm sắc thể trong tế bào sẻ có DNA dài khoảng 1,8 m.

Lối sống của con người bao gồm các yếu tố khác nhau như dinh dưỡng, hành vi, căng thẳng, hoạt động thể chất, thói quen làm việc, hút thuốc và uống rượu... Các nghiên cứu cho thấy các yếu tố môi trường và lối sống có thể ảnh hưởng đến các cơ chế di truyền biểu sinh như methyl hóa DNA, acetyl hóa histone và các biểu hiện (expression) của microRNA. Các microRNA (miRNA) là thành viên của RNA không mã hoá có kích thước 17 - 25 nucleotide. miRNA điều chỉnh một loạt các chức năng sinh học ở thực vật và động vật. Mỗi miRNA được biểu hiện trong tế bào có thể điều hòa khoảng 100 - 200 mRNA. Dường như khoảng 60% gen mã hoá protein của con người được điều chỉnh bởi miRNA. Nhiều miRNA được điều chỉnh trong cơ chế biểu sinh bởi sửa đổi histone hay methyl hóa DNA.

Các yếu tố môi trường và lối sống có thể ảnh hưởng đến cơ chế biểu sinh:

Dinh dưỡng:

● Dữ liệu dịch tễ học hỗ trợ đặc tính chống ung thư của folate. Nhưng có nghiên cứu cho thấy tình trạng folate thấp có tác dụng bảo vệ chống lại ung thư đại trực tràng. Những kết quả tương phản này cho thấy bổ sung axit folic có thể gây ảnh hưởng tiêu cực đến các tổn thương có sẵn.

● Polyphenol là nhóm các hợp chất tự nhiên phân bố rộng rãi trong thực phẩm thực vật, đã được chứng minh là làm thay đổi hoạt động của methyltransferase DNA, histone acetylase và histone deacetylase (HDAC). Các nghiên cứu trên các tế bào ung thư đã chỉ ra rằng polyphenol có thể đảo ngược một số sai lệch biểu sinh liên quan đến các biến đổi ác tính.

Trà xanh có chứa epigallocatechin- 3 -gallate (EGCG), là chất ức chế hoạt động của methyltransferase DNA. EGCG đã được chứng minh là kích hoạt các gen im lặng methyl hóa trong các dòng tế bào ung thư.

● Đậu nành cũng rất giàu polyphenol. Polyphenol trong đậu nành bao gồm phytoestrogen như genistein, biochanin A và daidzein. Các hợp chất này cũng đã được chứng minh là có tác dụng ức chế DNA methyltransferase và histone deacetylase trong các dòng tế bào ung thư và hoàn nguyên quá trình methyl hóa đảo CpG bất thường. Những kết quả này có thể giúp giải thích các dữ liệu dịch tễ học chỉ ra rằng tiêu thụ đậu nành có liên quan đến việc giảm nguy cơ mắc bệnh ung thư liên quan đến hoóc môn.

● Selenium có thể điều biến di truyền biểu sinh DNA và histone để kích hoạt các gen im lặng methyl hóa. Dữ liệu ngày càng tăng cho thấy rằng selenium có thể có đặc tính chống ung thư thông qua sửa đổi các quá trình biểu sinh trong tế bào. Selenium cũng có thể khôi phục sự biểu hiện của các gen hypermethylated trong các tế bào ung thư tiền liệt tuyến của con người bằng cách điều hoà DNMT và ức chế hoạt động HDAC. Những gen này được biết là có hoạt động chống ung thư bằng cách bảo vệ chống thiệt hại oxy hoá, giải độc các hóa chất gây ung thư hoặc ức chế khối u. Chế độ ăn thiếu selenium ở trong các mô hình động vật đã được chứng minh là gây ra chứng giảm oxy hóa DNA.

Béo phì và hoạt động thể chất:

● Thừa cân, béo phì và lối sống ít vận động là các yếu tố nguy cơ phổ biến đối với một số bệnh bao gồm ung thư và bệnh tim mạch. Thành phần dinh dưỡng đa lượng của chế độ ăn uống, có ảnh hưởng đến quá trình methyl hóa DNA, có thể giúp phát triển béo phì thông qua các cơ chế biểu sinh.

● Bằng chứng mới cho thấy các cơ chế biểu sinh có thể liên quan đến các tác động của hoạt động thể chất. Trong một nghiên cứu gần đây cho thấy hoạt động thể chất có liên quan đến sự methyl hóa cao hơn các phần tử hạt nhân LINE-1 trong các tế bào lympho ngoại biên. Sự methyl hóa thấp các phần tử LINE-1 có liên quan đến các phản ứng viêm, cũng như sự mất ổn định của các nhiễm sắc thể.

Khói thuốc lá:

● Khói thuốc lá chứa một hỗn hợp phức tạp của các hoá chất hữu cơ và vô cơ, nhiều trong số đó có đặc tính gây ung thư, tiền viêm và gây xơ vữa động mạch. Hiệu ứng khói thuốc lá đã được kiểm tra thông qua các nghiên cứu biểu sinh khác nhau, nhưng kết quả vẫn đang được tranh luận.

● Hút thuốc trong khi mang thai có liên quan đến tăng nguy cơ phát triển các bệnh trong cuộc sống của thai nhi hoặc sau này thông qua các cơ chế biểu sinh.

Uống nhiều rượu:

● Trái ngược với hydrocacbon thơm đa vòng (PAH) và các phần tử gây ung thư khác được tìm thấy trong khói thuốc lá và tar, rượu ethyl không phải là tác nhân gây đột biến, mà hoạt động chủ yếu như một chất gây ung thư (cocarcinogen). Rượu là chất đối kháng của chuyển hóa folate và có thể có tác dụng lên quá trình methyl hóa DNA.

Chất ô nhiễm môi trường:

● Trong một nghiên cứu ở Ấn Độ cho thấy tình trạng hypermethylation DNA đáng kể ở các vùng p53 và p16 đã được quan sát trong máu của đối tượng tiếp xúc với mức arsenic độc hại so với nhóm chứng. Trong nghiên cứu này, hypermethylation p53 và p16 cho thấy mối quan hệ đáp ứng với liều arsenic đo trong nước uống.

● Ô nhiễm không khí hạt có thể ảnh hưởng đến sức khỏe của con người thông qua thay đổi methyl hóa DNA.

● Quá trình hypomethylation lặp đi lặp lại cũng như

hyper hoặc hypomethylation của các gen cụ thể đã được báo cáo do phơi nhiễm benzene và hydrocacbon thơm đa vòng (PAH).

● Phơi nhiễm mức độ cao với benzene có liên quan đến việc tăng nguy cơ mắc bệnh bạch cầu nguyên bào tủy cấp tính (AML), được đặc trưng bởi tình trạng giảm oxy hóa và hyper/hypomethylation gen. Trong một nghiên cứu về các nhân viên trạm xăng và cảnh sát giao thông, phơi nhiễm benzene trong không khí được chứng minh có liên quan đến việc giảm đáng kể methyl hóa LINE- 1 trong DNA máu ngoại biên.

Căng thẳng tâm lý:

● Methyl hóa DNA rất nhạy cảm với phơi nhiễm căng thẳng sớm trong quá trình phát triển và sau này trong cuộc sống. Hypermethylation gen thụ thể glucocorticoid đã được tìm thấy trong số các nạn nhân tự tử có tiền sử bị lạm dụng ở thời thơ ấu. Ngược lại, những trải nghiệm xã hội tích cực sớm có thể có tác dụng giảm thiểu đối với các phản ứng căng thẳng sau này trong cuộc sống thông qua các cơ chế biểu sinh; điều này cho thấy vai trò quan trọng của việc chăm sóc sớm của cha mẹ.

Làm việc ca đêm:

● Việc điều chỉnh sinh học có thể bị ảnh hưởng bởi các yếu tố như ca làm việc. Theo một số nghiên cứu dịch tễ học, ca làm việc đòi hỏi phải làm việc vào ban đêm có thể có tác động tiêu cực đến sức khỏe của người lao động do sự không phù hợp giữa thời gian sinh học nội sinh và đồng bộ hóa môi trường (ví dụ chu kỳ sáng/tối). Một nghiên cứu gần đây cho thấy dân số làm việc ca đêm có sự thay đổi trong methyl hóa DNA, bao gồm methyl hóa các gen gây viêm như interferon gamma (IFN-gamma) và yếu tố hoại tử khối u alpha (TNF-alpha).

PHẦN 3
CÁC VẤN ĐỀ CỦA SỨC KHỎE

CHƯƠNG 12

BỆNH CAO MỠ MÁU

Cao Cholesterol trong máu

Cholesterol là một chất tự nhiên được tạo ra bởi cơ thể. Cholesterol có vai trò như một chất liệu xây dựng cho màng tế bào và cho các steroid hoóc môn như estrogen và testosterone. Hầu hết cholesterol trong máu của chúng ta (75%) là do gan và ruột sản xuất và phần còn lại (25%) đến từ các loại thực phẩm chúng ta ăn như thịt, gia cầm, trứng, hải sản và các sản phẩm từ sữa. Hàm lượng cholesterol trong máu được điều hòa bởi gan. Sau bữa ăn, cholesterol trong chế độ ăn uống được hấp thu từ ruột non và được chuyển hóa và lưu trữ trong gan. Khi cơ thể cần cholesterol nó có thể được gan tiết ra. Có các "thụ thể" trên các tế bào gan có nhiệm vụ theo dõi và điều chỉnh mức cholesterol (LDL). Tuy nhiên, nếu có ít tế bào gan hoặc nếu chúng hoạt động không hiệu quả, mức độ cholesterol có thể tăng lên. Các nghiên cứu đã chỉ ra rằng mức cholesterol trong máu tăng cao không tốt cho sức khoẻ của chúng ta, nhưng mức cholesterol phù hợp đóng vai trò quan trọng trong việc duy trì màng tế bào và tổng hợp nội tiết tố. Trung tâm Kiểm soát Dịch bệnh (CDC) báo cáo rằng một phần ba người trưởng thành có mức cholesterol cao.

Thông thường cholesterol trong máu cao không tạo ra bất kỳ triệu chứng nào và bạn có thể không cảm thấy và không biết cholesterol trong máu mình quá cao. Quá nhiều cholesterol trong máu có thể tích tụ thành các mảng bám dọc theo thành các động mạch khiến chúng bị thu hẹp, gây chứng xơ vữa hay xơ cứng động mạch. Điều này gây hạn chế lưu lượng máu qua các động mạch và có thể dẫn đến các vấn đề y tế nghiêm trọng như đau tim hoặc đột quỵ. Hiệp hội Tim mạch Hoa Kỳ (AHA) khuyến cáo tất cả người trưởng thành trên 20 tuổi nên kiểm tra mức cholesterol sau mỗi bốn đến sáu năm.

Sàng lọc cholesterol được thực hiện với xét nghiệm máu lúc đói (sau ăn ít nhất 12 giờ).

Các loại chất béo và cholesterol trong máu:

● Cholesterol lipoprotein mật độ cao (HDL cholesterol)
● Cholesterol lipoprotein mật độ thấp (LDL cholesterol)
● Cholesterol lipoprotein mật độ rất thấp (VLDL cholesterol)
● Chất béo trung tính (triglyceride)

LDL cholesterol thường được gọi là cholesterol "xấu", là loại có xu hướng lắng đọng trên thành của các động mạch. Các tế bào bạch cầu và calci kết hợp với cholesterol tạo thành mảng bám làm hẹp các động mạch gây hạn chế lưu lượng máu. Mức LDL cholesterol tối ưu cho hầu hết mọi người là 100 mg/dl hoặc thấp hơn. Nếu bạn bị bệnh tim, bạn cần phấn đấu để đạt mức LDL từ 70 mg/dl trở xuống.

Mức LDL cholesterol trong máu:

● Dưới 100 mg/dl: tối ưu
● 101 - 129 mg/dl: gần tối ưu
● 130 - 159 mg/dl: giới hạn cao
● 160 - 189 mg/dl: cao
● Trên 190 mg/dl: rất cao

HDL cholesterol được coi là cholesterol "tốt" vì nó có tác dụng giữ cho LDL cholesterol giảm tích tụ trong động mạch của bạn, HDL càng cao thì càng tốt. Mức HDL từ 60 mg/dl trở lên có thể giúp giảm nguy cơ mắc bệnh tim. Ngược lại, mức HDL từ 40 mg/dl trở xuống được coi là yếu tố nguy cao phát triển bệnh tim.

Mức HDL cholesterol trong máu:

● Trên 60 mg/dl: tối ưu
● Dưới 40 mg/dl: thấp cho đàn ông
● Dưới 50 mg/dl: thấp cho phụ nữ

Triglyceride là một loại chất béo trung tính được tìm thấy trong máu. Mức triglyceride bình thường là 150 mg/dl và thấp hơn. Mức độ cao hơn có thể làm tăng nguy cơ mắc bệnh tim và hội chứng chuyển hoá, đây cũng là một yếu tố nguy cơ của bệnh tim mạch, tiểu đường và đột quy.

Các yếu tố nguy cơ liên quan với triglyceride cao:

● Béo phì
● Bệnh tiểu đường
● Hút thuốc lá
● Lạm dụng rượu
● Không hoạt động hay thiếu tập thể dục

Xét nghiệm hồ sơ mỡ máu sẽ đo tổng lượng cholesterol hay cholesterol toàn phần trong máu, và tổng lượng cholesterol được tạo thành từ sự kết hợp của LDL, HDL, VLDL (một cholesterol xấu khác) và chất béo trung tính (triglyceride). Để phân tích mỡ máu chính xác bệnh nhân nên nhịn đói ít nhất 12 giờ.

●Tổng lượng cholesterol 200 mg/dl hay thấp hơn được coi là tối ưu.

●Mức trên 200 đến 239 mg/dl được coi là giới hạn cao.

●Trên 240 mg/dl được coi là cao và có thể có nghĩa là bạn có nguy cơ mắc bệnh tim cao hơn.

Để tính tỷ số cholesterol của bạn, hãy chia cholesterol toàn phần cho số HDL. Ví dụ, nếu bạn có tổng số điểm cholesterol là 200 và điểm HDL là 40, chia 200 cho 40 và kết quả bằng tỷ số 5 trên 1. Tỷ số này càng thấp, nguy cơ mắc bệnh tim càng thấp. Các bác sĩ khuyên bạn nên giữ tỷ số của bạn từ 5 trên 1 hay thấp hơn. Tỷ số tối ưu là 3,5 trên 1. Mặc dù tỷ số này có thể hữu ích trong công việc đánh giá nguy cơ mắc bệnh tim, bác sĩ sẽ tính đến toàn bộ hồ sơ mỡ máu của bạn và cho bạn biết phương pháp điều trị nào là tốt nhất cho bạn.

Cholesterol trong thực phẩm không giống như cholesterol trong máu của bạn. Đối với đa số mọi người, cholesterol trong thực phẩm bạn ăn có ảnh hưởng "tối thiểu" đến mức cholesterol trong máu. Tuy nhiên, khoảng 30% số người là "người phản ứng" có mức cholesterol trong máu có thể tăng đột biến sau bữa ăn có hàm lượng cholesterol cao.

Ăn thực phẩm giàu cholesterol và chất béo bão hoà không phải là nguyên nhân duy nhất cho mức cholesterol cao ở một số người. Đối với một số người, di truyền có thể là một yếu tố liên quan. Một tình trạng di truyền được gọi là tăng cholesterol máu gia đình có thể gây ra mức cholesterol trong máu cao.

Các yếu tố nguy cơ liên quan cao cholesterol trong máu:

● Chế độ ăn nhiều chất béo chế biến, chất béo bão hòa và cholesterol.

● Thừa cân hoặc béo phì.

● Lối sống ít vận động.

● Các yếu tố rủi ro khác mà bạn không thể kiểm soát bao gồm tuổi tác (rủi ro tăng khi chúng ta già), giới tính (nguy cơ phụ nữ bị cholesterol cao tăng sau mãn kinh) và tiền sử gia đình.

Phụ nữ nói chung có mức HDL cao hơn, bởi vì nội tiết tố nữ estrogen có xu hướng làm tăng mức HDL. Đây là lý do tại sao hầu hết phụ nữ có xu hướng có mức cholesterol trong máu thấp hơn nam giới. Sau đó, đến khi mãn kinh mức chất béo trung tính bắt đầu tăng lên. Khi phụ nữ đến tuổi mãn kinh, điều quan trọng là phải ăn một chế độ ăn uống lành mạnh, và duy trì cân nặng lý tưởng để giúp kiểm soát mức cholesterol và triglyceride trong máu.

Việc phát triển xơ vữa động mạch thực sự bắt đầu từ thời thơ ấu, và có thể đóng một vai trò trong sự phát triển của bệnh tim ở tuổi trưởng thành. Trẻ em có cha mẹ hoặc ông bà bị xơ vữa động mạch vành hoặc bất kỳ hình thức bệnh tim hoặc đau tim nào, hoặc cha mẹ có cholesterol trong máu cao, nên kiểm tra mức cholesterol. Hiệp hội Tim mạch Hoa Kỳ khuyến cáo trẻ em nên được khuyến khích tập thể dục thường xuyên, duy trì cân nặng khoẻ mạnh, ăn chế độ ăn ít chất béo lành mạnh với nhiều trái cây và rau cải, và điều trị cao huyết áp và tiểu đường nếu đã được chẩn đoán.

Cholesterol cao khiến bạn có nguy cơ mắc bệnh tim và đột quỵ, nguyên nhân gây tử vong hàng đầu ở Hoa Kỳ. Mức LDL cholesterol cao có thể góp phần tích tụ mảng bám trên thành động mạch làm hẹp động mạch và hạn chế lưu lượng máu. Nếu một số mảng bám này vỡ ra và bị kẹt trong một động mạch bị hẹp, nó có thể chặn động mạch và cắt nguồn cung cấp máu cho tim hoặc não, dẫn đến đau tim hoặc đột quỵ.

Chế độ ăn giàu chất xơ có thể làm giảm LDL cholesterol. Chế độ ăn nhiều chất xơ cũng có thể giúp giảm cân; thừa cân là một yếu tố nguy cơ góp phần gây ra cholesterol cao. Thực phẩm giàu chất xơ bao gồm trái cây, rau cải, ngũ cốc, các loại đậu và quả hạch.

Hiệp hội Tim mạch Hoa Kỳ khuyến nghị rằng chỉ cần 25% đến 35% lượng calo hằng ngày của bạn đến từ các chất béo không bão hòa đơn và không bão hòa đa có trong cá (cá có dầu như cá hồi, cá mòi, cá trích ít nhất hai lần mỗi tuần), các loại hạt, quả hạch và dầu thực vật. Hạn chế lượng cholesterol từ thức ăn dưới 300 mg mỗi ngày đối với mọi người. Đối với người bị bệnh tim mạch vành hoặc mức cholesterol LDL là 100 mg/dl hay cao hơn, hãy giới hạn lượng cholesterol dưới 200 mg mỗi ngày. Đối với những người khoẻ mạnh, chất béo bão hoà nên chiếm không quá 7% tổng lượng calo mỗi ngày của bạn. Với chế độ ăn 2.000 kcalo mỗi ngày, đó là khoảng 140 kcal hay khoảng 16 g chất béo bão hoà. Nếu bạn cần giảm LDL cholesterol, hãy hạn chế chất béo bão hòa ở mức 5% đến 6% lượng calo, hoặc khoảng 11 g đến 13 g chất béo bão hòa trong chế độ ăn 2.000 kcalo. Giảm chất béo chế biến xuống dưới 1% tổng lượng calo hằng ngày của bạn. Điều này có nghĩa là tránh thực phẩm chiên xào và các thức ăn ăn vặt.

Để giảm cholesterol, hạn chế thịt đỏ, trứng và ăn nhiều cá và thịt gia cầm nạc.

Cách chuẩn bị thịt tốt cho sức khỏe:

● Cắt bỏ tất cả mỡ từ thịt và loại bỏ da khỏi thịt gia cầm trước khi nấu.

● Broil hoặc nướng, không chiên thực phẩm

● Loại bỏ chất béo từ bất kỳ loại thịt nào trước khi phục vụ

● Hạn chế các loại thịt biến chế như xúc xích hoặc thịt nguội, ngay cả những loại được dán nhãn giảm chất béo, vì nhiều loại vẫn có nhiều chất béo bão hoà.

Các loại cá có dầu như cá hồi hay cá mòi có nhiều axit béo omega-3, có thể làm giảm mức chất béo trung tính và cải thiện mức HDL cholesterol.

Protein đậu nành cũng có thể có tác dụng có lợi và giúp giảm LDL cholesterol.

Chế độ ăn ít carbohydrate có thể giúp cải thiện mức HDL cholesterol. Viện Y tế Quốc gia đã tiến hành một nghiên cứu cho thấy trong khi cả những người ăn kiêng ít béo và ít calo đều giảm cân trong thời gian nghiên cứu hai năm, những người ăn kiêng ít carb cũng cải thiện mức HDL cholesterol. Vấn đề với chế độ ăn kiêng ít carb là chúng có thể khó tuân thủ. Tham khảo ý kiến bác sĩ về kế hoạch ăn uống lành mạnh tốt nhất để quản lý cholesterol.

Giảm cân có thể giúp giảm cholesterol. Thừa cân hoặc béo phì có xu hướng làm tăng mức LDL cholesterol. Giảm cân có thể giúp giảm mức LDL cholesterol và chất béo trung tính, và tăng mức HDL cholesterol.

Hút thuốc lá không chỉ có hại cho phổi của bạn, nó cũng làm giảm HDL cholesterol và tăng nguy cơ mắc bệnh tim và đột quỵ. Khi bạn bỏ hút thuốc, mức HDL của bạn sẽ tăng lên. Thảo luận về một chương trình cai thuốc lá với bác sĩ của bạn.

Tập thể dục có thể tăng HDL cholesterol đến 6% và giảm 10% lượng LDL cholesterol. Chỉ cần 40 phút tập thể dục như đi bộ, bơi lội hoặc đạp xe ba đến bốn lần mỗi tuần có thể có tác động đến mức cholesterol trong máu. Nói chuyện với bác sĩ của bạn về việc bắt đầu một chương trình tập thể dục.

Đôi khi, một chế độ ăn uống lành mạnh và tập thể dục thường xuyên không đủ để đạt mức cholesterol lành mạnh. Đây thường là trường hợp khi cholesterol cao được gây ra bởi các yếu tố di truyền, và trong những tình huống này, thuốc có thể giúp đỡ.

Bốn nhóm thuốc được sử dụng để làm giảm mức cholesterol:

- Statins: Những thuốc statin có trên thị trường bao gồm simvastatin (Zocor), atorvastatin (Lipitor), pravastatin (Pravachol), fluvastatin (Lescol), lovastatin (Mevacor), và rosuvastatin (Crestor). Những loại thuốc này chủ yếu làm giảm LDL cholesterol.

- Niacin hay vitamin B3: Niaspan là dạng kê đơn của niacin và làm giảm LDL và triglyceride cũng như tăng HDL. Liều dùng trong các chất bổ sung vitamin không kê đơn không đủ để điều trị cholesterol cao, và vì có khả năng gây tác dụng phụ, chỉ nên dùng với liều cao dưới sự giám sát của bác sĩ.

- Nhựa axit mật: Cholestyramine (Questran) là một loại nhựa axit mật làm giảm LDL. Có tác dụng ức chế hấp thụ cholesterol.

- Dẫn xuất axit fibric: Axit fibric loại bỏ LDL ít hơn và bao gồm gemfibrozil (Lopid) và fenofibrate (Tricor).

Các nghiên cứu cho thấy statin là nhóm thuốc giảm cholesterol duy nhất có liên quan trực tiếp đến việc giảm nguy cơ tim mạch hoặc đột quỵ.

Alirocumab (Praluent) và evolocumab (Repatha) là hai loại thuốc mới; là kháng thể với protein PCSK 9 (một thụ thể của LDL). Những loại thuốc này được chỉ định để điều trị ở những bệnh nhân đau tim hoặc đột quỵ hoặc tăng cholesterol máu gia đình và đang dùng liệu pháp tối đa, nhưng vẫn có tiếp tục có mức cholesterol LDL cao trong máu.

Bạn và bác sĩ sẽ thảo luận về loại thuốc giảm cholesterol nào phù hợp với bạn dựa trên bệnh sử và sức khoẻ hiện tại của bạn và các loại thuốc khác mà bạn đang dùng. Những loại thuốc này thường cần được điều chỉnh và theo dõi các tác dụng phụ.

Mặc dù cả bốn nhóm thuốc có thể có vai trò kiểm soát nồng độ cholesterol cùng với ăn uống, tập thể dục và cai thuốc lá, nhưng chỉ có statin được chứng minh là làm giảm nguy cơ đau tim.

Một số chất bổ sung dinh dưỡng đã được chứng minh là có lợi trong việc cải thiện mức cholesterol:

• Dầu cá (EPA và DHA) có thể làm giảm chất béo trung tính triglyceride.

• Protein đậu nành có thể làm giảm mức LDL cholesterol và làm tăng HDL cholesterol.

• Các stanol và sterol thực vật tự nhiên được tìm thấy trong một số loại trái cây, rau cải, quả hạch, hạt và các loại dầu có thể giúp ngăn chặn sự hấp thụ cholesterol trong ruột.

Tỏi thường được xem là một phương thuốc để giảm cholesterol toàn phần, tuy nhiên, một thử nghiệm lớn cho thấy tỏi không hiệu quả trong việc này. Nhiều loại thảo mộc và biện pháp khắc phục tại nhà khác cũng được tuyên bố có tác dụng giảm cholesterol như: guggulipid, gạo men đỏ, policosanol, hạt và lá cây cà ri, chiết xuất lá atisô, cỏ ba lá, gừng, nghệ... Nhiều biện pháp trong số này không được chứng minh là cải thiện mức cholesterol, trong khi những biện pháp khác vẫn đang được nghiên cứu. Tham khảo ý kiến bác sĩ trước khi sử dụng bất kỳ chất bổ sung thảo dược nào vì nhiều loại có thể có tác dụng phụ hoặc tương tác với các loại thuốc bạn có thể đang dùng.

Khi tìm cách giảm tổng lượng cholesterol, bạn nên nhắm đến con số nào?

● Tổng số cholesterol 200 mg/dl là mong muốn.

● Đặt mục tiêu cho mức LDL cholesterol từ 100 mg/dl trở xuống, và mức cholesterol HDL từ 60 mg/dl trở lên.

● Nếu bạn có các yếu tố nguy cơ cao mắc bệnh tim hoặc đột quy, bao gồm huyết áp cao, hút thuốc lá, tiền sử gia đình mắc bệnh tim, trên 45 tuổi đối với nam giới và 55 tuổi đối với nữ, có HDL cholesterol thấp (dưới 40 mg dl) và/hoặc béo phì hoặc không hoạt động, bạn cần nhắm tới mức LDL từ 70 mg/ dl hoặc thấp hơn.

Tin tốt là bạn có thể đảo ngược một số thiệt hại do xơ vữa động mạch (xơ cứng động mạch), và độ tích tụ của các mảng bám. Đảo ngược tổn thương cholesterol với:

● Một chế độ ăn chay ít chất béo đã được chứng minh là đảo ngược tắc nghẽn động mạch.

● Chế độ ăn thuần chay ít ngọt làm giảm mức LDL cholesterol.

● Tập thể dục thường xuyên làm giảm LDL cholesterol và cải thiện HDL cholesterol, ngoài ra còn giúp tăng cường hệ tim mạch.

Cách Đơn giản để Giảm Cholesterol:

Trên thực tế, ở mức độ nào đó cholesterol là cần thiết cho

chức năng cơ thể nhưng quá cao thì có tác dụng hại. Những chất béo bão hòa và cholesterol trong chế độ ăn uống đều làm tăng mức cholesterol xấu (LDL). Nồng độ LDL cholesterol cao có thể khiến mảng bám tích tụ trong động mạch, và dẫn đến bệnh tim và đột quỵ. HDL cholesterol là một loại cholesterol tốt ở chỗ nó giúp loại bỏ cholesterol xấu ra khỏi máu của bạn. Có thể giảm LDL cholesterol và tăng HDL cholesterol với chế độ ăn uống của bạn. Ăn các bữa ăn thịnh soạn có nhiều chất béo góp phần tăng cân và tăng cholesterol trong máu. Một cách dễ dàng để thực hành và kiểm soát các khẩu phần của bữa ăn là sử dụng bàn tay của bạn như một công cụ đo lường cho các phần ăn. Một nắm tay có kích thước bằng một phần ăn.

Khi bạn phát hiện có mức cholesterol trong máu cao, có thể rất hữu ích để thay đổi chế độ ăn uống và lối sống của bạn để giảm cholesterol. Giảm cholesterol đã được chứng minh là là giảm nguy cơ mắc bệnh tim. Ngay cả khi bạn đang dùng một loại thuốc để giảm mức cholesterol, chế độ ăn uống và tập thể dục ngoài ra có thể dẫn đến sức khỏe của tim và mạch máu tối ưu.

• Nhiều phần ăn trái cây và rau cải có thể giúp giảm LDL cholesterol trong suốt cả ngày. Hơn nữa những thực phẩm này có chất chống oxy hoá có thể có lợi cho cơ thể. Ngoài ra, ăn nhiều rau cải và trái cây thường dẫn đến việc ăn ít thực phẩm giàu chất béo. Điều này có thể hạ huyết áp và thúc đẩy giảm cân.

• Cá nói chung là tốt cho trái tim khỏe mạnh đặc biệt vì nó có nhiều axit béo omega-3 lành mạnh và ít chất béo bão hoà. Đó là axit béo omega-3 giúp giảm mức chất béo trung tính triglyceride trong máu. Hãy nhớ rằng món cá chiên ngập dầu hay "deep fry" bất kỳ thực phẩm nào sẽ làm giảm lợi ích cho sức khỏe.

• Bột yến mạch hoặc ngũ cốc nguyên hạt có chất xơ và carb phức tạp giúp bạn cảm thấy no lâu hơn, vì vậy bạn sẽ ít có xu hướng ăn quá nhiều vào cuối ngày. Những bữa ăn sáng này giúp giảm LDL cholesterol và có thể giúp kiểm soát cân nặng của bạn.

• Các loại hạt giúp giảm cholesterol vì chúng có nhiều chất béo không bão hòa đơn. Dạng chất béo này làm giảm LDL cholesterol trong khi vẫn duy trì mức cholesterol tốt (HDL). Điều này có thể làm giảm nguy cơ mắc bệnh tim. Tuy nhiên, chỉ nên ăn một ít vì các loại hạt có lượng calo cao, đặc biệt nếu chúng được phủ đường hoặc sô cô la.

• Nhu cầu chất béo hằng ngày của chúng ta chỉ bằng khoảng một phần ba lượng calo hằng ngày của chúng ta. Tuy nhiên, phẩm chất hay hình thức của chất béo tạo nên sự khác biệt. Chất béo không bão hòa (trong dầu canola, oliu) làm giảm mức LDL cholesterol. Chất béo bão hoà (trong bơ, thịt đỏ) và chất béo chế biến làm tăng LDL cholesterol. Tất cả các chất béo đều có calo cao. Đó là chìa khoá của vấn đề tăng cân và tăng cholesterol trong máu.

• Carbohydrate rất quan trọng để sản xuất năng lượng. Tuy nhiên, cũng có sự khác biệt về chất lượng carbohydrate. Các loại ngũ cốc nguyên hạt như đậu, quinoa, mì làm từ lúa mì nguyên hạt và gạo nâu hay gạo lứt có nhiều chất xơ có thể giúp giảm cholesterol. Ngũ cốc nguyên hạt cũng giữ cho bạn cảm giác no lâu hơn. Các carbohydrate trong bánh ngọt, gạo trắng, bánh mì trắng và khoai tây làm tăng lượng đường trong máu nhanh chóng. Điều này có thể khiến bạn cảm thấy đói sớm hơn, có khả năng dẫn đến ăn quá nhiều.

• Khoảng thời gian ngắn tập thể dục thường xuyên có thể giúp bạn giảm cholesterol LDL và tăng cholesterol HDL. Duy trì cân nặng lý tưởng để giảm huyết áp và nguy cơ mắc bệnh tim. Tập thể dục cũng cải thiện sức khỏe tim mạch bằng cách giúp duy trì trọng lượng có thể tối ưu. Rõ ràng, đó là ý tưởng khiến bạn có thể quản lý cholesterol mà không cần dùng thuốc.

● Đi bộ là dễ dàng, và đem lại khỏe mạnh; đôi giày tốt là yêu cầu duy nhất của bạn. Điều này cũng có thể làm giảm nguy cơ đột quỵ và bệnh tim, giúp bạn giảm cân, duy trì sự cân bằng và giữ cho xương chắc khỏe. Đi bộ ngắn tốt hơn nhiều so với không đi bộ. Bất kỳ hoạt động tim mạch đều có thể có lợi cho sức khỏe của tim. Nhưng kiểm tra với bác sĩ của bạn để được hướng dẫn. Các hoạt động đơn giản có thể mang lại lợi ích bao gồm làm vườn, nhảy múa hoặc đi cầu thang bộ thay vì đi thang máy. Ngay cả việc nhà cũng có thể đủ điều kiện như tập thể dục.

● Theo dõi với một chương trình quản lý cholesterol nhất quán và tìm hiểu các cách thức để duy trì sức khỏe của bạn. Kiểm tra nhãn thực phẩm cho các nhu cầu dinh dưỡng có thể rất hữu ích. Nó cũng giúp thay đổi thói quen tập thể dục của bạn trong tuần. Khi bạn ăn ngoài hãy cẩn thận về chất lượng và số lượng tiêu thụ thực phẩm của bạn. Cảnh giác với muối, calo và chất béo bão hòa trong các loại nước sốt. Chọn các món nướng và hấp thay vì chiên, xào. Quản lý cholesterol với chế độ ăn uống của bạn bắt đầu tại các cửa hàng tạp hóa. Nhìn vào nhãn dinh dưỡng và kích cỡ các phần ăn. Đừng là nạn nhân của các quảng cáo tiếp thị.

● Căng thẳng có thể làm tăng huyết áp, có thể dẫn đến bệnh tim và mạch máu. Giảm căng thẳng có thể được vui vẻ. Hãy nghỉ ngơi như thói quen sinh hoạt hằng ngày của bạn. Các phương pháp đơn giản và thuận tiện để giảm căng thẳng bao gồm thiền, phản hồi sinh học và các bài tập thư giãn.

● Giảm cân khi bạn béo phì làm giảm huyết áp, cholesterol và triglyceride và giảm nguy cơ đột quỵ và bệnh tim. Một trọng lượng cơ thể tối ưu làm giảm căng thẳng cho tim. Nó cũng làm giảm sự căng thẳng cho các khớp và dây chằng.

Tiếp tục quản lý cholesterol suốt đời với việc kiểm tra bác sĩ thường xuyên, tập thể dục, và lựa chọn thực phẩm lành mạnh. Những thay đổi lối sống này có thể giúp bạn giảm nguy cơ mắc bệnh và thúc đẩy tuổi thọ. Làm việc với các chuyên gia chăm sóc sức khỏe của bạn để có được lời khuyên để cải thiện cholesterol bằng cách thay đổi thói quen của bạn.

Cao Triglyceride trong Máu

Triglyceride hay chất béo trung tính có thể đến từ thực phẩm chúng ta ăn. Tuy nhiên chúng cũng được tạo ra bởi gan khi chúng ta ăn các loại thực phẩm giàu tinh bột hoặc đường. Cho dù bạn ăn triglyceride hoặc có thể gan tạo ra, chúng được cơ thể sử dụng để tạo năng lượng hoặc lưu trữ. Khi cơ thể bạn không thể thể sử dụng tất cả các chất béo trung tính mà nó tiêu thụ hoặc sản xuất, nó sẽ được lưu trữ trong những tế bào mỡ.

Cũng giống như cholesterol, chất béo trung tính cao có thể đóng cục ở thành động mạch, có thể dẫn đến đau tim và đột quỵ. Chúng cũng có thể dẫn đến viêm tuyến tụy khi ở mức độ rất cao. Tin tốt là có nhiều cách để làm giảm triglyceride và đưa cơ thể bạn trở lại sức khỏe tốt.

Mức độ chất béo triglyceride, rất quan trọng đến sức khỏe của bạn:

- Triglyceride bình thường: dưới 150 mg/dl

- Triglyceride giới hạn cao: 150 - 199 mg/dl

- Triglyceride cao: 200 - 499 mg/dl

- Triglyceride rất cao: hơn 500 mg/dl

Khi nồng độ triglyceride cao, một trong những mối nguy hiểm chính là mối đe dọa của hội chứng chuyển hóa. Hội chứng chuyển hóa, đề cập đến một số rối loạn chuyển hoá được tìm thấy cùng nhau, sẻ làm tăng khả năng phát triển bệnh tim mạch. Khoảng 23% người trưởng thành bị ảnh hưởng bởi hội chứng chuyển hóa.

Để đánh giá hội chứng chuyển hóa, các bác sĩ xem xét một số yếu tố. Khi ba hoặc nhiều hơn các yếu tố này được tìm thấy cùng nhau thì chẩn đoán hội chứng chuyển hoá có thể được xác định.

- Triglyceride trong máu hơn 150 mg/dl
- Nồng độ glucose lúc đói từ 100 mg/dl trở lên
- Huyết áp tăng hoặc cao (130/85 mmHg hoặc cao hơn)
- Cholesterol HDL thấp dưới 40 mg/dl
- Mỡ bụng, vòng eo hơn 40 inch ở nam và 35 inch ở nữ

Hội chứng chuyển hoá làm tăng đáng kể khả năng mắc bệnh tim, đột quỵ và tiểu đường. Nó thường được quy cho do kết quả của:

- Không hoạt động
- Béo phì
- Yếu tố di truyền
- Sự lão hoá

Các loại thực phẩm bạn chọn để ăn có vai trò lớn trên chất béo trung tính trong máu của bạn. Ăn đúng loại thực phẩm có thể khiến triglyceride giảm trong vài ngày; ăn sai loại thực phẩm có thể làm tăng mức chất béo trung tính. Triglyceride có thể bắt đầu tăng lên bất cứ khi nào bạn ăn nhiều calo hơn bạn đốt cháy nó. Một số thực phẩm làm cho điều đó dễ dàng hơn, bao gồm thực phẩm có đường và thực phẩm có nhiều chất béo bão hòa như bơ, phô mai, sữa nguyên chất, mỡ động vật, và thịt đỏ.

- Tránh thêm đường vào thức ăn rất quan trọng để giảm triglyceride vì lượng đường dư thừa có thể được gan chuyển hóa thành triglyceride, nhưng thường những thực phẩm này lẻn vào chế độ ăn uống mà chúng ta không biết. Một số thức ăn có đường tốt nhất nên tránh bao gồm nước ngọt, bánh nướng, kẹo, hầu hết các loại ngũ cốc ăn sáng, nước ép trái cây cô đặc, sữa chua có hương vị, kem...Một điều khó khăn trong việc tránh đường bổ sung trong thực phẩm của chúng ta là những thành phần lén lút này có thể giả trang dưới nhiều tên khác nhau trên nhãn dinh dưỡng. Trên thực tế, có gần 100 tên khác nhau cho đường trong danh sách các thành phần. Một số tên phổ biến cho các hợp chất đường như caramen, xi-rô ngô, xi-rô mạch nha, mật hoa, glucid, disaccarit, maltodextrin...và những thứ kết thúc bằng "ose" như dextrose, fructose (đường trái cây), glucose, lactose (đường sữa), maltose và sucrose (đường bàn).

● Chất xơ có nhiều ưu điểm. Nó giúp lấp đầy dạ dày của bạn mà không cần thêm nhiều calo, và nó làm chậm quá trình tiêu hóa khiến bạn cảm thấy no lâu hơn. Nó cũng giúp giảm triglyceride. Chất xơ được tìm thấy trong trái cây, rau cải và đậu lăng và trong một số loại ngũ cốc. Một số ví dụ về thực phẩm giàu chất xơ là đậu, hạt lanh, hạt bí, yến mạch và cám gạo, đậu Hà Lan...

● Tuỳ thuộc vào loại ngũ cốc bạn đang ăn, bạn có thể cung cấp cho cơ thể nhiều chất xơ hơn hoặc lượng chất béo trung tính cao hơn. Tránh bột trắng tinh chế và thay bằng ngũ cốc nguyên hạt.

● Các loại chất béo phù hợp sẽ tốt cho bạn, các chất béo bạn muốn là chất béo đơn và đa không bão hoà được tìm thấy trong trái bơ, quả óc chó, dầu canola, dầu ô liu...

● Tránh xa chất béo chế biến nhân tạo thường được tìm thấy trong thực phẩm biến chế, khoai tây chiên, bánh quy, chíp...

● Ngoài ra hạn chế tiêu thụ chất béo bão hoà, chúng có thể được tìm thấy trong thịt đỏ, kem, phô mai, bánh nướng bơ...

● Chất béo omega- 3 được tìm thấy rất nhiều trong cá. Những chất béo này giúp tim bạn cùng cơ thể hoạt động để giảm triglyceride.

● Thịt đỏ, mặt khác, được nạp với chất béo bão hoà.

Chất béo bão hoà có hại cho tim và góp phần vào lượng chất béo trung tính của bạn.

Lần tới khi bạn gọi món tại nhà hàng, hãy gọi cá thay vì burger hoặc bít tết. Cá rất quan trọng đối với chế độ ăn uống lành mạnh đến nỗi các chuyên gia dinh dưỡng khuyên bạn nên ăn ít nhất hai lần một tuần. Một số loại cá chứa nhiều omega- 3 bao gồm: cá hồi, cá thu, cá trích, cá ngừ, cá mòi…

Cá không phải là thực phẩm duy nhất chứa chất béo omega- 3 lành mạnh. Một vài nguồn omega-3 tốt khác bao gồm: rau bina, cải xoăn, hạt lanh, bắp cải Bruxen, đậu, xà lách xanh.

Trước khi đưa vào các chất bổ sung omega-3, hãy hỏi bác sĩ trước. Viên nang omega-3 với lượng omega- 3 đậm đặc có sẵn, nhưng không phải ai cũng cần chúng. Và chúng đi kèm với một nguy cơ tiềm ẩn, một số người dễ bị chảy máu khi dùng omega-3 liều cao.

Lựa chọn cuộc sống lành mạnh hơn có thể giúp bạn giảm triglyceride mà không cần bổ sung. Nếu bác sĩ của bạn chấp nhận bổ sung omega-3, hãy tìm viên nang có EPA và DHA, hai loại omega-3 mạnh mẽ.

Rượu có thể giúp bạn thư giãn, nhưng uống quá nhiều cũng là một trong những nguyên nhân gây ra chất béo trung tính cao, gây hại cho gan và làm tăng LDL cholesterol. Một ly rượu mỗi ngày có thể giúp tăng mức HDL. Quá nhiều rượu có nghĩa là nhiều hơn một ly mỗi ngày đối với phụ nữ và hai ly một ngày đối với nam giới. Thậm chí có một số người mà ngay cả một lượng nhỏ rượu cũng có thể làm tăng triglyceride.

Một trong những cách đơn giản nhất để giảm triglyceride là bỏ qua đồ uống ngọt. Soda và đồ uống có đường khác được đóng gói với đường bổ sung và như chúng ta đã thảo luận đường bổ sung làm tăng triglyceride.

Bao nhiêu đường được thêm vào trong những lon soda

nước ngọt? Một lon Coke 12 ounce chứa 39 g đường, cao hơn giới hạn đường hàng ngày theo khuyến nghị của Hiệp hội Tim mạch Hoa Kỳ. AHA khuyến nghị đàn ông trưởng thành nên tiêu thụ không quá 36 g đường mỗi ngày và phụ nữ trưởng thành nên không ăn quá 24 g mỗi ngày. Uống không quá 36 ounce chất ngọt mỗi tuần. Đúng vậy, điều đó có nghĩa là chỉ có ba lon soda 12 ounce mỗi tuần. Tốt hơn hết, hãy cắt bỏ thói quen uống soda ngọt có đường.

Trọng lượng của bạn đóng góp vào số lượng chất béo trung tính của bạn. Thêm trọng lượng đặc biệt là mỡ bụng quanh eo của bạn làm tăng triglyceride. Một trong những điều lành mạnh và hiệu quả nhất bạn có thể làm để giảm mức chất béo trung tính là làm giảm cân. Kết quả của bạn thậm chí không cần phải ấn tượng dễ thấy những cải thiện lớn về sức khoẻ tổng thể của bạn. Nếu bạn đang mang thêm một chút trọng lượng, hãy di chuyển. Để có được vóc dáng và giảm triglyceride cùng một lúc, hãy bắt đầu một thói quen tập luyện thường xuyên. Mục tiêu nên là 30 phút tập thể dục, năm ngày một tuần. Khi bạn tập thể dục, hãy chắc chắn để đổ mồ hôi và bơm tim. Với thói quen này, bạn có thể cắt giảm triglyceride từ 20% đến 30%. Hãy đăng ký một lớp học khiêu vũ, đi bơi, hoặc tìm thời gian mỗi ngày để đi bộ nhanh

Thật khó để biết bạn cần làm bao nhiêu để giảm triglyceride nếu bạn không biết mức triglyceride nào bạn rơi vào?

Rất đơn giản chỉ cần lấy máu mỗi năm (hoặc thường xuyên như bác sĩ khuyên) có thể giúp bạn theo dõi chất béo trung tính và nó sẽ giúp bạn biết khi nào chúng quá cao. Đồng thời, bác sĩ cũng có thể tìm kiếm các vấn đề sức khỏe liên quan bao gồm:

- Bệnh thận
- Béo phì
- Một tuyến giáp chậm

Đôi khi thay đổi lối sống có thể không đủ để cơ thể của bạn loại bỏ chất béo trung tính gây bệnh. Nếu bạn thấy mình bị mắc kẹt trong vấn đề triglyceride, bác sĩ có thể đề nghị thêm một loại thuốc kê toa vào thói quen của bạn. Một vài lựa chọn như:

● Fibrate

● Niacin

● Statin

● Dầu cá liều cao

Để quyết định cách tốt nhất để bảo vệ trái tim của bạn, bác sĩ sẽ xem xét tất cả các chất béo trong máu của bạn, bao gồm cả triglyceride và tất cả các loại cholesterol.

Loại và lượng carbohydrate bạn ăn ảnh hưởng trực tiếp đến mức chất béo trung tính của bạn. Các loại rau có tinh bột như đậu Hà Lan và ngô cung cấp lượng carb dồi dào cho mỗi khẩu phần. Cơ thể của bạn biến carb dư thừa không được sử dụng cho năng lượng thành triglyceride. Đổ đầy đĩa của bạn với các loại rau có tinh bột thấp hơn sẽ không làm tăng triglyceride của bạn bao gồm súp lơ, nấm, và cải xoăn. Tránh các thực phẩm có chứa đường đơn giản như fructose. Những chất này làm tăng mức chất béo trung tính.

Đậu là nguồn chất xơ tuyệt vời và các chất dinh dưỡng khác, nhưng nếu chúng được nạp đường hoặc có thịt lợn, hãy chọn một phiên bản khác. Chọn đậu đen không đường. Chúng có nhiều protein và chất xơ và không có chất béo bão hoà. Hiệp hội Tim mạch Hoa Kỳ khuyến cáo những người có chất béo trung tính cao nên hạn chế ăn chất béo bão hòa, tránh thêm đường và muối và tăng lượng ngũ cốc nguyên hạt, trái cây, thịt nạc, các loại đậu, sữa không béo hoặc ít béo, cá, thịt gia cầm, các loại hạt, và các loại rau không tinh bột. Điều này giúp giảm triglyceride và giảm nguy cơ mắc bệnh tim mạch vành, bệnh gan nhiễm mỡ và tiểu đường. Ăn theo cách này cung cấp cho cơ thể bạn vitamin và các chất dinh dưỡng để hỗ trợ sức khỏe tối ưu.

Trái cây là một phần của chế độ ăn uống lành mạnh, nhưng quá nhiều trái cây có thể cản trở khả năng hạ triglyceride của bạn. Trái cây có chứa lượng đường fructose khác nhau, một loại đường có trong một số thực phẩm. Những người có chất béo trung tính cao nên hạn chế lượng đường fructose của họ không quá 50 đến 100 gam mỗi ngày. Fructose dư thừa làm tăng triglyceride. Ăn 2 đến ba phần trái cây mỗi ngày. Trái cây khô, giống như nho khô, có nhiều fructose. Không nên quá hai muỗng một ngày. Chà là, nho khô, quả sung và quả mơ khô có hàm lượng fructose cao.

Rượu chứa đường và lượng đường dư thừa làm tăng mức chất béo trung tính. Bia, rượu đều chứa đường, vì vậy tất cả các loại rượu có thể là vấn đề đối với những người có chất béo trung tính cao. Nói chuyện với bác sĩ của bạn nếu bạn có chất béo trung tính cao. Bác sĩ có thể khuyên bạn nên hạn chế uống rượu hoặc bạn nên tránh hoàn toàn. Ngoài việc tăng triglyceride, tiêu thụ rượu có liên quan đến việc tăng nguy cơ ung thư đầu và cổ, ung thư thực quản, ung thư vú, ung thư gan và ung thư đại trực tràng. Nếu bạn cảm thấy khó cắt giảm hoặc ngừng uống rượu, bác sĩ có thể đề xuất các chiến lược có thể giúp bạn bỏ rượu.

Cá là một thực phẩm tốt cho tim, nhưng hãy đọc nhãn cẩn thận khi bạn mua cá đóng hộp. Các bác sĩ khuyên bạn nên theo dõi lượng chất béo trung tính cao, đặc biệt là chất béo bão hoà và chất béo biến chế. Đó là một ý tưởng tốt hơn để mua cá đóng hộp được đóng gói trong nước. Bạn sẽ nhận được tất cả các lợi ích của axit béo omega-3 trong cá mà không có nhược điểm của chất béo bổ sung có thể góp phần vào vào mức độ chất béo trung tính cao. Hiệp hội Tim mạch Hoa Kỳ khuyến cáo mọi người nên ăn ít nhất 2 phần cá mỗi tuần. Cá béo có nhiều axit béo omega-3 bao gồm cá hồi, cá trích, cá thu, cá mòi, và cá ngừ albacore.

Dừa là một sản phẩm hợp thời trang trong ngày nay. Nước cốt dừa, kem dừa, dầu dừa, và vảy dừa có sẵn trên các cửa hàng tạp hoá. Quá nhiều dừa có thể là một điều xấu vì nó có nhiều chất béo bão hoà. Nếu bạn cần giảm mức chất béo trung tính trong máu, hãy hỏi bác sĩ nếu bạn có thể tiêu thụ dừa một cách an toàn và nếu có thì bao nhiêu. Ngoài việc tăng triglyceride, chế độ ăn nhiều chất béo bão hoà như những chất có trong sản phẩm từ dừa làm tăng cholesterol toàn phần và LDL cholesterol. Nếu bác sĩ của bạn nói rằng an toàn cho bạn khi tiêu thụ một số sản phẩm từ dừa hãy chọn nước cốt dừa ít béo và vảy dừa ít béo để hạn chế hơn nữa lượng chất béo bão hoà.

Khi bạn có chất béo trung tính cao, điều đặc biệt quan trọng là theo dõi lượng thức ăn chứa tinh bột như khoai tây, mì ống và ngũ cốc. Cơ thể bạn biến carb dư thừa thành triglyceride nếu lượng calo không được sử dụng làm năng lượng. Hỏi bác sĩ của bạn có bao nhiêu carb bạn có thể tiêu thụ mỗi ngày. Những gì được coi là khẩu phần carb? Một lát bánh mì, chén cơm hoặc mì ống, chén ngũ cốc khô, một bánh tortilla 6 inch, và một miếng trái cây nhỏ hoặc chén trái cây tươi hoặc đóng hộp đều được tính như một khẩu phần carb. Ăn quá nhiều carb đặc biệt là carb đơn giản, có hại cho lượng đường trong máu của bạn và nó thậm chí có thể làm giảm HDL cholesterol. Luôn giữ ngũ cốc nguyên hạt và carb phức tạp là một phần trong chế độ ăn uống hằng ngày của bạn.

Nếu bạn có chất béo trung tính cao (tăng triglyceride trong máu), đường đặc biệt có hại cho bạn. Bạn có thể không biết rằng nhiều đồ uống có chứa đường. Nước trái cây, soda thường xuyên có đường; đồ uống cà phê ngọt, đồ uống thể thao, nước tăng lực và nước ngọt đều chứa đường mà cơ thể sẽ biến thành chất béo trung tính. Người trưởng thành trung bình ở Mỹ tiêu thụ 145 kcalo từ đồ uống có đường mỗi ngày. Uống đồ uống có đường góp phần gây béo phì, huyết áp cao, bệnh tim mạch, triglyceride cao và các tình trạng bệnh lý mãn tính khác. Hạ triglyceride bằng cách tránh xa đồ uống có đường.

Thay vào đó hãy uống nước với một vắt nước chanh hoặc với vài giọt nước ép không đường.

Đường ăn không phải là đường duy nhất bạn cần cảnh giác khi bạn có chất béo trung tính cao. Mật ong và xi-rô cây phong cũng có thể làm tăng mức chất béo trung tính của bạn. Một muỗng mật ong có 64 kcal và khoảng 17 g đường. Một muỗng xi-rô cây phong chứa 50 kcalo và khoảng 13 g đường. Nếu bạn muốn thưởng thức những chất làm ngọt này, hãy sử dụng ít hơn hoặc tìm loại xi-rô ít calo hoặc không đường. Đường có nhiều dạng. Đọc nhãn hiệu và theo dõi đường nâu, xi-rô ngô, chất làm ngọt từ ngô, nước trái cây cô đặc, chất làm ngọt fructose, glucose, xi-rô ngô fructose cao, maltose, lactose, xi-rô mạch nha, mật đường, sucrose và trehalose. Chúng cũng có hại cho lượng đường trong máu của bạn.

Bánh nướng có thể ngon nhưng chúng thường được nạp với đường và chất béo có thể làm cho mức độ chất béo trung tính tăng lên. Đồ nướng và bánh ngọt cũng có thể chứa chất béo biến chế nguy hiểm; đó là loại chất béo nên tránh trong tất cả số lượng. Đọc nhãn dinh dưỡng trước khi bạn thưởng thức các món nướng. Nếu bạn nỗ lực giảm cân, để giảm cholesterol cao và sửa đổi các yếu tố khác cho bệnh tim mạch, hãy hạn chế tiêu thụ bánh nướng. Ăn thực phẩm nhiều chất xơ, ngũ cốc thay vì bánh nướng. Chỉ cần chú ý duy trì trong giới hạn lượng carb mà bác sĩ đã thiết lập để bạn đạt được mục tiêu chất béo trung tính.

Thịt mỡ không tốt cho bạn nếu bạn đang cố gắng để có được chất béo trung tính thấp hơn. Chất béo bão hòa trong thịt làm tăng LDL cholesterol, và góp phần tăng mức chất béo trung tính. Chuyển sang thịt nạc nếu bạn muốn thưởng thức. Tránh các loại thịt chế biến bao gồm thịt nguội, thịt xông khói, giăm bông và xúc xích vì những thứ này góp phần làm tăng nguy cơ mắc bệnh tiểu đường, bệnh tim mạch và thậm chí là ung thư. Cá béo là một lựa chọn protein tốt hơn vì nó cung cấp chất béo lành mạnh giúp tăng cường sức khỏe của tim. Axit béo omega-3 trong cá hồi, cá thu, cá trích và cá ngừ giúp tăng cường sức khỏe của tim và có thể giúp giảm nguy cơ đau tim.

Bơ và bơ thực vật có nhiều chất béo bão hoà và chất béo biến chế không lành mạnh; làm tăng mức chất béo trung tính và cholesterol. Sử dụng dầu ô liu thay cho những chất béo này khi bạn đang nấu thịt, xào rau củ, hoặc trộn một món salad trộn. Dầu ô liu có nhiều chất béo không bão hòa đơn và nó có một số chất béo không bão hoà đa, cả hai đều tốt cho bạn hơn chất béo bão hoà. Các loại dầu thay thế khác có thể được sử dụng để nấu ăn để đạt được các mục tiêu giảm triglyceride của bạn bao gồm dầu canola, dầu hạt lanh và dầu quả óc chó. Thay đổi bơ và bơ thực vật bằng bởi các loại dầu tốt cho sức khỏe là một thay đổi lối sống dễ dàng có thể giúp giảm triglyceride và cải thiện mức cholesterol.

Hướng dẫn "ATP-III" trong Quản lý và Điều trị chứng Rối loạn Mỡ máu

Bệnh động mạch vành là một trong những nguyên nhân phổ biến nhất của các bệnh mãn tính và tử vong hàng đầu ở những quốc gia phát triển. Có nhiều yếu tố nguy cơ liên quan đến bệnh tim mạch có thể điều chỉnh được như cao cholesterol máu, hút thuốc lá, cao huyết áp, tiểu đường, chế độ ăn uống không lành mạnh, không hoạt động thể lực, béo phì, những yếu tố tâm lý xã hội; tất cả các yếu tố nguy cơ này có vai trò quan trọng trong phát triển và tiến triển bệnh tim mạch. Cao cholesterol máu đã được xem là một yếu tố nguy cơ quan trọng nhất, nhưng có thể điều chỉnh được, và liên quan đến bệnh động mạch vành. Năm 1984, nghiên cứu "Lipid Research Clinics Coronary Primary Prevention Trial" cung cấp bằng chứng dứt khoát về sự giảm nguy cơ bệnh động mạch vành là do giảm lượng cholesterol máu.

Cholesterol, một thành phần không thể thiếu của màng tế bào và là tiền chất của acid mật và nội tiết tố loại steroid, di chuyển trong máu với sự trợ giúp của các lipoprotein. Có 3 loại lipoprotein chính: LDL, HDL, và VLDL, chúng cấu thành tương ứng 60 - 70%, 20 - 30%, và 10 - 15% của cholesterol toàn phần. Vì LDL-C là một kết hợp nhiều nhất với cholesterol, do đó có thể phản ảnh tương đối nồng độ của cholesterol toàn phần trong máu. Vì thế LDL-C được xem là mục tiêu chính của các cố gắng làm giảm cholesterol. Statin, thuốc làm giảm LDL cholesterol, đã được chứng minh làm giảm đáng kể các cơn đau tim, và tử vong do bệnh động mạch vành.

Vào năm 1985, Viện Tim Phổi và Máu Quốc gia (NHLBI) của Viện Y tế Quốc gia (NIH) đã đặt ra Chương trình Giáo dục Cholesterol Quốc gia (NCEP) với một mục đích giáo dục quần chúng và cộng đồng y tế về sự cần thiết để xác định và điều trị chứng cao cholesterol máu để giảm nguy cơ của bệnh động mạch vành. Hội đồng ATP (Adult Treatment Panel) được thành lập; hội đồng được đại diện bởi các chuyên gia từ các hiệp hội y tế, các tổ chức y tế tự nguyện, các chương trình cộng đồng, và các cơ quan chính phủ. Mục đích của hội đồng này là phát triển một hướng dẫn để phát hiện, đánh giá, và điều trị chứng cao cholesterol máu ở người lớn. Các hướng dẫn ATP được chấp nhận rộng rãi trong việc quản lý lâm sàng chứng cao cholesterol máu. Với các tiến triển trong quản lý và điều trị cholesterol, những hướng dẫn này được cập nhật định kỳ.

Hướng dẫn ATP-I đầu tiên được phát hành năm 1988, một chiến lược cho sự phòng ngừa chính bệnh động mạch vành tim ở người cao LDL-C (hơn 160 mg/dl), hay giới hạn cao LDL-C (130 - 159 mg/dl) và có thêm 2 hay hơn các yếu tố rủi ro khác. Vào năm 1993 hướng dẫn ATP-II, ủng hộ cách tiếp cận của ATP-I và thêm một tính năng mới của quản lý chuyên sâu LDL-C ở bệnh nhân đã bị bệnh động mạch vành tim (phòng ngừa thứ cấp) và xác định một mục tiêu giảm LDL-C mới dưới 100 mg/dl trong bệnh nhân động mạch vành. Sáu năm sau đó, năm 2001, hướng dẫn ATP-III đã phát triển trên nền tảng của các hướng dẫn ATP trước đó, và thể hiện một đề nghị cập nhật cho quản lý lâm sàng chứng cao cholesterol và những rối loạn liên quan. Tính năng nổi bật của ATP-III là quan tâm đến chỉ tiêu LDL-C dưới 100 mg/dl, dựa vào điểm rủi ro Framingham để tính toán độ sâu của điều trị và liệu pháp điều chỉnh cách sống "TLC" (therapeutic lifestyle modification). Mục tiêu quan trọng thứ 2 của ATP-III là "non-HDL-C" trong các bệnh nhân có trị số triglycerides 200 mg/dl hay hơn và hội chứng chuyển hóa. Sau ATP-III, 5 thực nghiệm lâm sàng lớn liên quan đến statin được phát hành. Bản cập nhật ATP-III dựa trên đánh giá của 5 thực nghiệm lâm sàng này được phát hành vào năm 2004.

Sự thay đổi đáng chú ý nhất của cập nhật hướng dẫn ATP-III là chỉ tiêu LDL-C dưới 70 mg/dl, được xem là một chiến lược lâm sàng cho bệnh nhân có rủi ro rất cao. Sự phát triển dần dần của các hướng dẫn ATP (ATP-I đến ATP-III) đã có kết quả lớn trên sự quản lý lâm sàng chứng cao cholesterol máu, một nguy cơ chính của bệnh tim mạch.

Bản hướng dẫn ATP-III có 9 bước

Chú ý, trong ATP-III bệnh tiểu đường được xem như nguy cơ tương đương cho bệnh động mạch vành (CVD).

Bước 1: xác định lượng lipoprotein với xét nghiệm hồ sơ lipoprotein hoàn chỉnh (complete lipoprotein profile) sau 9 - 12 giờ nhịn đói.

LDL cholesterol (mục tiêu chính của điều trị)

- dưới 100 mg/dl: tối ưu
- 100-129 mg/dl: gần tối ưu
- 130-159 mg/dl: giới hạn cao
- 160-189 mg/dl: cao
- 190 mg/dl hay hơn: rất cao

Cholesterol toàn phần

- dưới 200 mg/dl:mong muốn
- 200-239 mg/dl: giới hạn cao
- 240 mg/dl hay hơn: cao

HDL cholesterol

- dưới 40 mg/dl: thấp
- 60 mg/dl hay hơn: cao

Bước 2: Xác định sự hiện diện của bệnh xơ vữa động mạch làm gia tăng nguy cơ bệnh động mạch vành hay nguy cơ tương đương cho CHD.

- Bệnh CHD lâm sàng
- Bệnh động mạch cảnh có triệu chứng
- Bệnh động mạch ngoại biên
- Phình động mạch chủ bụng

Bước 3: Xác định sự hiện diện của các yếu tố nguy cơ làm sửa đổi mục tiêu LDL

- Hút thuốc lá
- Huyết áp (140/90 mmHg hay hơn)
- HDL-C thấp (dưới 40 mg/dl)
- Tiền sử gia đình có bệnh CHD sớm (đàn ông dưới 55, phụ nữ dưới 65)
- Tuổi tác (đàn ông 45 hay hơn, phụ nữ 55 hay hơn)
- HDL-C 60 mg/dl hay hơn được tính như yếu tố nguy cơ âm tính, và sự có mặt của nó lấy đi một yếu tố nguy cơ từ tổng số các yếu tố nguy cơ.

Bước 4: nếu hiện diện hơn 2 yếu tố nguy cơ khác LDL với không CHD hay nguy cơ tương đương CHD, đánh giá rủi ro 10 năm CHD.

Có 3 mức độ của rủi ro 10 năm:

- hơn 20%

- 10-20%
- dưới 10%

Bước 5: Xác định loại nguy cơ dùng để:

- Thiết lập mục tiêu LDL-C của trị liệu.
- Xác định sự cần thiết của liệu pháp thay đổi cách sống (TLC).
- Quan tâm đến liều lượng thuốc.

Mục tiêu LDL-C, và điểm cắt cho liệu pháp TLC và thuốc cho các loại nguy cơ khác nhau:

Loại Nguy cơ	Mục tiêu LDL	Mục tiêu non-HDL	Mức LDL, để bắt đầu TLC	Mức LDL, để bắt đầu thuốc
(1) CHD hay nguy cơ tương CHD (rủi ro 10 năm >20%)	<100	<130	100 hay hơn	130 hay hơn (100-129: thuốc không bắt buộc)
(2) 2+ yếu tố nguy cơ	<130	<160	130 hay hơn	130 hay hơn (rủi ro 10 năm 10-20%)
(rủi ro 10 năm 20% hay dưới)				160 hay hơn (rủi ro 10 năm 10%)
(3) 0-1 yếu tố nguy cơ	<160	<190	160 hay hơn	190 hay hơn (rủi ro 10 năm dưới 10%) (160-189: thuốc không bắt buộc)

Bước 6: Liệu pháp TLC được bắt đầu nếu LDL cao hơn mục tiêu. Những tính năng của TLC:

- Quản lý chế độ ăn: mỡ bão hòa dưới 7% calo, cholesterol

dưới 200 mg/ngày, gia tăng chất xơ (10 - 25g/ ngày) và stanols/ sterols thực vật (2g/ngày) để tăng sự giảm LDL.

- Quản lý cân nặng.
- Gia tăng hoạt động thể lực.

Bước 7: Trị liệu bằng thuốc bắt đầu nếu lượng LDL cao hơn mục tiêu quá nhiều.

- Dùng thuốc cùng với TLC cho CHD và tương đương CHD.
- Thêm thuốc vào TLC sau 3 tháng cho các loại nguy cơ khác.

Thuốc ảnh hưởng chuyển hóa lipoprotein:

Lớp thuốc	Thuốc và liều mỗi ngày	Ảnh hưởng trên Lipid/Lipoprotein
(1) HMG CoA reductase inhibitors (statin)	Lovastatin (20-80 mg) Pravastatin (20-40 mg) Simvastatin (20-80 mg) Fluvastatin (20-80 mg) Atorvastatin (10-80 mg) Cerivastatin (0.4-0.8 mg)	LDL giảm 18.55% HDL tăng 5-15% TG giảm 7-30%
(2) Bile acid sequestrants	Cholestyramine (4-16 g) Colestipol (5-20 g) Colesevelam (2.6-3.8 g)	LDL giảm 15-30% HDL tăng 3-5% TG không giảm hay tăng
(3) Nicotinic acid (NA)	Immediate release NA (1.5-3g) Extended release NA (1-2g) Sustained release NA (1-2g)	LDL giảm 5-25% HDL tăng 15-35% TG giảm 20-50%
(4) Fibric acid	Gemfibrozil (600mg BID) Fenofibrate (200mg) Clofibrate (1000mg BID)	LDL giảm 5-20% (có thể tăng ở bệnh nhân cao TG) HDL tăng 10-20% TG giảm 20-50%

Bước 8: xác định hội chứng chuyển hóa và điều trị nếu có, sau 3 tháng với TLC.

Xác định lâm sàng hội chứng chuyển hóa, có 3 trong những yếu tố nguy cơ sau:

Yếu tố nguy cơ	Mức độ xác định
(1) Béo bụng Đàn ông Phụ nữ	Vòng eo hơn 102 cm (hơn 40 inch) hơn 88 cm (hơn 35 inch)
(2) TG	150 mg/dl hay hơn
(3) HDL-C	Đàn ông dưới 40 mg/dl Phụ nữ dưới 50 mg/dl
(4) Huyết áp	130 mmHg (hay hơn)/85 mmHg (hay hơn)
(5) Đường đói	110 mg/dl hay hơn

Điều trị hội chứng chuyển hoá bao gồm:

(1) Điều trị nguyên nhân cơ bản (nặng cân, béo phì và kém hoạt động thể lực).

- Quản lý cân nặng.
- Gia tăng hoạt động thể lực.

(2) Điều trị yếu tố rủi ro lipid và non-lipid nếu còn tồn tại mặc dù với liệu pháp TLC.

- Điều trị cao huyết áp.
- Dùng aspirin để giảm tình trạng đông máu.
- Điều trị gia tăng TG và hay thấp HDL.

Bước 9: Điều trị tăng TG (triglycerides)máu.

ATP-III xếp loại TG máu:

- dưới 150 mg/dl (bình thường)
- 150 - 199 mg/dl (giới hạn cao)
- 200 - 499 mg/dl (cao)
- 500 mg/dl hay hơn (rất cao)

Điều trị tăng TG máu (150 mg/dl hay hơn)

Mục đích cơ bản của điều trị để đạt được mục tiêu LDL-C

- Quản lý cân nặng triệt để.
- Gia tăng hoạt động thể lực.
- Nếu TG 200 mg/dl hay hơn sau khi đạt mục tiêu LDL, đặt mục tiêu thứ hai cho non-HDL cholesterol (cholesterol toàn phần - HDL) ở 30 mg/dl cao hơn mục tiêu LDL.
- Nếu TG 200 - 499 mg/dl sau khi đạt mục tiêu LDL, xem xét thêm thuốc nếu cần để đạt mục tiêu non-HDL. Thuốc có thể là thuốc hạ LDL hay thêm nicotinic acid hay fibrates để giảm thêm nửa lượng VLDL.
- Nếu TG 500 mg/dl hay hơn, bước đầu là giảm TG để ngừa viêm tụy bởi (1) dùng chế độ ăn rất ít mỡ (15% hay ít hơn calo từ mỡ); (2) quản lý cân nặng và hoạt động thể lực; và (3) dùng fibrates hay nicotinic acid. Một khi TG dưới 500 mg/dl, chuyển sang điều trị hạ LDL-C.

Điều trị HDL-C thấp (dưới 40 mg/dl ở đàn ông hay dưới 50 mg/dl ở phụ nữ)

- Lúc đầu cố đạt mục tiêu LDL.
- Theo sau là quản lý cân nặng và gia tăng hoạt động thể lực. Nếu TG 200 - 499 mg/dl, cố đạt mục tiêu non-HDL và nếu TG dưới 200 mg/dl trong CHD hay tương đương CHD thì xem xét nicotinic acid hay fibrates.

ATP-III Sửa đổi:

ATP-III đã được sửa đổi và phát hành năm 2004. Hướng dẫn ATP-III sửa đổi được dựa trên việc xem xét 5 thử nghiệm statin được thực hiện kể từ khi phát hành ATP-III nguyên thủy. Hướng dẫn sửa đổi cung cấp các lựa chọn để điều trị giảm cholesterol chuyên sâu hơn nữa cho các bệnh nhân có nguy cơ cao và trung bình cao bị đau tim. Nó cũng nhấn mạnh vào liệu pháp TLC để giảm mức cholesterol. Các đặc điểm nổi bật của hướng dẫn ATP-III sửa đổi như sau:

● Đối với bệnh nhân có nguy cơ cao, mục tiêu điều trị là LDL-C dưới 100 mg/dl, nhưng mục tiêu LDL-C dưới 70 mg/dl được coi là lựa chọn cho bệnh nhân có nguy cơ rất cao như người mới bị cơn đau tim, bệnh tim mạch kèm với bệnh tiểu đường, hội chứng chuyển hoá hoặc các yếu tố nguy cơ nghiêm trọng hay kiểm soát kém.

● Nếu LDL-C 100 mg/dl hay hơn ở bệnh nhân có nguy cơ cao, nên dùng thuốc hạ LDL cùng với liệu pháp TLC (trước đây được chỉ định là 130 mg/dl hay hơn).

● Nếu LDL-C dưới 100 mg/dl ở bệnh nhân có nguy cơ cao, bắt đầu dùng thuốc hạ LDL-C dè dặt, LDL-C dưới 70 mg/dl là một lựa chọn điều trị.

● Đối với những bệnh nhân có nguy cơ vừa phải, mục tiêu LDL-C vẫn dưới 130 mg/dl nhưng LDL-C dưới 100 mg/dl được coi là một lựa chọn điều trị khi LDL-C ban đầu hoặc LDL-C sau khi điều trị là từ 100 - 129 mg/dl và thuốc giảm LDL-C đã được bắt đầu để đạt được LDL-C dưới 100 mg/dl.

● Khuyến cáo rằng cường độ điều trị thuốc hạ LDL-C ở bệnh nhân có nguy cơ cao và trung bình cao là đủ để đạt được mức giảm LDL-C ít nhất 30 - 40% ngoài TLC.

So sánh hướng dẫn ATP-III và hướng dẫn của ACC/AHA ATP-IV:

Đại học Tim mạch Hoa Kỳ (ACC) và Hiệp hội Tim mạch Hoa Kỳ (AHA) gần đây đã đưa ra các hướng dẫn mới để điều trị cholesterol trong máu cao. Những hướng dẫn này được thiết kế để cập nhật báo cáo bảng điều trị dành cho người lớn ATP-III trước đây của Chương trình Giáo dục Cholesterol Quốc gia (NCEP). Các hướng dẫn của ACC/AHA trên thực tế tạo thành một mô hình mới cho việc quản lý cholesterol. Quá trình cập nhật hướng dẫn gần đây nhất đã được bắt đầu từ vài năm trước dưới sự bảo trợ của Viện Tim Phổi và Máu Quốc Gia (NHLBI). Bảng hướng dẫn được gọi là ATP-IV tuân theo quy tắc để phát triển hướng dẫn được công bố bởi Viện Y học (IOM). Viện Y học nhấn mạnh sự cần thiết của "y học dựa trên bằng chứng" trong phát triển hướng dẫn. Nói cách khác, các khuyến nghị chủ yếu dựa trên bằng chứng thu được từ các thử nghiệm lâm sàng đối chứng ngẫu nhiên (RCTs). Việc loại trừ của các loại bằng chứng khác đã hạn chế rất nhiều phạm vi của các hướng dẫn mới. Điều này có nghĩa là các hướng dẫn mới khiến các bác sĩ lâm sàng rơi vào tình trạng phải sử dụng phán đoán lâm sàng của chính họ để đi đến nhiều quyết định lâm sàng thay vì có sẵn các hướng dẫn để làm theo. Gần đây Viện Tim Phổi và Máu Quốc gia đã đưa ra quyết định ngừng phát triển các hướng dẫn lâm sàng và thay vào đó để cung cấp đánh giá bằng chứng của họ cho ACC và AHA. Hai tổ chức này đã chuyển các đánh giá bằng chứng của Viện Tim Phổi và Máu Quốc gia thành hướng dẫn điều trị.

Hội thảo ATP-III đã sử dụng tất cả các loại khoa học liên quan. Nó cũng nhấn mạnh RCTs, nhưng khi thích hợp, sử dụng dữ liệu dịch tễ học, nghiên cứu di truyền và trao đổi chất, và các nghiên cứu in vivo và in vitro khác nhau để đưa ra các hướng dẫn. Báo cáo bằng chứng dựa trên các dữ liệu khoa học đã được phát triển để đứng đằng sau các khuyến nghị. Trong cả 2 hướng dẫn ATP-III và ACC/AHA , thay đổi cách sống được thúc đẩy mà không cần bằng chứng RCT. Khi làm như vậy bằng chứng mới đã phá vỡ các quy tắc dựa trên bằng chứng của riêng họ. Dường như, các quy tắc này chỉ được áp dụng cho điều trị bằng thuốc. Thêm nửa, khuyến cáo thuốc chỉ áp dụng cho statin, là thuốc có bằng chứng RTC mạnh nhất. Các loại thuốc hạ lipid khác như chất cô lập axit mật, ezetimibe, fibrate và acid nicotinic phần lớn bị giảm giá trị vì thiếu các RTC đầy đủ. Tuy nhiên, những loại thuốc này có thể sử dụng nếu xét thấy phù hợp bằng đánh giá lâm sàng. Một số khía cạnh của việc so sánh 2 bộ hướng dẫn có thể được xem xét. Về LDL và bệnh tim mạch do xơ vữa động mạch, ATP-III xác định LDL tăng cao là nguyên nhân chính của bệnh xơ vữa động mạch (ASCVD). Mối quan hệ này được thấy rõ nhất ở những bệnh nhân bị tăng cholesterol máu gia đình FH (đồng hoặc dị hợp tử). Ở những bệnh nhân như vậy, xơ vữa động mạch sớm thường xảy ra trong trường hợp không có tất cả các yếu tố nguy cơ khác. Các dạng tăng cholesterol máu khác cũng có thể tạo ra ASCVD sớm. Chứng minh rằng LDL cao gây xơ vữa động mạch hơn nữa đến từ các nghiên cứu trên động vật và dịch tễ học ở người. cuối cùng, RCTs chỉ ra rằng LDL càng được hạ thấp thông qua can thiệp thì mức giảm rủi ro đối với ASCVD càng lớn. Sự phù hợp của các bằng chứng khác nhau này làm cho LDL trở thành trung tâm của ATP-III . Hội thảo kết luận rằng bất kỳ phương thức nào làm giảm LDL-C sẽ làm giảm nguy cơ mắc CHD tương ứng với mức độ hạ thấp; phương thức điều trị bao gồm cả chế độ ăn kiêng và thuốc. ACC và AHA không biến LDL thành trung tâm của các hướng dẫn của họ. Họ lưu ý rằng việc hạ thấp LDL có thể có lợi, nhưng việc tuân thủ mô hình IOM làm cho LDL không liên quan đến sự phát triển hướng dẫn. Thay vào đó, họ biến "statin" thành tâm điểm theo khuyến nghị của họ. Việc statin có hoạt động thông qua việc hạ LDL-C hay không không ảnh hưởng đến các hướng dẫn mới. Các hướng dẫn của ACC/AHA hầu như không để ý đến bất kỳ vai trò nào đối với LDL vì họ tập trung vào hiệu quả của các loại thuốc đặc biệt. Bằng cách tránh xa mối liên hệ giữa nguy cơ LDL và ASCVD, ACC/AHA đã rời khỏi hướng dẫn cholesterol trước đây; đây sẽ là trường hợp miễn là RCTs là cơ sở duy nhất của cái gọi là hướng dẫn cholesterol. Trong khuôn khổ này, thật khó để thấy làm thế nào lipoprotein hoặc can thiệp lối sống đã từng đứng trên điều trị bằng thuốc trong phòng ngừa ASCVD. Các hướng dẫn mới đã tự bỏ các mục tiêu trị liệu LDL theo hướng đơn giản là sử dụng một liều statin để điều trị cho bệnh nhân. Nhưng liệu giảm thiểu rủi ro có đạt được? ATP-III giúp bác sĩ lâm sàng trả lời câu hỏi quan trọng này bằng cách tham khảo mục tiêu LDL. Ngoài ra, cách tiếp cận của các hướng dẫn mới làm cho việc quản lý cholesterol khá khác biệt so với phương pháp lâm sàng đã được thiết lập và quen thuộc để quản lý nguy cơ như cao huyết áp bằng cách đặt ra các mục tiêu điều trị. Bác sĩ lâm sàng có thể không tìm thấy cách tiếp cận mới thoải mái hoặc dễ thực hiện. Các hướng dẫn mới không cung cấp hướng dẫn phong phú về đánh giá và theo dõi hiệu quả điều trị.

Đánh giá Rủi ro:

ATP-III đã sử dụng thang điểm rủi ro Framingham để ước tính rủi ro 10 năm đối với bệnh động mạch vành (CHD). ACC/AHA phát triển một thuật toán mới để ước tính rủi ro 10 năm đối với ASCVD. Thuật toán này được xây dựng từ 5 nghiên cứu tiền cứu, và tất cả được tài trợ bởi NHLBI. Vì rủi ro tăng theo tuổi, sẽ có sự gia tăng dần về số lượng người được điều trị bằng statin đủ tuổi. Tuổi tác trở thành yếu tố chi phối trong thuật toán ACC/AHA. Cuối cùng, mọi người đều trở thành đủ điều kiện cho statin theo thuật toán này, hầu hết đàn ông và nhiều phụ nữ ở độ tuổi 70. Chắc chắn không phải tất cả đàn ông và phụ nữ sẽ được hưởng lợi từ statin. Trừ khi một phương tiện đánh giá rủi ro tốt hơn được phát triển, việc điều trị không cần thiết sẽ là thường gặp ở người lớn tuổi bị xơ vữa động mạch vành hoặc động mạch cảnh rất ít.

Một phép đo calci động mạch vành (CAC) ghi điểm điều trị cho những người thực sự bị xơ vữa động mạch vành. Một phát hành gần đây cho thấy tiện ích của CAC, những người sẻ và ai sẽ không bị CHD. Nếu không có CAC, sử dụng rủi ro 10 năm cao hơn bằng thuật toán AHA/ ACC để điều trị statin ở người lớn tuổi mà không có ASCVD lâm sàng có vẻ hợp lý, ví dụ: 15 - 20%. Ngưỡng rủi ro này sẽ vượt qua sự đánh giá quá cao của bất kỳ rủi ro nào bằng thuật toán ACC/AHA và nhiều khả năng sẽ xác định những người bị xơ vữa động mạch đáng kể.

Đối với người ở độ tuổi trung niên, hướng dẫn của ACC/ AHA tương tự như ATP-III ngoại trừ những người có nguy cơ thấp hơn và LDL-C thấp hơn sẽ đủ điều kiện điều trị bằng statin. Do đột quỵ tương đối hiếm gặp ở tuổi trung niên, đánh giá rủi ro đối với ASCVD tương đương với đối với CHD. Đối với bất kỳ ước tính rủi ro 10 năm nào, người trung niên sẽ có rủi ro suốt đời cao hơn người già. Để tính toán dự đoán rủi ro quá mức theo thuật toán ACC/AHA, ngưỡng 10 năm cho liệu pháp statin trong khoảng 10 - 15% có vẻ hợp lý. Nhưng một lần nữa, chấm điểm CAC nếu có sẽ hữu ích trong việc phát hiện những người đang phát triển chứng xơ vữa động mạch đáng kể.

Vì RTC thường tuyển dụng vài cá nhân dưới 40 tuổi, ACC/AHA im lặng ở độ tuổi này. ATP-III khuyến nghị thử nghiệm lipoprotein cứ sau 5 năm nêu rõ ở tuổi 20. Các yếu tố nguy cơ khác cũng nên được tìm kiếm ở người trẻ tuổi. Các yếu tố nguy cơ rõ ràng liên quan đến sự phát triển cứ chứng xơ vữa động mạch ở tuổi 14. Tất cả các yếu tố nguy cơ cao đáng được can thiệp ở người trẻ tuổi, trong khoảng 20 - 39 tuổi. ATP-III nhấn mạnh tầm quan trọng của can thiệp sớm vào các yếu tố rủi ro; Hướng dẫn của ACC/AHA thì không. Những người bị tăng cholesterol máu (tức là, LDL-C 160 mg/dl hay hơn), đặc biệt đáng được can thiệp chuyên sâu bao gồm cả điều trị bằng thuốc nếu có các yếu tố nguy cơ khác. Ước tính rủi ro 10 năm ít có giá trị trong độ tuổi dưới 40 này; những nghiên cứu Framingham ghi nhận nguy cơ suốt đời cao khi mức cholesterol tương đối cao.

Hướng dẫn ACC/AHA không bình luận về rối loạn lipid máu di truyền. ATP-III đưa ra các khuyến nghị về điều trị một số chứng rối loạn mỡ máu, bao gồm tăng triglyceride. Việc không có lời khuyên về rối loạn lipid máu trong báo cáo ACC/AHA đòi hỏi các bác sĩ phải sử dụng các nguồn thông tin khác. ATP-III là một nguồn hữu ích.

ATP-III nhấn mạnh vai trò của hội chứng chuyển hóa là yếu tố nguy cơ đối với ASCVD. Tầm quan trọng này sau đó đã được AHA và NHLBI, và một số tổ chức quốc tế xác nhận. Sự hiện diện của hội chứng này về cơ bản làm tăng gấp đôi nguy cơ của ASCVD. Các hướng dẫn của ACC/AHA dường như giảm giá trị cho hội chứng chuyển hóa do thiếu các nghiên cứu lâm sàng. Hội chứng chuyển hoá dù sao vẫn là một yếu tố nguy cơ tim mạch chính cần được chú ý lâm sàng.

Mặc dù có những điểm tương đồng giữa các hướng dẫn ATP-III và ACC/AHA, nhưng về cơ bản là khác nhau. ATP-III là tổng kết của nhiều thập kỷ nghiên cứu về mối quan hệ của các lipoprotein với bệnh xơ vữa động mạch và ASCVD. Nó dựa trên khái niệm rằng việc hạ thấp lipoprotein sẽ ngăn ngừa ASCVD. Hướng dẫn của ACC/AHA dưới ảnh hưởng của mô hình IOM được chuyển thành hướng dẫn điều trị bằng statin. Hướng dẫn ACC/AHA phụ thuộc hoàn toàn vào các thử nghiệm kiểm soát ngẫu nhiên RCTs. Nếu sử dụng các hướng dẫn này, các bác sĩ phải dựa vào các phán đoán lâm sàng của chính họ. ATP-III vẫn hữu ích để hướng dẫn đánh giá lâm sàng của bác sĩ.

Hướng dẫn ACC/AHA ATP-IV:

• Dựa trên thử nghiệm kiểm soát ngẫu nhiên RCT của trị liệu statin và phân tích tổng hợp của RCT.

• Ước tính rủi ro 10 năm sự kiện ASCVD đầu tiên ở người không ASCVD, tuổi 40-75, với LDL-C từ 70-189 mg/dl. Có thể dùng cho người có hay không có tiểu đường. Rủi ro ASCVD được lấy từ các nghiên cứu lớn ở Hoa Kỳ hoặc Châu u. Bao gồm tuổi, cholesterol toàn phần, HDL-C và huyết áp tâm thu là các yếu tố dự báo. Tuy nhiên, dân tộc, điều trị tăng huyết áp, tiểu đường, và tình trạng hút thuốc chỉ được bao gồm trong một số; do đó, rủi ro có thể thay đổi với các ước tính khác nhau.

• Xác định các nhóm bệnh nhân được hưởng lợi từ trị liệu statin.

• Khuyến nghị ngưỡng trị liệu 10 năm rủi ro ASCVD 7.5% hay hơn, 10% hay hơn, và 12% hay hơn , dùng

"ACC/AHA Pooled Cohort Equations" thay vì "điểm rủi ro Framingham 10 năm CVD".

● Khuyến nghị trị liệu cho bệnh nhân với LDL-C 190 mg/dl hay hơn.

● Bắt đầu điều trị và duy trì statin cường độ cao hoặc trung bình.

●Bỏ qua các mục tiêu lipid.

● Tránh điều trị "không dùng statin" vì tỷ lệ rủi ro/lợi ích không thuận lợi.

Liệu pháp statin cường độ cao: hạ LDL 50% hay hơn

● Atorvastatin (Lipitor) 80 mg (hay 40 mg, khi liều 80 mg không dung nạp)

● Rosuvastatin (Crestor) 20-40 mg

Liệu pháp statin cường độ trung bình: hạ LDL 30-49%

● Atorvastatin (Lipitor) 10-20 mg

● Rosuvastatin (Crestor) 5-10 mg

● Simvastatin (Zocor) 20-40 mg

● Pravastatin (Pravachol) 40-80 mg

● Lovastatin (Mevacor) 40 mg

● Fluvastatin XL (Lescol XL) 80 mg

● Fluvastatin (Lescol) 40 mg (BID)

● Pitavastatin (Livalo) 2-4 mg

Điểm calci động mạch vành (CAC score)

● Điểm calci 1-50: Liệu pháp aspirin và statin, và lối sống tích cực.

● Điểm calci 51-100: liệu pháp aspirin và statin, và lối sống tích cực

● Điểm calci 101-300: Liệu pháp aspirin và statin. Tư vấn tim mạch

● Điểm calci 300 hay hơn. Liệu pháp aspirin và statin. Stress test. Tư vấn tim mạch.

Những người không có trong nhóm lợi ích statin:

Là những người có quyết định rủi ro là không chắc chắn, những yếu tố này cần được phán đoán để đưa ra quyết định lâm sàng:

● Lịch sử gia đình về bệnh xơ cứng động mạch vành (ASCVD) sớm

● Tăng nguy cơ suốt đời ASCVD

● LDC-C 160 mg/dl hay hơn

● hs-CRP 2.0 mg/l hay hơn

● Điểm số CAC 300 đơn vị Agaston hay hơn

● ABI dưới 0.9

Sử dụng statin vẫn cần thảo luận giữa bác sĩ lâm sàng và bệnh nhân.

So sánh Hướng dẫn NCEP - "ATP-III" với ACC/AHA - "ATP-IV":

NCEP ATP-III	ACC/AHA - ATP-IV
3 loại rủi ro chính: (1) CHD/rủi ro tương đương CHD (tiểu đường, CHD lâm sàng, CAD có triệu chứng, PAD) (2) <2 yếu tố rủi ro, rủi ro 10 năm 20% hay dưới (3) 0-1 yếu tố rủi ro và rủi ro 10 năm dưới 10%	4 nhóm lợi ích statin: (1) secondary prevention-ASCVD lâm sàng (2) primary prevention-LDL-C 190 mg/dl hay hơn (3) primary prevention-Tiểu đường, tuổi 40-75, LDL-C: 70-189 mg/dl, không ASCVD lâm sàng. (4) primary prevention-không tiểu đường hay ASCVD lâm sàng, tuổi 40-75, LDL-C :70-189, rủi ro 10 năm ASCVD 7.5% hay hơn (dùng cách tính rủi ro mới)

Mục tiêu chính LDL-C:	Cường độ trị liệu statin:
(1) dưới 100 mg/dl (2) dưới 130 mg/dl (3) dưới 160 mg/dl (theo thứ tự tương ứng với 3 loại rủi ro chính	- Liệu pháp statin cường độ cao (mục tiêu giảm LDL-C 50% hay hơn), đề nghị cho hầu hết bệnh nhân trong 4 nhóm lợi ích statin nêu trên)
Điều trị đề nghị: statin (hay thuốc cô lập acid mật, hay nicotinic acid) để đạt mục tiêu LDL-C	Dùng statin dòng đầu tiên, dung nạp tối đa để giảm rủi ro các sự kiện ASCVD.

CHƯƠNG 13
BỆNH CAO HUYẾT ÁP

Cao huyết áp hay tăng huyết áp là một tình trạng rất phổ biến ở người lớn tuổi. Huyết áp hay áp suất máu là lực vật lý được tạo ra bởi máu khi nó đẩy vào thành động mạch. Cao huyết áp được định nghĩa là áp suất máu cao trong các động mạch, là các mạch máu mang máu từ tim đến các phần khác của cơ thể.

Chỉ số huyết áp được viết thành hai số cách nhau bởi một dòng. Số trên đại diện cho huyết áp tâm thu và số dưới đại diện cho huyết áp tâm trương. Huyết áp tâm thu là áp lực trong động mạch khi tim co bóp đẩy máu ra. Huyết áp tâm trương là áp lực trong động mạch khi tim thư giãn, đang được làm đầy máu.

Chỉ số huyết áp bình thường dưới 120/80 mmHg. Hướng dẫn mới của Hiệp hội Tim mạch Hoa Kỳ (AHA) và Đại học Tim mạch Hoa Kỳ (ACC) được công bố vào tháng 11 năm 2017 định nghĩa huyết áp từ 120/80 mmHg đến 129/80 mmHg là huyết áp tăng, và huyết áp từ 130/80 mmHg trở lên được gọi là cao. Các hướng dẫn mới loại bỏ thuật ngữ tiền cao huyết áp đã được dùng trước đây. Cao huyết áp hiện được phân loại làm hai giai đoạn: giai đoạn (1) nếu huyết áp tâm thu trong khoảng 130-139 mmHg và huyết áp tâm trương trong khoảng 80-89 mmHg, và nếu huyết áp bằng hay hơn 140/90 mmHg hiện được coi là cao huyết áp giai đoạn (2).

Một cơn khủng hoảng tăng huyết áp được định nghĩa khi huyết áp tâm thu trên 180 mmHg hoặc huyết áp tâm trương trên 120 mmHg.

Huyết áp tăng có nghĩa là tim phải làm việc nhiều hơn để bơm máu vào động máu. Huyết áp cao cũng có thể làm hỏng các thành động mạch. Theo thời gian, tăng huyết áp làm tăng nguy cơ mắc bệnh tim, bệnh thận, xơ cứng động mạch và đột quy. Khoảng một phần tư người mỹ có mức huyết áp tăng cao và họ có nguy cơ mắc bệnh tim cao gấp hai lần so với những người có áp lực máu thấp hơn. Thay đổi lối sống có thể giúp giảm huyết áp ở nhiều người mắc bệnh cao huyết áp.

Huyết áp cao phổ biến hơn ở người lớn tuổi. Ở tuổi 45, nhiều đàn ông bị tăng huyết áp hơn phụ nữ. Ở tuổi 65, điều này đảo ngược và nhiều phụ nữ bị ảnh hưởng hơn. Những người mắc bệnh tiểu đường có nguy cơ tăng huyết áp hơn người không mắc bệnh tiểu đường. Khoảng 60% tất cả những người mắc bệnh tiểu đường bị tăng huyết áp. Có một thành viên gia đình bị huyết áp cao cũng làm tăng nguy cơ phát triển nó cho những thành viên khác.

Tăng huyết áp có thể không tạo ra bất kỳ triệu chứng nào, ngay cả khi bạn đã bị nó trong nhiều năm. Đó là lý do tại sao đôi khi nó được gọi là "kẻ giết người thầm lặng". Cách duy nhất để theo dõi và kiểm soát huyết áp là thường xuyên đến bác sĩ và tự kiểm tra huyết áp tại nhà. Người ta ước tính rằng cứ 5 người bị huyết áp cao thì có 1 người không biết rằng họ mắc bệnh, và đó là yếu tố nguy cơ chính đối với đột quy và cơn đau tim. Nếu không được điều trị đúng cách, huyết áp cao có thể làm hỏng tim và mạch máu, phổi, não và thận mà không gây ra các triệu chứng đáng chú ý.

Các triệu chứng của huyết áp cao có thể có ở những người huyết áp cực kỳ cao. Các triệu chứng của huyết áp cực kỳ cao bao gồm:

- Nhức đầu dữ dội
- Mệt mỏi
- Vấn đề về thị lực
- Đau ngực
- Khó thở
- Nhịp tim không đều
- Máu trong nước tiểu

• Nhịp đập mạnh ở ngực, cổ hoặc tai

Nguyên nhân của hầu hết tăng huyết áp là không rõ. Đôi khi, tình trạng của thận hoặc tuyến thượng thận là nguyên nhân gây ra huyết áp cao. Các loại thuốc như thuốc tránh thai, một số thuốc chống trầm cảm, thuốc cảm lạnh, thuốc thông mũi, thuốc giảm đau chống viêm không steroid và một số loại thuốc kê toa có thể gây tăng huyết áp tạm thời. Sự tích tụ của các chất béo trong động mạch (bệnh xơ vữa động mạch) cũng có thể dẫn đến tăng huyết áp. Có một số các yếu tố làm tăng nguy cơ mắc bệnh cao huyết áp:

• Hút thuốc lá
• Thừa cân hoặc béo phì
• Thiếu hoạt động thể lực
• Tiêu thụ quá nhiều muối
• Tiêu thụ quá nhiều rượu (hơn 1 - 2 ly/mỗi ngày)
• Căng thẳng tâm lý
• Cao tuổi
• Di truyền, hay tiền sử gia đình bị huyết áp cao
• Bệnh thận mạn tính
• Rối loạn tuyến thượng thận và tuyến giáp
• Chứng ngưng thở lúc ngủ

Natri (hay sodium) là một hoá chất có trong muối, làm tăng huyết áp bằng cách thúc đẩy sự lưu trữ nước trong cơ thể. Điều này làm tăng khối lượng máu và công việc trên tim. Hiệp hội Tim mạch Hoa Kỳ khuyến nghị giới hạn tiêu thụ natri là 1,5g/ngày. Nên kiểm tra nhãn thực phẩm để có thể giúp tính toán lượng natri đang tiêu thụ. Thực phẩm chế biến đặc biệt có hàm lượng natri cao. Trong số này, thịt chế biến đóng gói và súp đóng hộp có một số lượng natri cao nhất.

Căng thẳng có thể dẫn đến tăng huyết áp thông qua các nội tiết tố epinephrine và cortisol. Hơn nửa, người bị căng thẳng có xu hướng tham gia nhiều hơn vào các thói quen không lành mạnh như dinh dưỡng kém, sử dụng rượu và hút thuốc, tất cả đều có thể có vai trò trong việc phát triển cao huyết áp và bệnh tim.

Thừa cân và béo phì làm tăng nguy cơ tăng huyết áp và tăng khối lượng công việc cần thiết cho trái tim. Chế độ ăn kiêng để kiểm soát huyết áp thường được thiết kế để giảm lượng calo. Hầu hết các chế độ ăn kiêng này yêu cầu giảm tiêu thụ thực phẩm béo và đường trong khi tăng lượng protein nạc, chất xơ, trái cây và rau cải. Giảm cân chỉ 10 pounds có thể tạo ra sự khác biệt đáng kể trong chỉ số huyết áp.

Uống quá nhiều rượu là một yếu tố nguy cơ với huyết áp cao. Các hướng dẫn của Hiệp hội Tim mạch Hoa Kỳ khuyến nghị tiêu thụ không quá 2 ly thức uống có cồn mỗi ngày đối với nam giới và không quá 1 ly mỗi ngày đối với phụ nữ. Một ly thức uống được định nghĩa là một cốc bia 12 ounce, 4 ounce rượu vang, 1,5 ounce rượu mạnh 80 độ, hoặc 1 ounce rượu mạnh 100 độ. Người lớn tiêu thụ hơn ba ly trong một lần làm tăng huyết áp tạm thời. Tuy nhiên, uống nhiều rượu có thể dẫn đến tăng huyết áp trong thời gian dài.

Caffeine có thể mang lại sự hốt hoảng, nhưng không có bằng chứng nào cho thấy nó có thể gây tăng huyết áp lâu dài. Tuy nhiên, đồ uống chứa caffeine có thể làm tăng huyết áp tạm thời. Có thể là caffeine ngăn chặn một loại hoóc môn giúp giữ cho các động mạch được mở rộng, khiến huyết áp tăng cao. Cũng có thể là caffeine khiến tuyến thượng thận tiết ra nhiều adrenaline, khiến huyết áp tăng.

Huyết áp Cao khi Mang Thai:

Phụ nữ không bị huyết áp cao trước khi mang thai có thể bị tăng huyết áp trong thai kỳ hoặc tiền sản giật khi mang thai. Tăng huyết áp thai kỳ là huyết áp cao phát triển trong giai đoạn mang thai. Tăng huyết áp thai kỳ thường phát triển sau tuần 20 của thai kỳ. Nếu không được quản lý đúng cách, nó có thể phát triển thành tiền sản giật.

Tiền sản giật bao gồm tăng huyết áp và rò rỉ protein vào nước tiểu. Tiền sản giật có thể gây nguy hiểm cho cả mẹ và bé. Huyết áp cao khi mang thai có thể dẫn đến giảm lưu lượng máu đến nhau thai, và thai, gây sinh non hoặc bệnh tim mạch trong tương lai. Sau khi sinh em bé, huyết áp cao khi mang thai thường trở lại mức bình thường.

Huyết áp Cao ở Trẻ em:

Mặc dù tăng huyết áp phổ biến ở người lớn tuổi, nhưng nó cũng có thể ảnh hưởng đến trẻ em. Huyết áp bình thường của trẻ em phụ thuộc vào tuổi, giới tính và chiều cao của trẻ. Bác sĩ có thể cho biết nếu huyết áp của con bạn là bất thường. Trẻ em có nguy cơ bị tăng huyết áp nếu chúng thừa cân, người Mỹ gốc Phi hoặc nếu chúng có tiền sử gia đình mắc bệnh này. Trẻ em bị huyết áp cao có thể được hưởng lợi từ chế độ ăn DASH và dùng thuốc điều trị. Trẻ em bị huyết áp cao cũng nên duy trì cân nặng khoẻ mạnh và tránh khói thuốc lá.

Huyết áp Cao ở Chủng tộc:

Người Mỹ gốc Phi có nguy cơ mắc bệnh tăng huyết áp cao hơn người thuộc các chủng tộc khác. Người Mỹ gốc Phi phát triển huyết áp cao sớm hơn trong cuộc sống và gặp nhiều khó khăn hơn để đạt đến các mục tiêu huyết áp khỏe mạnh. Một số nghiên cứu cho thấy người Mỹ gốc Phi có thể nhạy cảm với muối hơn các chủng tộc khác. Đối với những người bị di truyền nhạy cảm với muối, một lượng nhỏ (nửa muỗng cà phê hay khoảng 1,15g) muối có thể làm tăng huyết áp thêm 5 mmHg. Chế độ ăn uống và thừa cân cũng có thể làm tăng huyết áp.

Tăng Huyết áp Tĩnh mạch Cửa:

Hệ thống tĩnh mạch cửa bao gồm các tỉnh mạch đến từ dạ dày, ruột, lách và tuyến tụy. Các tĩnh mạch này hợp nhất vào tĩnh mạch cửa, phân nhánh thành các mạch máu nhỏ hơn và đi qua gan. Tăng huyết áp tĩnh mạch cửa xảy ra khi có sự gia tăng huyết áp trong hệ thống mạch máu của tĩnh mạch cửa trong gan. Khi các mạch máu trong gan bị tắc nghẽn do tổn thương gan, máu không thể lưu thông qua gan. Điều này gây ra huyết áp cao trong hệ thống tĩnh mạch cửa.

Xơ gan là nguyên nhân phổ biến nhất của tăng huyết áp tĩnh mạch cửa. Trong bệnh xơ gan, mô sẹo (từ tổn thương gan do viêm gan, do rượu hoặc tổn thương gan khác) ngăn chặn dòng máu chảy qua gan. Các cục máu đông trong tĩnh mạch cửa gây tắc nghẽn các tĩnh mạch mang máu từ gan đến tim; nhiễm ký sinh trùng như sán gan, và tăng sản hạch khu trú cũng là nguyên nhân gây tăng huyết áp tĩnh mạch cửa.

Các triệu chứng tăng áp tĩnh mạch cửa bao gồm:

• Chảy máu đường tiêu hoá (thực quản, dạ dày), có thể gây ra tiêu phân đen hoặc nôn ra máu.

• Cổ trướng (dịch trong màng bụng)

• Bệnh não hoặc lú lẫn

• Giảm mức độ tiểu cầu

Không có điều trị chữa khỏi cho các nguyên nhân gây tăng huyết áp tĩnh mạch cửa. Tuy nhiên, điều trị có thể là ngăn ngừa hoặc quản lý các biến chứng. Chế độ ăn uống, thuốc (thuốc chẹn beta không chọn lọc), liệu pháp nội soi, phẫu thuật và thủ thuật X quang đều có thể giúp điều trị hoặc ngăn ngừa các triệu chứng tăng huyết áp tĩnh mạch cửa. Nếu các phương pháp điều trị này không thành công, "phân lưu cửa-chủ trong gan qua tĩnh mạch cảnh" hoặc "nối tiếp lách-thận xa" là hai thủ thuật có thể làm để giảm áp lực trong tĩnh mạch cửa. Duy trì lối sống lành mạnh có thể giúp ngăn ngừa tăng huyết áp tĩnh mạch cửa.

Tăng Huyết áp Tuần hoàn Phổi:

Áp suất tăng bất thường trong tuần hoàn phổi được gọi là tăng huyết áp phổi. Tình trạng này ảnh hưởng đến các động mạch trong phổi và buồng phải của tim.

Tăng huyết áp phổi là do những thay đổi trong các tế bào thành động mạch phổi. Những thay đổi này làm cho thành của các động mạch trở nên cứng và dày. Điều này có thể làm giảm hoặc chặn lưu lượng máu qua các mạch máu. Huyết áp tăng sau đó là để đối phó, vì máu khó lưu thông hơn. Tăng huyết áp phổi có thể là một tình trạng liên quan đến xơ cứng bì, sarcoidosis, tắc mạch phổi và viêm da cơ. Các triệu chứng tăng huyết áp phổi có thể không xuất hiện trong nhiều tháng hoặc nhiều năm. Càng về sau, các triệu chứng càng trở nên tồi tệ.

Các triệu chứng tăng huyết áp phổi có thể bao gồm:

- Mệt mỏi
- Hụt hơi
- Chóng mặt
- Đau hoặc nặng ngực
- Sưng ở mắt cá chân, chân và bụng
- Màu hơi xanh ở môi và da
- Tim đập nhanh

Tăng huyết áp phổi không thể chữa khỏi, những phương pháp điều trị có sẵn để cải thiện triệu chứng và làm chậm tiến triển.

Các phương pháp điều trị:

- Thuốc giãn mạch máu
- Thuốc đối kháng thụ thể endothelin
- Sildenafil và tadalafil
- Thuốc chẹn kênh calci liều cao
- Chất kích thích guanylate cyclase (SGC)
- Thuốc chống đông máu
- Digoxin
- Thuốc lợi tiểu
- Oxy
- Phẫu thuật thông liên nhĩ và ghép, nếu thuốc không thành công

Tăng Huyết áp Ác tính:

Khi huyết áp đạt 180/120 mmHg hoặc cao hơn, một tình trạng nghiêm trọng được gọi là tăng huyết áp ác tính hoặc cơn khủng hoảng tăng huyết áp. Điều này có thể dẫn đến đột quỵ, tổn thương thận, đau tim hoặc mất ý thức. Nếu bạn đo huyết áp và nó ở mức cao này, hãy nghỉ ngơi vài phút và đo lại. Nếu nó vẫn còn cao, hãy gọi cấp cứu 9-1-1. Huyết áp cao là nguyên nhân chính của tăng huyết áp ác tính. Bỏ qua liều thuốc huyết áp cũng có thể dẫn đến tăng huyết áp ác tính.

Các tình trạng bệnh lý có thể gây tăng huyết áp ác tính:

● Bệnh thận
● Bệnh mạch máu collagen
● Tổn thương tuỷ sống
● Khối u của tuyến thượng thận
● Thuốc tránh thai
● Thuốc gây nghiện cocain

Các triệu chứng của tăng huyết áp ác tính là huyết áp từ 180/120 mmHg trở lên và có dấu hiệu tổn thương nội tạng. Các triệu chứng khác của tăng huyết áp ác tính bao gồm chảy máu và sưng mạch máu ở võng mạc, lo lắng, chảy máu cam, nhức đầu dữ dội và khó thở. Tăng huyết áp ác tính có thể gây sưng não, nhưng chứng này rất hiếm. Tăng huyết áp ác tính là một cấp cứu y tế và cần điều trị ngay lập tức. Thuốc huyết áp sẽ được tiêm truyền qua tĩnh mạch, với hy vọng hạ huyết áp trong vòng vài phút. Thuốc uống sẽ được cung cấp khi huyết áp đã được hạ xuống mức an toàn.

Cách làm Giảm Huyết áp:

Những thay đổi trong cách sống có thể giúp ngăn ngừa tăng huyết áp hay giúp giảm huyết áp:

● Giữ một biểu đồ huyết áp hằng ngày.
● Giảm cân nếu thừa cân hoặc béo phì.
● Hạn chế thức ăn béo.

● Quản lý cholesterol trong máu.

● Ăn một chế độ ăn ít muối, nhiều trái cây, rau cải, ngũ cốc, sữa ít béo và thịt nạc.

● Thêm thực phẩm giàu kali vào chế độ ăn uống (trừ khi bạn đang được điều trị suy thận).

● Tập thể dục thường xuyên.

● Hạn chế uống rượu.

● Từ bỏ hút thuốc.

● Giảm căng thẳng, sử dụng các phương pháp thư giãn như hít thở sâu, thiền và Yoga.

● Ngủ đủ giấc.

Chế độ Ăn DASH:

Thay đổi chế độ ăn uống có thể giúp kiểm soát huyết áp. Một chế độ ăn kiêng được thiết kế để làm huyết áp giảm hơn được gọi là chế độ ăn DASH. Chế độ ăn này khuyên bạn ăn nhiều rau cải, trái cây, ngũ cốc, các sản phẩm từ sữa ít béo, thịt gia cầm, các loại hạt và cá. Thịt đỏ, chất béo bão hoà và đồ ngọt nên tránh. Chế độ ăn DASH có thể giúp giảm huyết áp trong vòng 2 tuần. Nó cũng có thể giúp giảm lượng natri (sodium).

Sau đây là chế độ ăn DASH gợi ý lượng phần ăn hằng ngày:

● 7 - 8 phần ngũ cốc
● 4 - 5 phần rau cải
● 4 - 5 phần trái cây
● 2 - 3 phần sản phẩm sữa ít béo hoặc không béo
● 2 - 3 phần chất béo và dầu
● 2 phần hoặc ít hơn thịt, gia cầm và cá

Trong chế độ ăn DASH, các loại hạt, hạt và đậu khô nên được giới hạn ở mức 4 - 5 phần ăn mỗi tuần. Đồ ngọt nên được giới hạn dưới 5 phần mỗi tuần.

Tập Thể dục Thường xuyên:

Tập thể dục là một cách để làm giảm huyết áp. Người lớn nên tập thể dục vừa phải khoảng 150 phút mỗi tuần. Điều này có thể bao gồm các bài tập tim mạch như đi bộ, đi xe đạp, làm vườn hoặc các bài tập aerobic khác. Các hoạt động tăng cường cơ bắp được đề nghị ít nhất 2 lần một tuần giúp bạn linh hoạt hơn và giúp ngăn ngừa chấn thương. Kiểm tra với bác sĩ của bạn nếu bạn hiện không hoạt động và muốn bắt đầu tập thể dục. Hãy tập thể dục vui vẻ bằng cách thực hiện các hoạt động bạn thích hoặc tìm một người bạn tập thể dục để tham gia cùng bạn.

Nếu chế độ ăn kiêng và tập thể dục không đủ để hạ huyết áp, các loại thuốc đầu tiên được khuyên dùng thường là thuốc lợi tiểu hay còn gọi là thuốc "nước" (water pill). Những thuốc này làm giảm nồng độ natri và thải nước trong cơ thể để hạ huyết áp. Uống thuốc lợi tiểu có nghĩa là bạn sẽ đi tiểu thường xuyên hơn. Đôi khi, thuốc lợi tiểu cũng làm giảm nồng độ kali, điều này dẫn đến yếu cơ, chuột rút ở chân và mệt mỏi. Các tác dụng phụ khác của thuốc lợi tiểu có thể bao gồm tăng lượng đường trong máu ở những người mắc bệnh tiểu đường. Ít phổ biến hơn, rối loạn cương dương có thể xảy ra.

Thuốc lợi tiểu tự nhiên:

Bồ công anh, gừng, rau mùi tây có thể có tác dụng lợi tiểu, có thể làm giảm natri và nước, giúp giảm huyết áp.

Thuốc chẹn beta:

Thuốc chẹn beta (beta blocker) là một loại thuốc khác được sử dụng để điều trị tăng huyết áp. Chúng ngăn chặn tác động của hệ thống thần kinh giao cảm lên tim. Điều này làm giảm khối lượng công việc của tim hằng ngày bằng cách giảm yêu cầu máu và oxy hơn, hay làm chậm nhịp tim. Chúng có thể được sử dụng để điều trị các tình trạng khác, bao gồm cả nhịp tim bất thường (rối loạn nhịp tim).

Tác dụng phụ của thuốc chẹn beta:

- Chóng mặt
- Mất ngủ
- Mệt mỏi
- Lạnh bàn tay bàn chân
- Rối loạn cương dương
- Nhịp tim chậm
- Phù (sưng ở mắt cá chân, bàn chân hoặc chân)
- Khó thở
- Trầm cảm

Thuốc Ức chế Men chuyển Angiotensin:

Đây là một nhóm thuốc hạ huyết áp khác. Chúng làm giảm nồng độ angiotensin II của cơ thể, một chất làm thu hẹp các mạch máu. Điều này có nghĩa là các động mạch mở hơn (giãn) và huyết áp thấp hơn. Thuốc ức chế men chuyển (AEI) có thể được sử dụng một mình, hoặc với các loại thuốc khác như thuốc lợi tiểu. Tác dụng phụ của thuốc ức chế men chuyển có thể bao gồm phát ban da, ho khan, chóng mặt và tăng nồng độ kali. Phụ nữ đang mang thai, dự định có thai, hoặc cho con bú không nên dùng thuốc ức chế men chuyển.

Thuốc Ức chế Thụ thể Angiotensin:

Nhóm thuốc ức chế thụ thể angiotensin (ARB) này ngăn chặn các hoạt động của angiotensin II trên động mạch. Điều này có nghĩa là các động mạch vành mở hơn và huyết áp hạ thấp. ARB có thể mất một vài tuần để có tác dụng. Tác dụng phụ có thể bao gồm chóng mặt, chuột rút cơ bắp, mất ngủ và tăng nồng độ kali. Cũng như các thuốc ức chế men chuyển, phụ nữ đang mang thai, dự định có thai hoặc cho con bú không nên dùng ARB.

Thuốc chẹn Kênh calci:

Thuốc chẹn kênh calci (CCB) là thuốc làm giảm sự di chuyển calci vào các tế bào của tim và mạch máu. Điều này làm giảm sức mạnh của các cơn co thắt tim và làm thư giãn các động mạch, cho phép chúng vẫn mở hơn, làm giảm huyết áp. Tác dụng phụ của thuốc chẹn kênh calci có thể bao gồm tim đập nhanh, chóng mặt, sưng mắt cá chân và táo bón. Thuốc chẹn kênh calci có thể được dùng một mình hoặc với các loại thuốc huyết áp khác. Do các tương tác tiềm năng, những người dùng thuốc chẹn kênh calci nên tránh uống rượu và nước bưởi.

Các loại Thuốc khác:

Có nhiều loại thuốc khác có thể làm giảm huyết áp. Một số trong số này là thuốc chẹn alpha, thuốc giãn mạch và thuốc chủ vận alpha trung tâm. Bác sĩ có thể kê toa các loại thuốc này nếu các loại thuốc khác không hiệu quả hoặc nếu bạn có tình trạng khác cùng với tăng huyết áp. Tác dụng phụ có thể bao gồm mạch nhanh, đánh trống ngực, chóng mặt, tiêu chảy hoặc đau đầu.

Các Biện pháp khác:

Người ta đã chứng minh rằng thiền và các kỹ thuật thư giãn khác có thể giúp giảm huyết áp. Yoga, thái cực quyền và các bài tập thở cũng có thể giúp giảm huyết áp. Tốt nhất khi chúng được kết hợp với những thay đổi trong chế độ ăn uống và tập thể dục. Hãy cho bác sĩ của bạn biết nếu bạn đang sử dụng bất kỳ phương thuốc thảo dược, vì một số các chế phẩm này có thể tương tác với các loại thuốc huyết áp của bạn.

Những chất bổ sung có thể làm giảm huyết áp:

- Coenzyme Q 10 (CoQ 10)

- Axit béo omega- 3 (dầu cá)

- Axit amin (arginine)

- Tỏi

- Magiê

Lời khuyên cho Bệnh nhân Cao Huyết áp:

Tăng huyết áp thường kéo dài suốt đời, vì vậy tuân theo kế hoạch quản lý cẩn thận là điều cần thiết. Giữ huyết áp của bạn dưới sự kiểm soát có thể làm giảm nguy cơ mắc bệnh tim, đột quỵ và suy thận và có thể cải thiện chất lượng cuộc sống của bạn. Sau đây là những lời khuyên giúp kiểm soát huyết áp của bạn:

- Dùng thuốc huyết áp, nếu được kê đơn.

- Tăng cường hoạt động thể lực (ít nhất 30 phút, năm ngày một tuần).

- Duy trì cân nặng lý tưởng.

- Đọc nhãn dinh dưỡng và tiêu thụ thực phẩm với muối natri thấp.

- Ăn nhiều trái cây, rau cải, ngũ cốc và sữa ít béo.

- Hạn chế uống rượu.

CHƯƠNG 14
BỆNH TIM MẠCH

Bệnh tim đề cập đến các tình trạng bệnh lý liên quan đến tim, mạch máu, cơ, van hoặc đường dẫn điện bên trong chịu trách nhiệm cho sự co cơ tim. Các bệnh tim mạch bao gồm:

- Bệnh động mạch vành
- Suy tim
- Bệnh cơ tim
- Bệnh van tim
- Chứng loạn nhịp tim

Bệnh động mạch vành (CAD) là nguyên nhân chính của các cơn đau thắt ngực hay đau tim. Đây là loại bệnh tim phổ biến nhất ở Hoa Kỳ. Khi động mạch vành bị tắc nghẽn (thường là do cục máu đông), một vùng mô tim sẽ mất nguồn cung cấp máu. Việc giảm máu này có thể nhanh chóng làm hỏng và hoặc hủy hoại mô tim, vì vậy điều trị nhanh chóng tại khoa cấp cứu và hoặc đặt ống thông động mạch vành là cần thiết để giảm mất mô tim. Tổn thương mô tim do tắc nghẽn có thể gây ra các triệu chứng như đau ngực, khó thở, yếu và thậm chí tử vong. Điều trị nhanh chóng đã làm giảm đa số ca tử vong do đau tim trong những năm gần đây. Khoảng 790.000 người bị đau tim ở Hoa Kỳ mỗi năm.

Cơn Đau Thắt Ngực

Cơn đau thắt ngực cổ điển được mô tả như đau hoặc nặng ở ngực tỏa xuống cánh tay, lên cổ hoặc hàm hoặc răng hoặc vào bả vai, lưng và cũng bao gồm khó thở, buồn nôn, nôn, đổ mồ hôi và suy nhược. Bệnh nhân có thể sử dụng các từ khác nhau để mô tả cơn đau thắt ngực như đau, nặng, căng, ép, nóng rát và đầy. Vị trí có thể được cảm nhận ở bụng trên, giữa vai hoặc ở lưng hay có thể được cảm nhận chỉ ở một cánh tay trái hoặc phải hoặc cả hai. Các triệu chứng đau thắt ngực điển hình tồi tệ hơn với hoạt động gắng sức và giảm bớt khi nghỉ ngơi.

Cơn đau thắt ngực cũng có thể biểu hiện với không có cơn đau nào và thay vào đó có thể xuất hiện dưới dạng khó thở khi tập thể dục, khó chịu, mệt mỏi hoặc yếu. Bệnh nhân tiểu đường có cảm giác đau thay đổi và có thể có triệu chứng không điển hình. Phụ nữ có thể không có các triệu chứng đau thắt ngực giống như nam giới. Đau hàm, khó thở, buồn nôn và nôn có thể phổ biến hơn ở những phụ nữ bị đau tim. Mặc dù một số phụ nữ có triệu chứng đau ngực, một số lượng lớn phụ nữ sẽ không bị đau ngực. Thay vào đó phụ nữ thường có một loạt các triệu chứng không đặc hiệu như:

- Loạn nhịp tim
- Ho
- Ợ nóng
- Ăn mất ngon
- Khó chịu

Các triệu chứng không đặc hiệu như vậy ở phụ nữ gây ra sự chậm trễ trong chẩn đoán và có thể gây tổn thương thêm cho mô tim hoặc thậm chí tử vong.

Trái tim được cung cấp máu từ các động mạch vành phân nhánh từ động mạch chủ ngay khi nó rời khỏi tim. Các động mạch vành chạy dọc theo bề mặt của tim, phân nhánh thành các mạch máu nhỏ hơn và nhỏ hơn. Lý do phổ biến nhất của đau thắt ngực là do động mạch vành bị hẹp do bệnh xơ vữa động mạch.

Các mảng cholesterol dần dần hình thành trên lớp lót bên trong của động mạch vành, làm thu hẹp đường kính của nó và làm giảm lượng máu nuôi tim. Nếu tim được yêu cầu làm việc nhiều hơn và bơm mạnh hơn và nhanh hơn, oxy có thể không được cung cấp đủ để đáp ứng nhu cầu của cơ tim và điều này có thể gây ra các triệu chứng của cơn đau thắt ngực. Nếu một mảng bám vỡ, cục máu đông có thể hình thành làm tắc nghẽn hoàn toàn động mạch vành và ngăn chặn bất kỳ dòng máu nào đến phần cơ tim mà động mạch cung cấp. Đây được gọi là một cơn đau tim hoặc nhồi máu cơ tim và là một cấp cứu y tế. Cơ tim mất nguồn cung cấp máu sẽ chết và được thay thế bằng mô sẹo không thể co bóp. Điều này có thể làm giảm khả năng bơm máu của tim. Đồng thời, cơ tim mất nguồn cung cấp máu có thể dẫn đến rối loạn nhịp tim như rung tâm thất và có thể dẫn đến đột tử do tim.

Bởi vì mỗi nhịp đập của tim không chỉ gửi máu đến cơ thể mà còn cho chính nó, có rất nhiều hệ thống trong cơ thể và trong tim phải hoạt động bình thường để cung cấp oxy cho cơ tim. Nếu bất kỳ cơ quan nào không thực hiện đầy đủ chức năng, cơn đau thắt ngực có thể xảy ra.

● Hệ thống điện của tim cần có khả năng tạo ra nhịp tim không quá chậm cũng không quá nhanh. Có thể có một vấn đề nội tại với hệ thống dẫn điện của tim. Rung tâm nhĩ với phản ứng nhanh thất có thể gây ra cơn đau ngực và khó thở. Nhịp tim bất thường có thể là do bất thường về chất điện giải như kali (hay potassium) hoặc hoóc môn (tuyến giáp), thuốc, hoặc do các chất độc như quá liều cocaine.

● Van tim cần thiết cho phép máu chảy giữa các buồng tim và đến cơ thể và phổi theo đúng hướng và đúng tốc độ. Điều này đặc biệt đúng với van động mạch chủ (kiểm soát máu rời tim trái vào động mạch chủ). Hẹp động mạch chủ nặng hoặc hẹp van động mạch chủ, có thể không cho phép đủ máu rời khỏi tim với mọi nhịp tim để cung cấp lưu lượng máu vào động mạch vành.

● Cơ tim phải có khả năng co bóp hoặc sức mạnh thích hợp để bơm máu. Việc thiếu khả năng này có thể là do bệnh cơ tim (như viêm cơ tim).

● Cần phải có đủ tế bào hồng cầu trong máu để mang oxy. Bệnh nhân bị thiếu máu có thể bị khó thở, mệt mỏi và đau ngực khi hoạt động.

● Phổi cần hoạt động để cung cấp đủ oxy cho cơ thể. Bệnh nhân mắc COPD hoặc khí phế thũng có thể không thể lấy đủ oxy từ không khí để cung cấp cho nhu cầu cơ thể. Hầu hết những bệnh nhân này thường bị khó thở nhưng họ cũng có thể bị đau thắt ngực.

● Một số ngộ độc bao gồm ngộ độc carbon monoxide có thể ngăn oxy đi vào tế bào hồng cầu và gây ra khó thở và đau ngực.

Các loại Đau Thắt Ngực:

● Đau thắt ngực do giảm hoặc thiếu lưu lượng máu đến động mạch vành. Đau thắt ngực thường được gây ra bởi sự thu hẹp các động mạch vành do bệnh xơ vữa động mạch. Có thể có một hoặc nhiều động mạch bị chặn và mức độ đau hoặc mức độ nghiêm trọng của triệu chứng không nhất thiết liên quan đến số lượng máu bị chặn. Thông thường, phải có ít nhất 50% hẹp động mạch vành để gây ra các triệu chứng.

● Đau thắt ngực Prinzmetal mô tả cơn đau ngực được gây ra khi một động mạch vành đi vào co thắt tạm thời làm giảm cung cấp máu cho một phần của cơ tim.

● Hội chứng X bệnh tim mô tả lưu lượng máu đến cơ tim giảm với các động mạch vành bình thường. Đây có thể là một biến thể của đau thắt ngực vi mạch.

● Nguyên nhân hiếm cũng có thể bao gồm những bất thường của động mạch vành mà không phải do xơ vữa động mạch mà do sẹo có thể gây ra từ bức xạ ngực, hay viêm động mạch tiềm ẩn như trong ban đỏ hệ thống lupus, xơ cứng bì, và bệnh Kawasaki, cũng như bẩm sinh bất thường ảnh hưởng đến động mạch vành.

Chẩn đoán Cơn đau Thắt Ngực:

Chẩn đoán sơ bộ cơn đau thắt ngực thường được thực hiện bởi tìm hiểu bệnh sử của bệnh nhân. Chuyên viên y tế cần phải hiểu những triệu chứng mà bệnh nhân đang gặp phải và có thể hỏi những câu hỏi tương tự theo nhiều cách khác nhau để có được sự hiểu biết đó. Đây có thể là một quá trình nhẫn nại của cả bệnh nhân và chuyên viên y tế vì các triệu chứng đau thắt ngực có thể từ cổ điển đến mơ hồ.

Một phần của bệnh sử sẽ là đánh giá các yếu tố nguy cơ cho bệnh tim. Chúng bao gồm huyết áp cao, cholesterol cao, bệnh tiểu đường, tiền sử gia đình và hút thuốc. Tiền sử đột quỵ hoặc bệnh động mạch ngoại biên đều là các yếu tố nguy cơ do cơ chế xơ vữa động mạch giống như đối với bệnh tim.

Có những bệnh khác có thể gây đau ngực, đau bụng, khó thở, đổ mồ hôi, buồn nôn và nôn. Các câu hỏi có thể được yêu cầu để xác định xem các khả năng khác ngoài đau thắt ngực có tồn tại hay không. Thuyên tắc phổi, viêm phổi, phình động mạch chủ, bệnh trào ngược dạ dày, bệnh loét dạ dày và bệnh túi mật là một vài trong số các nguyên nhân tiềm ẩn của các triệu chứng khác ngoài đau thắt ngực.

Khám thực thể sẽ giúp thu hẹp danh sách các bệnh tiềm ẩn nhưng bản thân nó sẽ không đưa ra chẩn đoán chính thức. Các chuyên gia y tế phải đưa ra quyết định lâm sàng về nguồn gốc các triệu chứng. Nếu chẩn đoán dữ kiện hoặc tạm thời là đau thắt ngực. Một quyết định tiếp theo phải được đưa ra.

Với đau thắt ngực ổn định, một thử nghiệm gắng sức sẽ mang lại các triệu chứng và nghỉ ngơi sẽ làm cho nó tốt hơn. Ví dụ, một bệnh nhân bị khó chịu ở ngực sau khi đi bộ 2 dặm, và nó được tốt hơn sau 5 phút nghỉ ngơi. Thông thường một bệnh nhân bị đau thắt ngực sẽ được kê toa thuốc nitroglycerin để giải quyết cơn đau kịp thời.

Đau thắt ngực không ổn định thường xảy ra khi nghỉ

ngơi, đánh thức bệnh nhân vào ban đêm hoặc khi hoạt động tối thiểu. Đây là lúc cơ tim không yêu cầu làm việc nhiều hơn và các triệu chứng đau thắt ngực có thể xuất hiện. Đau thắt ngực không ổn định là một dấu hiệu cảnh báo tiềm ẩn của cơn đau tim sắp xảy ra. Có thể có một sự chuyển đổi từ ổn định sang không ổn định và bệnh nhân có thể mô tả là giảm số lượng gắng sức cần thiết để mang lại các triệu chứng đau thắt ngực.

Theo thời gian, một bệnh nhân bị đau thắt ngực có thể có các triệu chứng mặc dù hoạt động ít hơn. Sự tiến triển này cần được theo dõi chặt chẽ bởi cả bệnh nhân và bác sĩ. Tần suất sử dụng nitroglycerin có thể là manh mối cho thấy động mạch vành có thể bị hẹp nghiêm trọng làm tăng nguy cơ đau tim.

Nếu đau thắt ngực là sự cân nhắc chính, thì điện tâm đồ (EKG) thường được thực hiện. Theo dõi tín hiệu điện tim có thể được giải thích để quyết định xem cơ tim có bị tổn thương hay không. Chức năng quan trọng nhất của EKG ban đầu là quyết định xem bệnh nhân có đang bị đau tim hay nhồi máu cơ tim hay không. Đây là một cấp cứu y tế.

Nếu EKG không có biểu hiện đau tim mới và bệnh nhân có các triệu chứng ổn định, bước tiếp theo phụ thuộc vào tình huống. Xét nghiệm máu có thể được thực hiện để kiểm tra các enzyme cơ tim. Đây là những hoá chất (troponin, CPK, myoglobin) có trong các tế bào cơ tim có thể rò rỉ vào máu nếu tế bào bị tổn thương. Nếu các hoá chất không được phát hiện, thì giả định là cơn đau do xơ vữa động mạch, không gây tổn thương cơ tim. Tuy nhiên, các xét nghiệm cần phải được thực hiện và giải thích dựa trên tình hình lâm sàng.

Với điện tâm đồ ổn định, các triệu chứng được giải quyết và vẫn còn lo ngại rằng bệnh nhân bị đau thắt ngực, các xét nghiệm hình ảnh về tim có thể được xem xét. Chúng có thể bao gồm một hoặc nhiều điều sau đây: thử nghiệm gắng sức, hình ảnh hạt nhân, siêu âm tim, chụp CT tim và đặt ống thông tim. Quyết định về xét nghiệm nào là phù hợp nhất phụ thuộc vào bệnh nhân, các triệu chứng của họ, sức khỏe tiềm ẩn, các yếu tố rủi ro và mức độ quan tâm của chuyên gia y tế.

Điều trị Cơn đau Thắt Ngực:

Điều trị cơn đau thắt ngực phụ thuộc vào nguyên nhân và có thể bao gồm thay đổi cách sống, sửa đổi hành vi, tập thể dục, thuốc và phẫu thuật.

Nếu nguyên nhân là xơ vữa động mạch vành, thuốc có thể được sử dụng để giúp giảm thiểu sự tiến triển của hẹp động mạch và tích tụ mảng bám. Thuốc cũng có thể được sử dụng để giảm nhu cầu oxy của tim và cho phép cơ tim hoạt động hiệu quả hơn.

Aspirin có thể được khuyến nghị để làm cho tiểu cầu ít dính hơn để ngăn ngừa sự hình thành cục máu đông và ngăn ngừa cơn đau tim.

Thuốc nitroglycerin tác dụng dài (Imdur, Nitropaste) có thể được kê toa để làm giãn động mạch vành và tăng lưu lượng máu đến cơ tim. Đồng thời, nitroglycerin có thể được sử dụng để huỷ bỏ cơn đau thắt ngực. Trong trường hợp này, nó có thể được dùng dưới dạng viên nén hoặc xịt dưới lưỡi.

Điều trị tốt nhất cho đau thắt ngực là phòng ngừa, đặc biệt nếu nguyên nhân là xơ vữa động mạch. Kiểm soát huyết áp, cholesterol và tiểu đường suốt đời sẽ giúp ngăn ngừa sự phát triển của sự tích tụ mảng bám trong các động mạch không chỉ trong tim mà còn cả não và các động mạch ngoại biên. Ngừng hút thuốc lá là bắt buộc.

Phẫu thuật Động mạch Vành:

Khi bệnh nhân tiếp tục bị đau thắt ngực mặc dù kết hợp tối đa với thuốc nitroglycerin, thuốc chẹn beta và thuốc chẹn kênh calci, chỉ định đặt ống thông tim kết hợp với chụp động mạch vành. Tuỳ thuộc vào vị trí và mức độ nghiêm trọng của bệnh trong các động mạch vành, bệnh nhân có thể được chuyển đến nông động mạch vành bằng bóng (phẫu thuật tạo hình động mạch vành qua da hoặc PTCA có hoặc không có stent) hoặc phẫu thuật ghép động mạch vành (CABG) để tăng lưu lượng động mạch vành.

Các Phương pháp khác để Đánh giá Đau Thắt Ngực:

CT scan calci cho điểm rất chính xác trong việc phát hiện một lượng nhỏ calci trong mảng bám của động mạch vành. Mặc dù điểm calci rất hữu ích trong việc phát hiện calci trong mảng bám, nhưng nó không thể xác định liệu mảng bám chứa calci có thực sự gây hẹp động mạch vành và làm giảm lưu lượng máu hay không. Ví dụ, một bệnh nhân có mảng bám vôi hóa dày đặc nhưng không gây hẹp động mạch sẽ có Ct scan dương tính mạnh, nhưng thử nghiệm gắng sức bình thường. Ở hầu hết các bệnh nhân nghi ngờ bị đau thắt ngực do bệnh động mạch vành, một thử nghiệm gắng sức thường là bước đầu tiên để xác định xem có bất kỳ mảng bám nào có ý nghĩa lâm sàng hay không. Máy quét CT tốc độ cao thực sự có thể phát hiện các mảng và tổn thương động mạch vành thực sự tương tự như chụp động mạch vành.

Hình ảnh cộng hưởng từ (MRI), sử dụng từ tính và sóng vô tuyến, có thể được sử dụng để chụp ảnh của các mạch máu. Động mạch cảnh ở cổ có thể được chụp bằng kỹ thuật này. Những cải tiến phần mềm trong tương lai có thể cho phép sàng lọc các động mạch của tim bằng cộng hưởng từ.

Tiên lượng:

Phòng ngừa cung cấp tiên lượng tốt nhất, nhưng nói rằng, đau thắt ngực là do xơ vữa động mạch, chức năng tim và các triệu chứng có thể được kiểm soát với sự chú ý suốt đời vào chế độ ăn uống, tập thể dục, và uống thuốc phù hợp có thể được kê đơn. Mục đích trong việc ngăn chặn sự tiến triển của bệnh xơ vữa động mạch là giảm nguy cơ đau tim. Nếu một trong các động mạch vành bị tắc nghẽn hoàn toàn, phần cơ tim đó có thể chết và được thay thế bằng mô sẹo. Điều này dẫn đến một trái tim suy yếu và sẽ ảnh hưởng đến chất lượng cuộc sống. Giảm mãn tính lưu lượng máu đến tim có thể không gây ra một cơn đau tim nhưng có thể ảnh hưởng đến chức năng tim và dẫn đến bệnh thiếu máu cơ tim cục bộ và một lần nữa ảnh hưởng đến cuộc sống.

● Bệnh nhân bị đau thắt ngực đã bị đau tim và tiếp tục hút thuốc có nguy cơ lên tới 50% nguy cơ đau tim và tử vong khác.

● Bệnh nhân bị đau thắt ngực Prinzmetal và hội chứng X có tiên lượng tuyệt vời với ít nguy cơ tổn thương tim lâu dài.

● Nguy cơ mắc bệnh tim do xơ vữa động mạch có thể được giảm thiểu bằng phòng ngừa. Tập thể dục, chế độ ăn uống lành mạnh và tránh hút thuốc sẽ làm giảm khả năng phát triển bệnh tim do xơ vữa động mạch, đột quỵ và bệnh động mạch ngoại biên.

● Một bệnh nhân không bao giờ nên hút thuốc, những nguy cơ đau tim bắt đầu giảm ngay sau khi họ bỏ hút thuốc.

● Sàng lọc suốt đời và kiểm soát huyết áp cao, cholesterol cao và tiểu đường sẽ giảm thiểu nguy cơ phát triển bệnh tim.

● Hiểu rằng đau thắt ngực và bệnh tim có thể không có triệu chứng đau ngực có thể giúp bệnh nhân tìm kiếm sự chăm sóc từ một chuyên gia y tế. Điều này có thể dẫn đến chẩn đoán và điều trị sớm.

CHƯƠNG 15
BỆNH ĐỘT QUỴ

Khi nguồn cung cấp máu của não không đủ, đột quỵ (tai biến mạch máu não) sẽ xảy ra. Các triệu chứng đột quỵ (ví dụ, mất chức năng cánh tay hoặc chân hoặc nói khó) biểu thị một trường hợp khẩn cấp y tế vì nếu không được điều trị kịp thời các tế bào não thiếu máu sẻ nhanh chóng bị hư hỏng hoặc chết, dẫn đến tổn thương não, tàn tật nghiêm trọng hoặc tử vong. Gọi 9 - 1 - 1 nếu bạn thấy các triệu chứng đột quỵ đang phát triển ở một người nào đó.

Triệu chứng ban đầu của đột quỵ có thể xảy ra ở một người đột ngột; các triệu chứng có thể là:

- Nói khó
- Khó hiểu hoặc nhầm lẫn, đặc biệt là với các nhiệm vụ đơn giản
- Yếu cơ bắp, đặc biệt là ở một bên của cơ thể
- Bị tê, đặc biệt là ở một bên của cơ thể
- Đau đầu dữ dội
- Thay đổi thị lực (ở một hoặc cả hai mắt)

Kiểm tra "FAST" được thiết kế vào năm 1998 để giúp nhân viên cứu thương ở Anh Quốc đánh giá nhanh chóng đột quỵ. Nó đề cập đến các triệu chứng phổ biến nhất của đột quỵ và được thiết kế để giúp đánh giá nhanh chóng đột quỵ với rất ít huấn luyện.

Kiểm tra FAST:

- F là viết tắt của khuôn mặt (Face) - Nếu một bên của khuôn mặt rủ xuống, đó là dấu hiệu của một cơn đột quỵ có thể xảy ra.

- A là viết tắt của cánh tay (Arm) - Nếu người đó không thể giơ cả hai cánh tay ra, đó là một dấu hiệu của đột quỵ.

● S là viết tắt của nói (Say) - Nói chậm chạp và hiểu biết kém về các câu đơn giản là một dấu hiệu của đột quỵ.

● T là viết tắt của thời gian (Time) - Nếu bất kỳ dấu hiệu FAST nào hiện diện, hãy gọi 9 - 1 - 1 ngay lập tức. Thời gian rất quan trọng, nếu máu cung cấp cho não bị chặn càng lâu (thường là do cục máu đông), tổn thương não càng lớn.

Đối với nhiều bệnh nhân, thời gian giới hạn để chẩn đoán và điều trị hiệu quả cục máu đông như vậy thường trong vòng 3 giờ. Ở một số bệnh nhân đủ điều kiện, việc sử dụng thuốc có thể làm tan cục máu đông và khôi phục lưu lượng máu. Không phải tất cả bệnh nhân đủ điều kiện cho điều trị này. Thuốc làm tan cục máu đông cũng có tác dụng rủi ro làm chảy máu và có thể là vấn đề trong điều trị. Đột quỵ là nguyên nhân hàng đầu gây tàn tật lâu dài ở người.

Có hai loại đột quỵ chính (nghẽn mạch và xuất huyết) và chúng được điều trị khác nhau và thường được chẩn đoán bằng cách chụp CT đầu (hoặc chụp MRI).

Đột quỵ do Nghẽn Mạch máu Não:

Thiếu máu cục bộ do nghẽn mạch máu não chịu trách nhiệm cho khoảng 80% đến 90% của tất cả các đột quỵ. Đột quỵ do nghẽn mạch là do cục máu đông làm giảm hoặc ngừng lưu thông máu đến não. Các cục máu đông có thể phát triển ở nơi khác trong cơ thể và lưu thông làm tắc nghẽn một mạch máu trong não, hoặc cục máu đông có thể bắt nguồn từ não. Gần một nửa của tất cả các đột quỵ là do cục máu đông hình thành trong não do động mạch não bị bệnh hoặc bị hư hỏng (xơ vữa động mạch). Các cục máu đông di chuyển cũng gây ra đột quỵ. Thường thì những cục máu đông này bắt đầu từ tim và di chuyển cho đến khi chúng bị kẹt trong động mạch não (thuyên tắc mạch máu não). Trong trường hợp này các tổn thương về thể chất và thần kinh xảy ra gần như ngay lập tức.

Đột quỵ do Xuất huyết Não:

Một mạch máu trong não vỡ ra và máu thoát vào não. Chảy máu não rất khó để dừng lại và có nhiều khả năng gây tử vong. Có hai loại đột quỵ do xuất huyết não là trong não và dưới màng nhện.

1. Đột quỵ Nội Sọ (Trong não)

Xảy ra khi mạch máu trong não bị vỡ. Đột quỵ nội sọ thường do áp huyết cao, uống rượu hay sử dụng chất kích thích. Một số trường hợp xảy ra do dị tật động mạch.

2. Đột quỵ Dưới Nhện

Xuất huyết dưới nhện liên quan đến chảy máu trên bề mặt của não và trong không gian dưới màng nhện. Triệu chứng chính là đau đầu đột ngột, dữ dội. Nhiều yếu tố có thể gây ra đột quỵ dưới nhện, bao gồm chấn thương đầu, loãng máu, rối loạn chảy máu và chảy máu từ các dị tật động mạch.

Đột quỵ Nhỏ:

Đột quỵ nhỏ hay "mini-stroke" còn được gọi là cơn thiếu máu não thoáng qua (TIA), là sự tắc nghẽn tạm thời của các mạch máu não. TIA có thể tạo ra các triệu chứng đột quỵ nhẹ. TIA thường xảy ra trước khi đột quỵ xảy ra, vì vậy chúng có vai trò là dấu hiệu cảnh báo rằng người đó có thể cần điều trị dự phòng đột quỵ.

Triệu chứng đột quỵ nhỏ:

- Lú lẫn
- Yếu đuối
- Tê liệt
- Rớt mặt
- Mất thị lực

Điều trị đột quỵ nhỏ có thể bao gồm thuốc, thay đổi lối sống và có thể phẫu thuật để giảm nguy cơ đột quỵ khác xảy ra.

Nguyên nhân phổ biến của đột quỵ đến từ các mạch máu cã bên ngoài và bên trong não. Xơ vữa động mạch có thể xảy ra khi mảng bám (cholesterol, calci, chất béo và các chất khác) tích tụ và thu hẹp mạch máu làm cho dễ dàng hình thành cục máu đông và tiến triển làm tắc nghẽn mạch máu. Các cục máu đông có thể thoát ra, di chuyển và làm tắc nghẽn các mạch máu trong não. Các mạch máu bên trong não có thể cũng có tích tụ các mảng bám này (xơ vữa động mạch não). Và đôi khi, các mạch máu não yếu có thể vỡ và chảy máu vào não.

Các tình trạng phổ biến làm tăng nguy cơ đột quỵ của một người bao gồm huyết áp cao, mức cholesterol tăng, bệnh tiểu đường và béo phì.

Các Biện pháp làm Giảm Nguy cơ Đột quỵ:

Thay đổi Lối sống:

Mọi người có thể giảm nguy cơ đột quỵ bằng cách thay đổi một số khía cạnh trong cách sống của họ. Ví dụ, ngừng hút thuốc, bắt đầu một chương trình tập thể dục phù hợp và hạn chế uống rượu (hai ly một ngày cho nam, một cho nữ mỗi ngày) có thể làm giảm nguy cơ đột quỵ.

Chế độ Ăn uống:

Một trong những cách tốt nhất để giảm nguy cơ đột quỵ là ăn chế độ ăn có ít chất béo và cholesterol thấp để giảm nguy cơ hình thành mảng bám trong mạch máu. Thực phẩm chứa nhiều muối có thể làm tăng huyết áp. Cắt giảm lượng calo có thể giúp giảm béo phì. Một chế độ ăn uống có nhiều rau cải, trái cây và ngũ cốc nguyên hạt, cùng với cá và ít thịt (thịt đỏ) được đề xuất để giảm nguy cơ đột quỵ.

Các Yếu tố Rủi ro không thể Kiểm soát:

Thật không may, có một số yếu tố rủi ro mà mọi người không thể kiểm soát, chẳng hạn như tiền sử gia đình bị đột quỵ, giới tính (nam giới có nhiều khả năng bị đột quỵ) và chủng tộc (người Mỹ gốc Phi, người Mỹ bản địa và người bản địa Alaska đều có nguy cơ đột quỵ cao). Ngoài ra, phụ nữ bị đột quỵ có nhiều khả năng tử vong hơn nam giới.

Điều trị Đột quỵ Khẩn cấp:

Điều trị đột quỵ khẩn cấp phụ thuộc vào loại đột quỵ và sức khỏe tiềm ẩn của bệnh nhân. Đột quỵ do nghẽn mạch được điều trị bằng các phương pháp được thiết kế để loại bỏ cục máu đông trong não; trong khi đột quỵ xuất huyết được điều trị bằng cách cố gắng cầm máu trong não, kiểm soát áp huyết cao và giảm sưng não. Đột quỵ do xuất huyết khó điều trị hơn

Aspirin:

Aspirin là một phần của một nhóm thuốc gọi là thuốc chống tiểu cầu. Các chất chống kết tập tiểu cầu như aspirin giúp ngăn ngừa các tế bào máu dính lại với nhau và hình thành cục máu đông; và do đó rất hữu ích trong việc ngăn ngừa một số dạng đột quỵ. Hiệp hội Tim mạch Hoa Kỳ khuyến cáo nên dùng aspirin trong vòng hai ngày sau đột quỵ do thiếu máu não cục bộ để giảm mức độ nghiêm trọng của đột quỵ. Đối với những người đã bị đột quỵ nhỏ bác sĩ có thể đề nghị điều trị bằng aspirin hằng ngày.

TPA:

TPA hay chất "hoạt hóa plasminogen mô" có thể được sử dụng để điều trị đột quỵ do thiếu máu cục bộ. Nó được truyền qua cánh tay dưới dạng tiêm truyền tĩnh mạch, và giúp làm tan cục máu đông và cải thiện lưu lượng máu qua các khu vực của não mới bị chặn bởi cục máu đông. TPA có thể có tác dụng tích cực nếu nó được sử dụng trong vòng ba giờ sau khi đột quỵ diễn ra.

Phục hồi chức năng:

Đột quỵ gây ra thiệt hại lâu dài và thường là nghiêm trọng; có thể là do không được điều trị hoặc điều trị sau khi các phần lớn của não bị tổn thương hoặc bị chết. Loại thiệt hại phụ thuộc vào nơi xảy ra đột quỵ trong não (ví dụ, vùng vỏ não vận động chịu trách nhiệm cho vận động tay, chân, mặt hoặc điều khiển lời nói). Mặc dù một số vấn đề sẽ là vĩnh viễn, nhiều người có thể lấy lại một số hoặc nhiều khả năng bị mất trong đột quỵ sau khi được trị liệu phục hồi chức năng.

Ngôn ngữ trị liệu:

Nếu đột quỵ làm tổn thương khả năng sử dụng ngôn ngữ và nói hoặc nuốt của một người, phục hồi chức năng với nhà trị liệu ngôn ngữ có thể giúp người đó lấy lại một số hoặc hầu hết các khả năng họ đã mất ban đầu khi bị đột quỵ. Đối với những người bị thiệt hại nghiêm trọng, phục hồi chức năng có thể cung cấp các phương pháp và kỹ năng có thể giúp một người thích nghi và bù đắp cho thiệt hại nghiêm trọng.

Vật lý trị liệu:

Vật lý trị liệu được thiết kế để cải thiện sức mạnh của một người, phối hợp tổng thể và cân bằng. Phục hồi chức năng này giúp mọi người, sau đột quỵ, lấy lại khả năng đi lại và làm những việc khác như sử dụng cầu thang hoặc ra khỏi ghế. Lấy lại các kỹ năng vận động tinh tế như cài áo hoặc sử dụng dao và nĩa hoặc viết thư là những hoạt động mà liệu pháp nghề nghiệp được thiết kế để hỗ trợ.

Liệu pháp nói chuyện:

Một số người gặp vấn đề đối phó với khuyết tật mới sau đột quỵ. Mọi người thường có phản ứng cảm xúc sau đột quỵ. Một nhà tâm lý học hoặc chuyên gia sức khỏe tâm thần khác có thể giúp mọi người điều chỉnh các thách thức và tình huống mới của họ. Những chuyên gia này sử dụng liệu pháp nói chuyện và các phương pháp khác để giúp những người có phản ứng như trầm cảm, sợ hãi, lo lắng, đau buồn và tức giận.

Các phương pháp được thảo luận trước đây có thể ngăn ngừa hoặc giảm nguy cơ đột quỵ của một người về cơ bản là giống nhau đối với những người bị đột quỵ (hoặc TIA) và muốn ngăn ngừa hoặc giảm khả năng bị đột quỵ khác. Tóm lại, bỏ thuốc lá, tập thể dục, và giảm cân nếu béo phì. Hạn chế uống rượu, muối và chất béo và tập thói quen ăn nhiều rau, trái cây, ngũ cốc nguyên hạt, nhiều cá và ít thịt.

Thuốc thường được kê cho những người có nguy cơ đột quỵ cao. Các loại thuốc được thiết kế để giảm nguy cơ bằng cách ức chế sự hình thành cục máu đông (aspirin, warfarin và hoặc các loại thuốc chống tiểu cầu khác). Ngoài ra, thuốc hạ huyết áp có thể giúp bằng cách giảm huyết áp cao. Tất cả thuốc đều có tác dụng phụ vì vậy hãy thảo luận với các bác sĩ.

Có một số lựa chọn phẫu thuật để phòng ngừa đột quỵ. Một số bệnh nhân bị hẹp động mạch cảnh. Các mảng bám có thể tham gia vào sự hình thành cục máu đông trong động mạch cảnh. Cắt bỏ lớp nội mạc của động mạch cảnh là một phẫu thuật trong đó bác sĩ phẫu thuật sẽ loại bỏ những mảnh bám từ bên trong động mạch để giảm nguy cơ đột quỵ trong tương lai.

Một số bác sĩ lâm sàng cũng điều trị động mạch cảnh bị hẹp do mảng bám (và đôi khi các động mạch não) bằng một quả bóng ở đầu ống thông hẹp. Thổi phồng quả bóng đẩy mảng bám sang một bên và làm tăng độ thông của mạch máu. Động mạch này sau đó được giữ mở bởi một stent.

Khoảng hai phần ba số người (hơn 700.000) bị đột quỵ mỗi năm sống sót và thường có một số mức độ phục hồi khác nhau. Một số người nhận được thuốc chống đông máu kịp thời (trong vòng ba giờ đầu) có thể phục hồi hoàn toàn, những người khác thì không. Nhiều người bị khuyết tật sau đột quỵ có thể hoạt động độc lập với các phương pháp trị liệu và phục hồi chức năng. Mặc dù nguy cơ bị đột quỵ thứ hai cao hơn sau đột quỵ đầu tiên, các cá nhân có thể thực hiện các bước được nêu để giảm nguy cơ này.

CHƯƠNG 16
BỆNH TIỂU ĐƯỜNG

Bệnh tiểu đường hay đái tháo đường là một bệnh chuyển hoá được đặc trưng bởi lượng đường (glucose) trong máu cao do các khiếm khuyết trong bài tiết insulin, hoặc hoạt động của nó, hoặc cả hai. Bệnh tiểu đường lần đầu tiên được biết trong thế giới cổ đại như là một bệnh liên quan đến nước tiểu ngọt và mất cơ bắp quá mức. Nồng độ glucose trong máu tăng dẫn đến tràn glucose vào nước tiểu, do đó làm nước tiểu ngọt.

Thông thường, lượng đường trong máu được kiểm soát chặt chẽ bởi insulin, một loại hoóc môn được sản xuất bởi tuyến tụy. Insulin có tác dụng làm giảm mức đường huyết. Khi đường huyết tăng (ví dụ, sau khi ăn thức ăn), insulin được giải phóng khỏi tuyến tụy để bình thường hóa mức glucose bằng cách thúc đẩy sự hấp thụ glucose vào tế bào của cơ thể. Ở những bệnh nhân mắc bệnh tiểu đường, việc không sản xuất đủ hoặc thiếu đáp ứng với insulin sẽ gây tăng đường huyết. Bệnh tiểu đường là một tình trạng y tế mãn tính, có nghĩa là mặc dù có thể kiểm soát được nhưng nó có thể tồn tại suốt đời.

Bệnh tiểu đường ảnh hưởng đến khoảng 30,3 triệu người (9.4% dân số) tại Hoa Kỳ, trong khi ước tính 1 triệu người khác bị tiền tiểu đường. Ước tính có 7,2 triệu người ở Hoa kỳ mắc bệnh tiểu đường và không biết điều đó. Theo thời gian, bệnh tiểu đường có thể dẫn đến mù lòa, suy thận và tổn thương thần kinh. Những loại thiệt hại này là kết quả của thiệt hại của các mạch máu nhỏ hay gọi là bệnh vi mạch. Bệnh tiểu đường cũng là một yếu tố quan trọng trong việc đẩy nhanh quá trình xơ cứng và hẹp động mạch (do xơ vữa động mạch), dẫn đến đột quỵ, bệnh tim mạch vành và các bệnh mạch máu lớn khác. Đây được gọi là bệnh mạch máu vĩ mô. Từ góc độ kinh tế tổng chi phí hằng năm cho bệnh tiểu đường vào năm

2012 được ước tính là 245 tỷ. Điều này bao gồm 116 tỷ chi phí y tế trực tiếp cho người mắc bệnh tiểu đường và 69 tỷ chi phí khác do khuyết tật, tử vong sớm hoặc mất việc. Chi phí y tế cho những người mắc bệnh tiểu đường cao hơn hai lần so với những người không mắc bệnh tiểu đường. Hãy nhớ rằng, những con số này chỉ phản ánh dân số ở Hoa Kỳ. Bệnh tiểu đường là nguyên nhân gây tử vong đứng hàng thứ 7 ở Hoa Kỳ.

Các triệu chứng ban đầu của bệnh tiểu đường không điều trị có liên quan đến lượng đường trong máu tăng và mất glucose trong nước tiểu. Lượng glucose cao trong nước tiểu có thể làm tăng lượng nước tiểu hay đi tiểu thường xuyên hơn và dẫn đến mất nước. Sự mất nước làm gây tăng khát và tiêu thụ nước. Sự thiếu hụt insulin tương đối hoặc tuyệt đối cuối cùng dẫn đến giảm cân. Việc giảm cân của bệnh tiểu đường xảy ra mặc dù sự thèm ăn tăng lên. Một số bệnh nhân tiểu đường không được điều trị cũng phàn nàn về mệt mỏi. Buồn nôn và nôn cũng có thể xảy ra ở bệnh nhân tiểu đường không được điều trị. Nhiễm trùng (như nhiễm trùng bàng quang, da và âm đạo) có nhiều khả năng xảy ra ở những người mắc bệnh tiểu đường không được điều trị hoặc kiểm soát kém. Biến động nồng độ glucose trong máu có thể dẫn đến mờ mắt. Nồng độ glucose quá cao có thể dẫn đến hôn mê.

Nhiều người không biết rằng họ bị tiểu đường, đặc biệt là ở giai đoạn đầu khi các triệu chứng có thể không xuất hiện. Không có cách nào để biết bạn có bị tiểu đường mà không trải qua các xét nghiệm máu để xác định mức đường huyết. Hãy gặp bác sĩ nếu bạn có triệu chứng của bệnh tiểu đường hoặc nếu bạn lo lắng về nguy cơ mắc bệnh tiểu đường.

Việc sản xuất insulin không đủ hay khiếm khuyết hoặc việc các tế bào không thể sử dụng được insulin đúng cách và hiệu quả sẽ dẫn đến tăng đường huyết và tiểu đường; tình trạng sau ảnh hưởng chủ yếu đến các tế bào của các mô mỡ và bắp cơ và liên quan đến một tình trạng gọi là kháng insulin, đây là vấn đề chính trong bệnh tiểu đường loại 2. Việc thiếu insulin tuyệt đối, thường là thứ phát trong quá trình phá huỷ ảnh hưởng đến các tế bào beta sản xuất insulin trong tuyến tụy, là rối loạn chính trong bệnh tiểu đường loại 1.

Trong bệnh tiểu đường loại 2, cũng có sự suy giảm đều đặn các tế bào beta; đóng góp thêm cho quá trình tăng cao đường trong máu. Về cơ bản nếu ai đó kháng insulin, cơ thể có thể ở một giai đoạn nào đó, tăng sản xuất insulin và vượt quá mức độ kháng insulin. Sau một thời gian, nếu sản xuất insulin giảm chứng tăng đường huyết sẽ phát triển.

Glucose là một loại đường đơn giản được tìm thấy trong thực phẩm. Glucose là một chất dinh dưỡng thiết yếu cung cấp năng lượng cho hoạt động của các tế bào cơ thể. Carbohydrate bị phân giải và chuyển hóa thành glucose trong ruột non và sau đó được các tế bào ruột hấp thụ vào máu, theo dòng máu đến tất cả các tế bào trong cơ thể nơi nó được sử dụng. Tuy nhiên, glucose không thể xâm nhập vào các tế bào một mình và cần insulin để hỗ trợ vận chuyển vào các tế bào. Không có insulin hỗ trợ, các tế bào sẻ thiếu năng lượng mặc dù có sự hiện diện của glucose dồi dào trong máu. Lượng glucose trong máu dồi dào không sử dụng được sẻ bài tiết một cách lãng phí qua nước tiểu.

Insulin là một loại hoóc môn được sản xuất bởi các tế bào beta của tuyến tụy. Tuyến tụy là một cơ quan nằm sâu trong bụng nằm phía sau dạ dày. Ngoài việc giúp đưa glucose đi vào tế bào, insulin cũng rất quan trọng trong việc điều chỉnh chặt chẽ mức độ glucose trong máu. Sau bữa ăn, mức đường huyết tăng lên. Để đáp ứng với mức glucose tăng, tuyến tụy tiết ra nhiều insulin hơn vào máu để giúp glucose đi vào tế bào và hạ mức đường huyết sau bữa ăn. Khi nồng độ glucose trong máu hạ thấp, việc giải phóng insulin từ tuyến tụy sẽ bị giảm xuống. Điều quan trọng cần lưu ý là ngay cả trong trạng thái nhịn ăn, có sự giải phóng insulin ổn định nhưng thấp hơn để giúp duy trì lượng đường trong máu ổn định trong thời gian nhịn ăn. Ở người bình thường, một hệ thống điều tiết như vậy giúp giữ mức đường huyết trong một phạm vi kiểm soát chặt chẽ.

Các yếu tố nguy cơ của bệnh tiểu đường loại 1 không được hiểu rõ như trong bệnh tiểu đường loại 2. Tiền sử gia đình là một yếu tố nguy cơ được biết đối với bệnh tiểu đường loại 1. Các yếu tố nguy cơ khác có thể bao gồm có một số bệnh nhiễm trùng hoặc bệnh về tuyến tụy. Các yếu tố nguy cơ cho bệnh tiểu đường loại 2 và tiền tiểu đường là rất nhiều.

Những vấn đề sau đây có thể làm tăng nguy cơ phát triển bệnh tiểu đường loại 2:

● Béo phì hoặc thừa cân

● Huyết áp cao

● Nồng độ triglyceride tăng cao và mức cholesterol tốt (HDL) thấp

● Lối sống ít vận động

● Lịch sử gia đình

● Tăng tuổi

● Hội chứng buồng trứng đa nang

● Dung nạp glucose kém

● Kháng insulin

● Tiểu đường thai kỳ

● Chủng tộc (người Mỹ gốc Tây Ban Nha, người Mỹ gốc Phi, người Mỹ bản địa, người Mỹ gốc Á, người đảo Thái Bình Dương và người bản địa Alaska có nguy cơ cao hơn)

Có hai loại bệnh tiểu đường chính, được gọi là bệnh tiểu đường loại 1 và loại 2. Bệnh tiểu đường loại 1 trước đây cũng được gọi là bệnh tiểu đường phụ thuộc insulin (IDDM), hoặc tiểu đường khởi phát ở tuổi vị thành niên. Trong bệnh tiểu đường loại 1, các tế bào beta của tuyến tụy trải qua một cuộc tấn công tự miễn dịch của chính cơ thể, kết quả sau cũng là mất khả năng tạo ra insulin. Kháng thể bất thường đã được tìm thấy ở phần lớn bệnh nhân mắc bệnh tiểu đường loại 1. Kháng thể là một protein trong máu và là một phần của hệ thống miễn dịch của cơ thể. Bệnh nhân tiểu đường loại 1 phải dựa vào thuốc insulin để sống còn.

Trong các bệnh tự miễn, chẳng hạn như bệnh tiểu đường loại 1, hệ thống miễn dịch sản xuất các kháng thể và các tế bào viêm được định hướng chống lại và gây tổn thương cho các mô cơ thể của chính bệnh nhân. Ở những người mắc bệnh tiểu đường loại 1 các tế bào beta của tuyến tụy chịu trách nhiệm sản xuất insulin, bị tấn công bởi hệ thống miễn dịch. Người ta tin rằng xu hướng phát triển các kháng thể bất thường ở bệnh nhân tiểu đường loại 1, một phần là do di truyền, mặc dù các chi tiết không được hiểu đầy đủ.

Phơi nhiễm với một số bệnh nhiễm vi rút (quai bị và vi rút Coxsackie) hoặc các độc tố môi trường khác có thể phục vụ để kích hoạt phản ứng kháng thể bất thường gây tổn thương cho các tế bào tuyến tụy nơi sản xuất insulin. Một số kháng thể được tìm thấy trong bệnh tiểu đường loại 1 bao gồm kháng thể chống tế bào beta, kháng thể chống tiểu cầu, kháng thể chống insulin và kháng thể chống glutamic. Những kháng thể này có thể được phát hiện ở phần lớn bệnh nhân và có thể giúp xác định cá nhân nào có nguy cơ mắc bệnh tiểu đường loại 1.

Hiện tại, Hiệp hội Tiểu đường Hoa Kỳ không khuyến nghị sàng lọc chung về dân số cho bệnh tiểu đường loại 1, mặc dù nên sàng lọc những người có nguy cơ cao, chẳng hạn như những người có người thân độ một (anh chị em hoặc cha mẹ) mắc bệnh tiểu đường loại 1. Bệnh tiểu đường loại 1 có xu hướng xảy ra ở những người trẻ, gầy, thường là trước 30 tuổi; tuy nhiên, bệnh nhân lớn tuổi cũng mắc loại tiểu đường này. Nhóm này được gọi là bệnh tiểu đường tự miễn tiềm ẩn ở người lớn (LADA). LADA là một dạng chậm tiến triển của tiểu đường loại 1. Trong số tất cả những người mắc bệnh tiểu đường, chỉ có khoảng 10% mắc bệnh tiểu đường loại 1 và 90% còn lại mắc bệnh tiểu đường loại 2.

Bệnh tiểu đường loại 2 trước đây cũng được gọi là bệnh tiểu đường không phụ thuộc insulin, hoặc tiểu đường khởi phát ở người trưởng thành. Trong bệnh tiểu đường loại 2, bệnh nhân vẫn có thể sản xuất insulin nhưng tương đối không đủ cho nhu cầu cơ thể, đặc biệt là khi đối mặt với tình trạng kháng insulin như đã thảo luận ở trên. Trong nhiều trường hợp, điều này thực sự có nghĩa là tuyến tụy sản xuất lượng lớn hơn lượng insulin bình thường. Một đặc điểm chính của bệnh tiểu đường loại 2 là sự thiếu nhạy cảm với insulin bởi các tế bào của cơ thể (đặc biệt là tế bào mỡ và cơ).

Ngoài các vấn đề với sự gia tăng kháng insulin, việc giải phóng insulin của tuyến tụy cũng có thể bị khiếm khuyết và dưới mức tối ưu. Trên thực tế, có sự sụt giảm đều đặn trong sản xuất của tế bào beta của bệnh tiểu đường loại 2 góp phần làm suy yếu sự kiểm soát của glucose. Đây là một vấn đề chính đối với nhiều bệnh nhân mắc bệnh tiểu đường loại 2 mà cuối cùng cần phải điều trị bằng insulin. Gan ở những bệnh nhân này tiếp tục sản xuất glucose thông qua một quá trình gọi là gluconeogenesis mặc dù nồng độ glucose tăng cao.

Trong khi người ta nói rằng bệnh tiểu đường loại 2 chủ yếu ở những người trên 30 tuổi và tỷ lệ mắc bệnh tăng theo tuổi tác, gần đây một số lượng đáng báo động của bệnh nhân mắc bệnh tiểu đường loại 2 ở tuổi thiếu niên. Hầu hết các trường hợp này là kết quả trực tiếp của thói quen ăn uống kém, trọng lượng cơ thể cao hơn và thiếu tập thể dục.

Mặc dù có một thành phần di truyền mạnh mẽ để phát triển dạng bệnh tiểu đường loại 2 này, có những yếu tố nguy cơ khác, trong đó quan trọng nhất là béo phì. Có một mối quan hệ trực tiếp giữa mức độ béo phì và nguy cơ phát triển bệnh tiểu đường loại 2, và điều này đứng ở trẻ em cũng như người lớn. Người ta ước tính rằng cơ hội phát triển bệnh tiểu đường tăng gấp đôi cho mỗi lần tăng 20% so với trọng lượng cơ thể lý tưởng. Về tuổi tác, dữ liệu cho thấy, trong mỗi thập kỷ sau 40 tuổi, bất kể cân nặng đều có sự gia tăng tỷ lệ mắc bệnh tiểu đường. Tỷ lệ mắc bệnh tiểu đường ở những người từ 65 tuổi trở lên là khoảng 25%. Bệnh tiểu đường loại 2 cũng phổ biến hơn ở một nhóm dân tộc. So với tỷ lệ lưu hành 7% ở người Mỹ da trắng, tỷ lệ lưu hành ở người Mỹ gốc Á được ước tính là 8%, gốc Tây Ban Nha là 13%, ở người Mỹ gốc Phi là 12, 3% và ở một số cộng đồng người Mỹ bản địa là 20% đến 50%. Cuối cùng, bệnh tiểu đường xảy ra thường xuyên hơn ở những phụ nữ có tiền sử bệnh tiểu đường phát triển trong thai kỳ.

Tiểu đường Thai kỳ:

Bệnh tiểu đường có thể xảy ra trong thai kỳ, và các báo cáo cho thấy nó xảy ra ở 2% đến 10% trong tất cả các trường hợp mang thai. Thay đổi nội tiết tố đáng kể trong thai kỳ có thể dẫn đến tăng đường huyết ở những người có xu hướng di truyền. Tăng lượng đường trong máu khi mang thai được gọi là bệnh tiểu đường thai kỳ. Bệnh tiểu đường thai kỳ thường tự khỏi một khi em bé được sinh ra. Tuy nhiên, 35% đến 65% phụ nữ mắc bệnh tiểu đường thai kỳ cuối cũng sẽ phát triển bệnh tiểu đường loại 2 trong vòng 10 đến 20 năm tới, đặc biệt là ở những người cần insulin trong khi mang thai và những người vẫn thừa cân sau khi sinh. Phụ nữ mắc bệnh tiểu đường thai kỳ thường được yêu cầu trải qua một bài thử nghiệm dung nạp glucose khoảng sáu tuần sau khi sinh để xác định xem bệnh tiểu đường của họ có tồn tại ngoài thai kỳ hay không, nếu có bất kỳ bằng chứng nào (như tình trạng dung nạp glucose bị suy yếu) có thể là manh mối cho nguy cơ phát triển bệnh tiểu đường.

Bệnh Tiểu đường Thứ phát:

Bệnh tiểu đường thứ phát đề cập đến lượng đường trong máu tăng từ một tình trạng y tế khác. Bệnh tiểu đường thứ phát có thể phát triển sau khi mô tụy chịu trách nhiệm sản xuất insulin bị phá huỷ do bệnh, chẳng hạn như viêm tụy mãn tính (viêm tụy do độc tố như uống rượu quá mức), chấn thương hoặc phẫu thuật cắt bỏ tụy.

Bệnh tiểu đường cũng có thể là kết quả của các rối loạn nội tiết tố khác, chẳng hạn như sản xuất hoóc môn tăng trưởng quá mức (bệnh to cực) và hội chứng Cushing. Trong bệnh to cực, một khối u tuyến yên ở đáy não gây ra sự sản xuất quá mức hoóc môn tăng trưởng, dẫn đến tăng đường huyết. Trong hội chứng Cushing, tuyến thượng thận sản xuất quá nhiều cortisol, giúp thúc đẩy tăng lượng đường trong máu.

Một số loại thuốc có thể làm xấu đi sự kiểm soát bệnh tiểu đường hoặc làm phát triển bệnh tiểu đường tiềm ẩn. Điều này được thay phổ biến nhất là khi dùng thuốc steroid (như prednisone) và các loại thuốc sử dụng trong điều trị HIV (AIDS).

Nội tiết là chuyên khoa của y học liên quan đến rối loạn nội tiết tố, và các bác sĩ nội tiết và bác sĩ nội tiết nhi khoa đều quản lý bệnh nhân mắc bệnh tiểu đường. Những người mắc bệnh tiểu đường cũng có thể được điều trị bởi các bác sĩ chuyên khoa gia đình hoặc chuyên khoa nội. Khi có biến chứng, người mắc bệnh tiểu đường có thể được điều trị bởi các chuyên gia khác, bao gồm bác sĩ thần kinh, bác sĩ tiêu hoá, bác sĩ nhãn khoa, bác sĩ phẫu thuật, bác sĩ tim mạch hoặc những người khác.

Kiểm tra glucose khi đói (đường huyết) là cách ưa thích nhất để chẩn đoán bệnh tiểu đường. Nó rất dễ thực hiện và thuận tiện. Sau khi người đó nhịn ăn qua đêm (ít nhất là 8 giờ), một mẫu máu duy nhất được rút ra và gửi đến phòng thí nghiệm để phân tích. Điều này cũng có thể được thực hiện chính xác trong văn phòng bác sĩ bằng máy đo đường huyết.

● Nồng độ glucose huyết tương lúc đói bình thường là dưới 100 mg/dl.

● Nồng độ glucose huyết tương lúc đói hơn 126 mg/dl trong hai hoặc nhiều xét nghiệm vào các ngày khác nhau cho thấy bệnh tiểu đường.

• Một xét nghiệm đường huyết ngẫu nhiên cũng có thể được sử dụng chẩn đoán bệnh tiểu đường. Mức đường huyết 200 mg/dl hoặc cao hơn cho thấy bệnh tiểu đường.

• Khi đường huyết lúc đói ở mức trên 100 mg/dl, nhưng trong phạm vi 100 - 126 mg/dl, đây được gọi là đường huyết lúc đói bị suy yếu (IFG). Mặc dù bệnh nhân mắc IFG hoặc tiền tiểu đường không có chẩn đoán bệnh tiểu đường, tình trạng này mang theo những rủi ro và mối lo ngại riêng, và được giải quyết ở nơi khác.

Thử nghiệm Dung nạp Glucose Uống:

Mặc dù không còn được sử dụng thường xuyên nữa, thử nghiệm dung nạp glucose uống (OGTT) là một tiêu chuẩn vàng để chẩn đoán bệnh tiểu đường loại 2. Nó vẫn thường được sử dụng để chẩn đoán bệnh tiểu đường thai kỳ và trong tình trạng tiền tiểu đường và hội chứng buồng trứng đa nang.

• Với thử nghiệm dung nạp glucose uống, người bệnh nhịn đói qua đêm (ít nhất 8 nhưng không quá 16 giờ).

• Sau đó, xét nghiệm glucose huyết tương lúc đói.

• Sau xét nghiệm này, bệnh nhân được uống một liều glucose (75 g). Các mẫu máu được lấy tại các khoảng thời gian cụ thể để đo đường huyết. Thử nghiệm dung nạp glucose uống cổ điển đo nồng độ glucose trong máu năm lần trong khoảng thời gian là ba giờ. Một số bác sĩ chỉ cần lấy mẫu máu cơ bản hai giờ sau khi uống dung dịch glucose. Ở một người không bị tiểu đường, nồng độ glucose tăng và sau đó giảm nhanh chóng. Ở một người mắc bệnh tiểu đường, nồng độ glucose tăng cao hơn bình thường và không thể quay trở lại nhanh như bình thường.

Những người có mức glucose giữa bình thường và bệnh tiểu đường bị rối loạn hay suy yếu dung nạp glucose (IGT) hoặc kháng insulin. Những người bị rối loạn dung nạp glucose không bị tiểu đường, nhưng có nguy cơ cao tiến triển thành bệnh tiểu đường. Mỗi năm, 1% đến 5% những người có kết quả xét nghiệm dung nạp glucose bị suy giảm cuối cùng phát triển bệnh tiểu đường. Giảm cân và tập thể dục có thể giúp những người bị suy yếu dung nạp glucose trở lại bình thường. Ngoài ra, một số bác sĩ ủng hộ việc sử dụng thuốc, chẳng hạn như metformin (Glucophage) để giúp ngăn ngừa trì hoãn sự khởi phát của bệnh tiểu đường.

Nghiên cứu đã chỉ ra rằng chính sự dung nạp glucose bị suy yếu có thể là một yếu tố nguy cơ cho sự phát triển của bệnh tim. Trong cộng đồng y tế, hầu hết các bác sĩ hiện nay đều hiểu rằng tình trạng dung nạp glucose bị suy yếu không chỉ đơn giản là tiền thân của bệnh tiểu đường mà là thực thể bệnh lâm sàng mà chính nó cần được điều trị và theo dõi.

Đánh giá Kết quả Xét nghiệm Dung nạp Glucose Uống

Các xét nghiệm dung nạp glucose có thể dẫn đến một trong các trường hợp sau:

• Phản ứng bình thường: khi mức glucose 2 giờ dưới 140 mg/dl và tất cả các giá trị trong khoảng từ 0 đến 2 giờ đều dưới 200 mg/dl.

• Dung nạp glucose bị suy giảm (tiền tiểu đường): khi glucose huyết tương lúc đói dưới 126 mg/dl và mức glucose 2 giờ từ 140 đến 199 mg/dl.

• Bệnh tiểu đường: khi hai xét nghiệm chẩn đoán được thực hiện vào những ngày khác nhau cho thấy mức đường huyết cao.

• Bệnh tiểu đường thai kỳ: glucose huyết tương lúc đói từ 92 mg/dl trở lên, mức glucose 1 giờ từ 180 mg/dl trở lên, hoặc mức glucose 2 giờ từ 153 mg/dl trở lên.

Xét nghiệm đường huyết tại nhà là một phần quan trọng trong việc kiểm soát lượng đường trong máu. Một mục tiêu quan trọng của điều trị bệnh tiểu đường là để giữ mức đường huyết gần mức bình thường 70 đến 120 mg/dl trước bữa ăn và dưới 140 mg/dl vào 2 giờ sau khi ăn. Nồng độ glucose trong máu thường được kiểm tra trước và sau bữa ăn, và khi đi ngủ. Mức đường trong máu thường được xác định bằng cách chậm một đầu ngón tay bằng thiết bị đo và bôi máu vào máy dò đường huyết, đọc giá trị. Kết quả xét nghiệm sau đó được sử dụng để giúp bệnh nhân điều chỉnh thuốc, chế độ ăn uống và các hoạt động thể lực.

Huyết Sắc tố A1c (HbA1c):

Đường có đặc tính dính, trong cơ thể đường cũng vậy và đặc biệt là dính với protein. Các tế bào hồng cầu lưu hành trong cơ thể sống khoảng 3 tháng trước khi chúng chết đi. Khi đường dính vào các protein huyết sắc tố (hemoglobin) của tế bào hồng cầu, nó được biết như là "glycosylated hemoglobin" hoặc hemoglobin A1c (gọi tắt là HbA1c). Do đó, HbA1c cho chúng ta ý tưởng về lượng đường có trong máu trong ba tháng trước đó. Trong hầu hết các phòng thí nghiệm, phạm vi bình thường là 4% - 5,9%. Trong bệnh tiểu đường kiểm soát kém, HbA1c từ 8% trở lên, và ở bệnh nhân kiểm soát tốt nó dưới 7% (tối ưu là dưới 6,5%). Lợi ích của việc đo HbA1c là mang lại cái nhìn hợp lý và ổn định hơn về những gì xảy ra trong suốt thời gian ba tháng và giá trị không thay đổi nhiều như số đo lường trong máu của ngón tay.

Mặc dù không có hướng dẫn sử dụng HbA1c làm công cụ sàng lọc cho bệnh tiểu đường, hiện giờ nó được sử dụng như một công cụ tiêu chuẩn để xác định kiểm soát lượng đường trong máu ở những bệnh nhân tiểu đường. Hiệp hội Tiểu đường Hoa kỳ hiện khuyến nghị mức HbA1c dưới 7,0% với mục tiêu HbA1c cho những người càng gần mức bình thường càng tốt (dưới 6%) mà không bị hạ đường huyết đáng kể. Các nhóm khác như Hiệp hội Nội tiết lâm sàng Hoa Kỳ cảm thấy rằng HbA1c dưới 6,5% nên là mục tiêu. Các nghiên cứu đã chỉ ra rằng giảm khoảng 35% nguy cơ mắc bệnh vi mạch cho mỗi lần giảm 1% giá trị HbA1c càng gần với HbA1c bình thường, nguy cơ biến chứng vi mạch càng thấp.

Có một số tình trạng trong đó giá trị HbA1c có thể không chính xác. Ví dụ, với tình trạng thiếu máu đáng kể, số lượng hồng cầu thấp và do đó HbA1c thay đổi. Đây cũng có thể là trường hợp trong bệnh hồng cầu hình liềm và các bệnh huyết sắc tố khác.

Các Biến chứng Cấp tính của Bệnh Tiểu đường

Nồng độ đường trong máu có thể tăng cao do thiếu insulin thực tế hoặc thiếu hụt insulin tương đối.

Ngược lại lượng đường trong máu có thể thấp bất thường do quá nhiều insulin hoặc các loại thuốc hạ glucose khác.

Ở những bệnh nhân mắc bệnh tiểu đường loại 2, căng thẳng, nhiễm trùng và các loại thuốc (như corticosteroid) cũng có thể dẫn đến tăng cao lượng đường trong máu. Đi kèm với mất nước, tăng đường huyết nghiêm trọng ở bệnh nhân tiểu đường loại 2 có thể dẫn đến sự gia tăng thẩm thấu máu (hyperosmolar). Tình trạng này có thể trở nên tồi tệ hơn và dẫn đến hôn mê . Hôn mê hyperosmolar thường xảy ra ở bệnh nhân cao tuổi mắc bệnh tiểu đường loại 2. Giống như nhiễm toan tiểu đường, hôn mê là một cấp cứu y tế. Điều trị ngay lập tức bằng dung dịch truyền tĩnh mạch và insulin rất quan trọng trong việc đảo ngược trạng thái hyperosmolar. Không giống như bệnh nhân mắc bệnh tiểu đường loại 1, bệnh nhân mắc bệnh tiểu đường loại 2 thường không phát triển bệnh nhiễm toan ketone. Các biến chứng và tỷ lệ tử vong do hôn mê do hyperosmolar cao hơn so với nhiễm toan tiểu đường.

Hạ đường huyết có nghĩa là lượng đường trong máu thấp bất thường. Ở bệnh nhân tiểu đường,nguyên nhân phổ biến nhất của lượng đường trong máu thấp là sử dụng quá nhiều insulin hoặc các loại thuốc hạ glucose khác để giảm mức đường trong máu. Ở bệnh nhân tiểu đường khi có bữa ăn chậm hoặc bỏ ăn, khi lượng đường trong máu thấp xảy ra do quá nhiều insulin, nó được gọi là phản ứng insulin. Đôi khi, lượng đường trong máu thấp có thể là kết quả của một lượng calo không đủ hoặc gắng sức quá mức đột ngột.

Đường huyết rất cần thiết cho hoạt động của các tế bào não. Do đó, lượng đường trong máu thấp có thể dẫn đến các triệu chứng của hệ thần kinh trung ương như:

- Chóng mặt
- Nhầm lẫn
- Yếu
- Run rẩy

Mức đường thực tế mà tại đó các triệu chứng xảy ra khác nhau ở mọi người, nhưng thường xảy ra khi lượng đường trong máu dưới 50 mg/dl. Không được điều trị, lượng đường trong máu thấp nghiêm trọng có thể dẫn đến hôn mê, co giật và trong trường hợp xấu nhất là tử vong do não không hồi phục.

Việc điều trị lượng đường trong máu thấp bao gồm quản lý một nguồn glucose được hấp thụ nhanh chóng. Chúng bao gồm đồ uống có chứa glucose, chẳng hạn như nước cam, nước ngọt, hoặc viên glucose với liều lượng 15 - 20 g mỗi lần (tương đương với nửa ly nước ép trái cây). Nếu cá nhân bất tỉnh, glucagon có thể được sử dụng bằng tiêm bắp. Glucagon là một loại hoóc môn có tác dụng giải phóng glucose từ gan (thúc đẩy quá trình gluconeogenesis). Glucagon có thể là cứu cánh và mỗi bệnh nhân mắc bệnh tiểu đường có tiền sử hạ đường huyết (đặc biệt là người sử dụng insulin) nên có một bộ tiêm glucagon. Gia đình và bạn bè của những người mắc bệnh tiểu đường cần được dạy cách sử dụng glucagon, vì rõ ràng bệnh nhân sẽ không thể tự làm điều đó trong tình trạng khẩn cấp. Một thiết bị cứu sinh khác cần được đề cập là rất đơn giản, tất cả các bệnh nhân mắc bệnh tiểu đường nên đeo vòng tay cảnh báo.

Biến chứng Cấp tính của Bệnh Tiểu đường loại 1:

Insulin rất quan trọng đối với bệnh nhân tiểu đường loại 1 vì họ không thể sống mà không có nguồn insulin ngoại sinh. Không có insulin, bệnh nhân tiểu đường loại 1 sẽ bị tăng đường huyết nghiêm trọng. Điều này dẫn đến tăng glucose trong nước tiểu, từ đó dẫn đến mất quá nhiều chất nước và chất điện giải trong nước tiểu. Thiếu insulin cũng gây ra việc không thể lưu trữ chất béo và protein cùng với việc phân huỷ các chất béo và protein hiện có. Sự rối loạn này, dẫn đến quá trình ketosis và giải phóng ketone vào máu. Ketone có tính axit đưa đến một tình trạng gọi là nhiễm toan tiểu đường. Các triệu chứng của nhiễm toan tiểu đường bao gồm buồn nôn, nôn, và đau bụng. Nếu không được điều trị y tế kịp thời, bệnh nhân bị nhiễm toan tiểu đường có thể nhanh chóng bị sốc, hôn mê, và thậm chí tử vong.

Nhiễm toan tiểu đường có thể gây ra bởi nhiễm trùng, căng thẳng hoặc chấn thương, tất cả đều làm tăng nhu cầu insulin. Ngoài ra, thiếu liều insulin cũng là một yếu tố nguy cơ rõ ràng để phát triển nhiễm toan tiểu đường. Điều trị khẩn cấp của nhiễm toan tiểu đường liên quan đến việc truyền tĩnh mạch chất lỏng, chất điện giải và insulin, thường là trong một đơn vị chăm sóc đặc biệt của bệnh viện. Mất nước có thể rất nghiêm trọng và thường phải thay 6 - 7 lít chất lỏng cho một người nhiễm toan tiểu đường. Thuốc kháng sinh được dùng cho nhiễm trùng. Với điều trị lượng đường trong máu bất thường, sản xuất ketone, nhiễm toan và mất nước có thể được đảo ngược nhanh chóng và bệnh nhân có thể phục hồi tốt.

Các Biến chứng Mãn tính của Bệnh Tiểu đường:

Những biến chứng tiểu đường này liên quan đến các bệnh mạch máu và thường được phân loại thành bệnh mạch máu nhỏ, chẳng hạn như liên quan đến mắt, thận và dây thần kinh (bệnh vi mạch) và bệnh mạch máu lớn liên quan đến tim và mạch máu ngoại biên (bệnh mạch máu vĩ mô). Bệnh tiểu đường làm tăng tốc độ xơ cứng của các mạch máu lớn hơn, dẫn đến bệnh tim mạch vành (đau thắt ngực hoặc đau tim), đột quỵ và đau ở chi dưới do thiếu nguồn cung cấp máu.

Biến chứng Mắt:

Biến chứng mắt chính của bệnh tiểu đường được gọi là bệnh võng mạc tiểu đường. Bệnh võng mạc tiểu đường xảy ra ở những bệnh nhân bị tiểu đường ít nhất năm năm. Các mạch máu nhỏ bị bệnh ở phía sau mắt gây ra sự rò rỉ protein và máu ở võng mạc. Bệnh trong các mạch máu này cũng gây ra sự hình thành các phình động mạch nhỏ, và các mạch máu mới nhưng giòn (tân mạch). Chảy máu tự phát từ các mạch máu mới và giòn có thể dẫn đến sẹo võng mạc và bong võng mạc, do đó làm giảm thị lực.

Để điều trị bệnh võng mạc tiểu đường, tia laser được sử dụng để tiêu diệt và ngăn chặn sự tái phát của các chứng phình động mạch nhỏ và các mạch máu giòn. Khoảng 50% bệnh nhân mắc bệnh tiểu đường sẽ phát triển một số mức độ bệnh võng mạc tiểu đường sau 10 năm mắc bệnh tiểu đường và 80% bệnh võng mạc sau 15 năm mắc bệnh kiểm soát kém lượng đường trong máu và huyết áp làm tăng thêm bệnh mắt trong bệnh tiểu đường.

Đục thuỷ tinh thể và tăng nhãn áp cũng phổ biến hơn ở bệnh nhân tiểu đường. Cũng cần lưu ý rằng vì thấu kính của mắt cho phép nước đi qua, nếu nồng độ đường trong máu thay đổi nhiều, ống kính của mắt sẽ co lại và sưng lên với chất lỏng tương ứng. Do đó, tầm nhìn mờ rất phổ biến ở bệnh tiểu đường kiểm soát kém. Bệnh nhân thường không được khuyến cáo sử dụng thuốc theo toa mới cho đến khi lượng đường trong máu được kiểm soát. Điều này cho phép đánh giá chính xác hơn về loại kính theo toa được yêu cầu.

Tổn thương Thận:

Tổn thương thận do bệnh tiểu đường được gọi là bệnh

thận tiểu đường. Sự khởi đầu của bệnh thận và sự tiến triển của nó là vô cùng thay đổi. Ban đầu, các mạch máu nhỏ bị bệnh ở thận gây ra bởi sự rò rỉ protein trong nước tiểu. Sau đó, thận mất khả năng làm sạch và lọc máu. Sự tích tụ các chất thải độc hại trong máu dẫn đến nhu cầu lọc máu. Lọc máu bao gồm sử dụng máy phục vụ chức năng của thận bằng cách lọc và làm sạch máu. Ở những bệnh nhân không muốn trải qua lọc máu mãn tính, ghép thận có thể được xem xét.

Sự tiến triển của bệnh thận ở bệnh nhân có thể làm chậm lại bằng cách kiểm soát huyết áp cao và tích cực điều trị lượng đường trong máu cao. Thuốc ức chế men chuyển angiotensin hoặc thuốc ức chế thụ thể angiotensin được sử dụng trong điều trị huyết áp cao cũng có thể có lợi cho bệnh thận ở bệnh nhân tiểu đường (phải theo dõi nồng độ kali trong máu).

Tổn thương Thần kinh:

Tổn thương thần kinh do bệnh tiểu đường được gọi là bệnh thần kinh tiểu đường và cũng được gây ra bởi bệnh mạch máu nhỏ. Về bản chất, lưu lượng máu đến các dây thần kinh bị hạn chế, khiến các dây thần kinh không có đủ lưu lượng máu và chúng bị tổn thương hoặc chết.

Các triệu chứng của tổn thương thần kinh tiểu đường bao gồm tê, nóng rát và đau bàn chân và chi dưới. Khi bệnh nhân mất hoàn toàn cảm giác ở bàn chân, bệnh nhân có thể không nhận thức được các tổn thương ở bàn chân và không bảo vệ chúng đúng cách. Giày hoặc bảo vệ khác nên được mang càng nhiều càng tốt. Những vết thương da nên được điều trị kịp thời để tránh nhiễm trùng nghiêm trọng. Do độ lưu thông máu kém, chấn thương bàn chân tiểu đường có thể không lành. Đôi khi, chấn thương bàn chân nhỏ có thể dẫn đến nhiễm trùng nghiêm trọng, loét và thậm chí hoại tử, bắt buộc phải phẫu thuật cắt cụt ngón chân, bàn chân và các bộ phận bị nhiễm bệnh khác.

Tổn thương thần kinh tiểu đường có thể ảnh hưởng đến

các dây thần kinh rất quan trọng đối với sự cương dương vật gây ra chứng rối loạn cương dương. Rối loạn chức năng cương dương cũng có thể được gây ra bởi lưu lượng máu đến dương vật kém do bệnh mạch máu tiểu đường. Bệnh thần kinh tiểu đường cũng có thể ảnh hưởng đến các thần kinh đến dạ dày và ruột gây buồn nôn, nôn, sút cân, tiêu chảy và các triệu chứng khác của bệnh dạ dày (trì hoãn việc làm trong các thức ăn từ dạ dày vào ruột, do sự co bóp không hiệu quả của cơ bụng).

Cơn đau do tổn thương thần kinh tiểu đường có thể đáp ứng với các phương pháp điều trị truyền thống với một số loại thuốc như gabapentin (Neurontin), phenytoin (Dilantin) và carbamazepine (Tegretol) thường được sử dụng trong điều trị rối loạn co giật. Amitriptyline (Elavil) và desipramine (Norpramin) là những loại thuốc thường được sử dụng cho bệnh trầm cảm. Trong khi nhiều loại thuốc này không được chỉ định đặc biệt để điều trị đau dây thần kinh liên quan đến bệnh tiểu đường, chúng được sử dụng bởi các bác sĩ thông thường. Cơn đau do tổn thương thần kinh tiểu đường cũng có thể được cải thiện khi kiểm soát lượng đường trong máu. Các loại thuốc mới hơn để giảm đau thần kinh bao gồm pregabalin (Lyrica) và duloxetine (Cymbalta).

Các phát hiện từ "Thử nghiệm Kiểm soát và Biến chứng Tiểu đường" (DCCT) và "Nghiên cứu Tiểu đường ở Anh quốc" (UKPDS) đã chỉ ra rằng việc kiểm soát mạnh mẽ và chuyên sâu lượng đường trong máu ở bệnh nhân tiểu đường loại 1 và loại 2 làm giảm các biện chứng của bệnh thận, bệnh thần kinh, bệnh võng mạc và có thể làm giảm sự xuất hiện và mức độ nghiêm trọng của các bệnh mạch máu lớn. Kiểm soát tích cực bằng liệu pháp chuyên sâu có nghĩa là đạt được mức glucose lúc đói khoảng 70 - 120 mg/dl, mức glucose dưới 160 mg/dl sau bữa ăn và mức HbA1c gần như bình thường.

Các nghiên cứu ở bệnh nhân tiểu đường loại 1 đã chỉ ra rằng ở những bệnh nhân được điều trị tích cực bệnh mắt tiểu đường giảm 76%, bệnh thận giảm 54% và bệnh thần kinh giảm 60%. Gần đây, nghiên cứu "Dịch tễ học về Can thiệp và Biến chứng của bệnh Tiểu đường" (EDIC) đã chỉ ra rằng bệnh tiểu đường loại 1 cũng liên quan đến tăng tỷ lệ bệnh tim, tương tự như bệnh tiểu đường loại 2. Tuy nhiên, giá phải trả cho việc kiểm soát lượng đường trong máu mạnh mẽ là vấn đề tăng gấp hai đến ba lần tỷ lệ đường huyết thấp bất thường (do thuốc trị tiểu đường gây ra). Vì lý do này không nên kiểm soát can thiệp chặt chẽ bệnh tiểu đường để đạt mức glucose trong khoảng 70 đến 120 mg/dl cho trẻ em dưới 13 tuổi, bệnh nhân bị hạ đường huyết tái phát nặng, bệnh nhân không biết bị hạ đường huyết và bệnh nhân bị biến chứng tiểu đường tiến triển rất xa. Để đạt được kiểm soát đường huyết tối ưu mà không có nguy cơ hạ đường huyết bất thường, bệnh nhân tiểu đường loại 1 phải theo dõi đường huyết ít nhất bốn lần một ngày và tiêm insulin ít nhất ba lần mỗi ngày. Ở bệnh nhân tiểu đường loại 2 kiểm soát đường huyết tích cực có tác dụng có lợi tương đối với mắt, thận, thần kinh và mạch máu.

Tiên lượng của bệnh tiểu đường có liên quan đến mức độ mà tình trạng được kiểm soát để ngăn chặn sự phát triển của các biện chứng được mô tả trong các phần trước. Một số biến chứng nghiêm trọng hơn của bệnh tiểu đường như suy thận và bệnh tim mạch, có thể đe doạ tính mạng. Các biến chứng cấp tính như nhiễm toan tiểu đường cũng có thể đe doạ tính mạng. Như đã đề cập ở trên, kiểm soát mạnh mẽ lượng đường trong máu có thể ngăn chặn hoặc trì hoãn sự khởi đầu của các biến chứng và nhiều người mắc bệnh tiểu đường có cuộc sống lâu dài và đầy đủ.

CHƯƠNG 17
BỆNH ALZHEIMER

Bệnh Alzheimer (AD) là một bệnh tiến triển chậm của não, được đặc trưng bởi sự suy giảm trí nhớ và cuối cùng là rối loạn trong ngôn ngữ, lý luận, lập kế hoạch và nhận thức. Nhiều nhà khoa học tin rằng bệnh Alzheimer là kết quả của sự gia tăng sản xuất hoặc tích lũy một loại protein cụ thể (protein beta-amyloid) trong não và dẫn đến hủy hoại tế bào thần kinh.

Khả năng mắc bệnh Alzheimer tăng đáng kể sau 70 tuổi và có thể ảnh hưởng đến 38% số người trên 85 tuổi. Tuy nhiên, bệnh Alzheimer không phải là một phần bình thường của lão hoá và không phải là điều chắc chắn xảy ra trong cuộc sống sau này. Nhiều người sống đến hơn 100 tuổi và không bao giờ mắc bệnh Alzheimer.

Vài dữ kiện về bệnh Alzheimer:

● Bệnh Alzheimer là nguyên nhân phổ biến nhất gây ra chứng mất trí nhớ ở Hoa Kỳ và ở hầu hết các quốc gia trên thế giới.

● Yếu tố nguy cơ chính của bệnh Alzheimer là tăng tuổi. Ngoài ra còn các yếu tố di truyền và nguy cơ khác.

Các triệu chứng đặc trưng bao gồm:

● Có vấn đề với việc thực hiện các nhiệm vụ quen thuộc.
● Khó viết hoặc nói.
● Mất định hướng thời gian và địa điểm.
● Mất hoặc thất lạc các đồ vật.
● Thay đổi tâm trạng và hành vi.
● Mất hứng thú với các hoạt động hằng ngày.
● Phán xét kém.

Các triệu chứng có thể có mặt ở mức độ nghiêm trọng khác nhau. Nguyên nhân của bệnh Alzheimer chưa được hiểu rõ; mặc dù, sự tích lũy protein amyloid trong não bị nghi ngờ có vai trò đóng góp.

Chẩn đoán Bệnh Alzheimer:

Hiện tại không có xét nghiệm máu hoặc xét nghiệm hình ảnh cụ thể để chẩn đoán bệnh Alzheimer. Chẩn đoán bệnh Alzheimer phần lớn dựa trên các tiêu chí lâm sàng. Các khảo sát trạng thái tâm thần có thể giúp đánh giá chức năng trí tuệ và trí nhớ của bệnh nhân.

Các xét nghiệm máu, quét não (CT, MRI, PET hoặc SPECT), điện não đồ và các xét nghiệm khác được sử dụng để xác định xem có nguyên nhân nào khác (chuyển hoá, đột quỵ, u não) có thể gây ra các triệu chứng tương tự bệnh Alzheimer hay không.

Bệnh Alzheimer dẫn đến các tế bào thần kinh não chết (mất tế bào trên toàn bộ não), cuối cùng được biểu hiện với các tâm thất nở rộng và các mô não thu nhỏ trên các hình ảnh quét não. Kết quả là làm tổn thương não, được biểu hiện bằng sự suy giảm trí nhớ, lời nói, sự hiểu biết và những thay đổi thần kinh tâm trí khác.

Bệnh Alzheimer được chẩn đoán khi:

● Một người có đủ suy giảm nhận thức để đáp ứng các tiêu chí cho chứng mất trí.

● Quá trình lâm sàng phù hợp với bệnh Alzheimer.

● Không có bệnh não hoặc các quá trình khác giải thích tốt hơn cho chứng mất trí.

Có rất nhiều nguyên nhân gây ra chứng mất trí nhớ:

● Rối loạn thần kinh: Bệnh Parkinson, bệnh mạch máu não và đột quỵ, khối u não, cục máu đông và bệnh đa xơ cứng đôi khi có thể liên quan đến chứng mất trí nhớ mặc dù nhiều bệnh nhân mắc các bệnh này có nhận thức bình thường.

● Bệnh truyền nhiễm: Một số bệnh nhiễm trùng não như

giang mai mãn tính, HIV mãn tính hoặc viêm màng não do nấm mãn tính có thể gây ra chứng mất trí nhớ.

● Tác dụng phụ của thuốc: Nhiều loại thuốc có thể gây suy giảm nhận thức, đặc biệt là ở bệnh nhân cao tuổi. Có lẽ những thuốc thường xuyên nhất là các loại thuốc được sử dụng để kiểm soát khẩn cấp bàng quang và không tự chủ. Thuốc tâm thần như thuốc chống trầm cảm, thuốc chống lo âu, và thuốc thần kinh như thuốc chống động kinh cũng có thể liên quan đến suy giảm nhận thức.

Nếu bác sĩ đánh giá một người bị suy giảm nhận thức đang sử dụng một trong những loại thuốc này, thì thuốc thường được giảm nhẹ hoặc ngừng sử dụng để xác định liệu đó có phải là nguyên nhân gây ra suy giảm nhận thức hay không. Nếu rõ ràng là suy giảm nhận thức trước khi sử dụng các loại thuốc này, việc giảm dần như vậy có thể không cần thiết. Mặt khác, các loại thuốc tâm thần, thần kinh và không tự chủ thường được kê đơn phù hợp cho bệnh nhân mắc bệnh Alzheimer. Những bệnh nhân như vậy cần được theo dõi cẩn thận để xác định xem các loại thuốc này có gây ra bất kỳ sự tồi tệ nào về nhận thức hay không.

● Rối loạn tâm thần: Ở người lớn tuổi, một số dạng trầm cảm có thể gây ra vấn đề về trí nhớ và sự tập trung mà ban đầu có thể không thể phân biệt được với các triệu chứng ban đầu của bệnh Alzheimer. Các nghiên cứu đã chỉ ra rằng những người bị trầm cảm và suy giảm nhận thức (suy nghĩ, trí nhớ) cùng tồn tại rất có khả năng mắc chứng mất trí nhớ tiềm ẩn khi theo dõi trong vài năm.

● Lạm dụng chất gây nghiện: Lạm dụng thuốc hợp pháp và/hoặc bất hợp pháp và lạm dụng rượu thường liên quan đến suy giảm nhận thức.

● Rối loạn chuyển hóa: Rối loạn chức năng tuyến giáp, một số rối loạn steroid và thiếu dinh dưỡng như thiếu vitamin

B12 hoặc thiếu thiamine đôi khi có liên quan đến suy giảm nhận thức.

● Chấn thương: Chấn thương đầu đáng kể với nhiễm trùng não có thể gây ra chứng mất trí nhớ. Các cục tụ máu chèn ép bên ngoài màng não (khối máu tụ dưới màng cứng) cũng có thể liên quan đến chứng mất trí nhớ.

● Các yếu tố độc hại: Hậu quả lâu dài của ngộ độc carbon monoxide cấp tính có thể dẫn đến bệnh não với chứng mất trí nhớ. Trong một số trường hợp hiếm gặp, ngộ độc kim loại nặng có thể liên quan đến chứng mất trí nhớ.

● Khối u: Nhiều khối u não nguyên phát và di căn có thể gây mất trí nhớ. Tuy nhiên, nhiều bệnh nhân bị u não không có hoặc có ít suy giảm nhận thức liên quan đến khối u.

Bởi vì nhiều rối loạn khác có thể bị nhầm lẫn với bệnh Alzheimer, đánh giá lâm sàng toàn diện là điều cần thiết để đưa ra chẩn đoán chính xác. Một đánh giá như vậy nên bao gồm ít nhất ba phần chính:

1. Khám lâm sàng tổng quát kỹ lưỡng.

2. Kiểm tra thần kinh bao gồm kiểm tra trí nhớ và các chức năng khác của suy nghĩ.

3. Đánh giá tâm thần để đánh giá tâm trạng, lo lắng và rõ ràng của suy nghĩ.

Việc đánh giá như vậy cần có thời gian, thường ít nhất là một giờ. Trong hệ thống chăm sóc sức khoẻ của Hoa Kỳ, các bác sĩ thần kinh, bác sĩ tâm thần hoặc bác sĩ lão khoa thường xuyên tham gia. Viện Hàn lâm Thần kinh học Hoa Kỳ đã công bố các hướng dẫn bao gồm hình ảnh của não trong đánh giá ban đầu của bệnh nhân mắc chứng mất trí nhớ. Những khảo sát này thường là quét CT hoặc quét MRI. Các thủ thuật hình ảnh khác xem xét chức năng của não, như SPECT và PET có thể hữu ích trong các trường hợp cụ thể. Tuy nhiên, trong nhiều hệ thống chăm sóc sức khoẻ bên ngoài Hoa Kỳ, hình ảnh não không phải là một phần tiêu chuẩn trong đánh giá về bệnh Alzheimer. Mặc dù có nhiều nỗ lực, việc xác định xét nghiệm máu để chẩn đoán bệnh Alzheimer không có giá trị và không được đề nghị

Điều trị và Quản lý Bệnh Alzheimer

Việc kiểm soát bệnh Alzheimer bao gồm các phương pháp điều trị dựa trên thuốc và không dùng thuốc. Hai nhóm dược phẩm khác nhau được FDA chấp thuận để điều trị bệnh Alzheimer: thuốc ức chế cholinesterase và thuốc đối kháng một phần glutamate. Cả hai loại thuốc này đều không được chứng minh là làm chậm tốc độ tiến triển của bệnh Alzheimer. Tuy nhiên, nhiều thử nghiệm lâm sàng cho thấy những loại thuốc này vượt trội hơn so với giả dược (placebo) trong việc làm giảm một số triệu chứng.

Thuốc ức chế men cholinesterase:

Ở những bệnh nhân mắc bệnh Alzheimer thiếu chất dẫn truyền thần kinh não gọi là acetylcholine. Các chất dẫn truyền thần kinh là các sứ giả hoá học được tạo ra bởi các dây thần kinh mà các dây thần kinh sử dụng để giao tiếp với nhau để thực hiện các chức năng của chúng. Nghiên cứu đáng kể đã chứng minh rằng acetylcholine rất quan trọng trong khả năng hình thành ký ức mới. Các thuốc ức chế men acetylcholinesterase (ChEI) ngăn chặn sự phân hủy của acetylcholine. Kết quả là nhiều acetylcholine có sẵn trong não, và nó có thể trở nên dễ dàng hơn để hình thành những ký ức mới.

Bốn ChEI đã được FDA chấp thuận, nhưng chỉ donepezil hydrochloride (Aricept), Rivastigmine (Exelon) và galantamine (Razadyne) được sử dụng bởi hầu hết các bác sĩ, và thuốc thứ tư là tacrine (Cognex). Hầu hết các chuyên gia về bệnh Alzheimer không tin rằng có một sự khác biệt quan trọng về hiệu quả của ba loại thuốc này. Một số nghiên cứu cho thấy sự tiến triển của các triệu chứng của bệnh nhân trên các loại thuốc này dường như đứng yên trong sáu đến 12 tháng, nhưng chắc chắn tiến triển sau đó.

Trong số ba loại ChEI được sử dụng rất rộng rãi, Rivastigmine và galantamine chỉ được FDA chấp thuận cho bệnh Alzheimer nhẹ đến trung bình, trong khi donepezil được chấp thuận cho bệnh Alzheimer nhẹ, trung bình và nặng.

Các tác dụng phụ chính của ChEI liên quan đến hệ thống tiêu hoá và bao gồm buồn nôn, nôn, chuột rút và tiêu chảy. Thông thường những tác dụng phụ này có thể được kiểm soát bằng sự thay đổi liều lượng hoặc thời gian của trị liệu hoặc dùng thuốc với một lượng nhỏ thức ăn. Phần lớn bệnh nhân sẽ dung nạp với liều ChEI điều trị.

Thuốc đối kháng một phần glutamate:

Glutamate là chất dẫn truyền thần kinh kích thích chính trong não. Một giả thuyết cho rằng quá nhiều glutamate có thể có hại cho não và gây ra sự suy giảm của các tế bào thần kinh. Memantine (Namenda) hoạt động bằng cách giảm một phần tác dụng của glutamate để kích hoạt các tế bào thần kinh. Các nghiên cứu đã chứng minh rằng một số bệnh nhân dùng memantine có thể tự chăm sóc bản thân tốt hơn so với bệnh nhân dùng giả dược (placebo). Memantine được chấp thuận để điều trị chứng mất trí vừa và nặng, và các nghiên cứu không cho thấy nó hữu ích trong chứng mất trí nhẹ. Cũng có thể điều trị cho bệnh nhân bằng cả ChEI và memantine mà không làm giảm hiệu quả của thuốc hoặc tăng tác dụng phụ.

Các loại thuốc khác cho bệnh Alzheimer:

Vào năm 2014, Namzaric đã được FDA chấp thuận sử dụng như một sự kết hợp liều cố định của thuốc giải phóng kéo dài memantine hydrochloride (một chất đối kháng thụ thể NMDA) và và donepezil (một chất ức chế acetylcholinesterase) để điều trị bệnh Alzheimer vừa đến nặng.

Memantine ER hiện được bán trên thị trường với tên Namenda XR, và nó được sử dụng để điều trị bệnh Alzheimer từ trung bình đến nặng.

Các Phương pháp Điều trị Không dùng Thuốc

Bao gồm tối đa hóa cơ hội tương tác xã hội của bệnh nhân và tham gia các hoạt động như đi bộ, ca hát, nhảy múa mà họ vẫn có thể tận hưởng. Phục hồi chức năng nhận thức, theo đó một bệnh nhân thực hành trên chương trình máy tính để rèn luyện trí nhớ, có thể có hoặc không có ích. Nghiên cứu sâu hơn về phương pháp này là cần thiết.

Điều trị các Triệu chứng Tâm thần trong Bệnh Alzheimer

Các triệu chứng của bệnh Alzheimer bao gồm kích động, trầm cảm, ảo giác, lo lắng và rối loạn giấc ngủ. Thuốc tâm thần tiêu chuẩn được sử dụng rộng rãi để điều trị các triệu chứng này mặc dù không có loại thuốc nào trong số này được FDA phê chuẩn để điều trị các triệu chứng này ở bệnh nhân mắc bệnh Alzheimer. Nếu những hành vi này không thường xuyên nếu họ thường không cần điều trị bằng thuốc. Các biện pháp không dùng thuốc vẫn có thể rất hữu ích. Tuy nhiên, thường thì các triệu chứng này nghiêm trọng đến mức người chăm sóc không thể chăm sóc bệnh nhân và việc điều trị bằng thuốc để kiểm soát các triệu chứng này trở nên cần thiết. Kích động là phổ biến, đặc biệt là ở giai đoạn giữa và sau của bệnh Alzheimer.

Nhiều loại tác nhân khác nhau đã được dùng trong điều trị kích động bao gồm:

- Thuốc chống loạn thần
- Thuốc chống co giật ổn định tâm trạng
- Trazodone (Desyrel)
- Thuốc chẹn beta
- Giải phẫu

Các nghiên cứu đang mâu thuẫn về tính hữu ích của các nhóm thuốc khác nhau này.

● Người ta đã nghĩ rằng các thuốc chống loạn thần không điển hình mới hơn như clozapine (Clozaril), risperidone (Risperdal), olanzapine (Zyprexa, Zydis), quetiapine (Seroquel) và ziprasidone (Geodon) có thể có lợi thế hơn các thuốc chống loạn thần cũ vì tác dụng ngày càng ít nghiêm trọng hơn và khả năng dung nạp thuốc của bệnh nhân. Tuy nhiên, các nghiên cứu gần đây đã không chứng minh tính ưu việt của thuốc chống loạn thần mới hơn. Một số nghiên cứu cho thấy những thuốc chống loạn thần mới hơn này có thể liên quan đến việc tăng nguy cơ đột quỵ hoặc tử vong đột ngột so với thuốc chống loạn thần cũ, nhưng nhiều bác sĩ tin rằng câu hỏi này vẫn chưa giải quyết.

● Sự thờ ơ và khó tập trung xảy ra ở hầu hết bệnh nhân mắc bệnh Alzheimer và không nên điều trị bằng thuốc chống trầm cảm. Tuy nhiên, nhiều bệnh nhân mắc bệnh Alzheimer có các triệu chứng trầm cảm khác nhau bao gồm cảm giác bất hạnh kéo dài và hoặc không thể tận hưởng các hoạt động thông thường của họ. Những bệnh nhân này có thể được hưởng lợi từ một thử nghiệm thuốc chống trầm cảm. Hầu hết các bác sĩ sẽ thử các chất ức chế tái hấp thụ serotonin có chọn lọc (SSRI) chẳng hạn như sertraline (Zoloft), citalopram (Celexa) hoặc fluoxetine (Prozac), như các thuốc đầu tiên để điều trị trầm cảm trong bệnh Alzheimer.

● Lo lắng là một triệu chứng khác trong bệnh Alzheimer đôi khi cần điều trị. Các thuốc benzodiazepine như diazepam (Valium) hoặc lorazepam (Ativan) có thể liên quan đến sự nhầm lẫn và suy giảm trí nhớ. Các thuốc giải lo âu không chứa benzodiazepine như buspirone (Buspar) hoặc SSRI, có lẽ thích hợp hơn.

● Khó ngủ hoặc mất ngủ xảy ra ở nhiều bệnh nhân mắc bệnh Alzheimer tại một số thời điểm trong quá trình bệnh của họ. Nhiều chuyên gia về bệnh Alzheimer thích sử dụng thuốc chống trầm cảm không điển hình như trazodone (Desyrel). Tuy nhiên, các chuyên gia khác có thể đề nghị các nhóm thuốc khác. Các biện pháp cải thiện giấc ngủ, như ánh sáng mặt trời, điều trị đau đầy đủ và hạn chế chất lỏng vào ban đêm để ngăn ngừa nhu cầu đi tiểu cũng nên được thực hiện.

Tiên lượng Bệnh Alzheimer:

Bệnh Alzheimer luôn tiến triển. Các nghiên cứu khác nhau đã chỉ ra rằng bệnh Alzheimer tiến triển sau 2 đến 25 năm, nhưng với hầu hết các bệnh nhân thì trong khoảng từ 8 đến 15 năm. Tuy nhiên, việc xác định khi nào bệnh Alzheimer bắt đầu, đặc biệt là khi nhìn lại, có thể rất khó khăn. Bệnh nhân thường không chết trực tiếp vì bệnh Alzheimer. Họ chết vì khó khăn khi nuốt hoặc đi lại và những thay đổi này dẫn đến các bệnh nhiễm trùng nặng như viêm phổi.

Hầu hết những người mắc bệnh Alzheimer có thể ở nhà miễn là một số hỗ trợ được cung cấp bởi những người khác khi bệnh tiến triển. Hơn nữa, trong suốt quá trình mắc bệnh các bệnh nhân vẫn còn khả năng trao và nhận tình yêu, chia sẻ các mối quan hệ và tham gia vào nhiều hoạt động có ý nghĩa với gia đình và bạn bè.

Một người mắc bệnh Alzheimer có thể không còn có thể làm toán nhưng vẫn có thể đọc một tạp chí với niềm vui. Chơi piano có thể trở nên quá căng thẳng khi đối mặt với những sai lầm ngày càng tăng, nhưng hát cùng với những người khác vẫn có thể thỏa mãn. Bàn cờ có thể phải được đưa đi, nhưng chơi tennis vẫn có thể thú vị. Do đó, mặc dù có nhiều khoảnh khắc bực tức trong cuộc sống của bệnh nhân mắc bệnh Alzheimer và gia đình họ, nhiều cơ hội vẫn còn cho các tương tác tích cực. Thử thách, thất vọng, gần gũi, giận dữ, ấm áp, buồn bã hài lòng đều có thể được trải nghiệm bởi những người làm việc để giúp đỡ người mắc bệnh Alzheimer.

Phản ứng của bệnh nhân mắc bệnh Alzheimer với bệnh tật và khả năng đối phó với nó cũng khác nhau, và có thể phụ thuộc vào các yếu tố như mô hình nhân cách suốt đời và bản chất và mức độ nghiêm trọng của căng thẳng trong môi trường tức thời. Trầm cảm, khó chịu nghiêm trọng trong hoang tưởng hoặc ảo tưởng có thể đi kèm hoặc kết quả từ bệnh, nhưng những tình trạng này thường có thể được cải thiện bằng các phương pháp điều trị thích hợp. Mặc dù không có cách chữa trị bệnh Alzheimer, các phương pháp điều trị có sẵn để làm giảm bớt nhiều triệu chứng gây ra đau khổ.

Sự khác biệt giữa bệnh Alzheimer và chứng mất trí nhớ

Sa sút trí tuệ là một hội chứng đặc trưng bởi:

● Suy giảm trí nhớ.

● Suy giảm trong một lĩnh vực tư duy khác như khả năng tổ chức, suy nghĩ và lý trí, khả năng sử dụng ngôn ngữ hoặc khả năng nhìn chính xác (không phải vì bệnh về mắt).

● Những suy yếu này đủ nghiêm trọng để làm giảm mức độ hoạt động thông thường của bệnh nhân.

Mặc dù một số loại mất trí nhớ là phần bình thường của lão hoá, những thay đổi do lão hóa không đủ nghiêm trọng để can thiệp vào mức độ của chức năng. Mặc dù nhiều bệnh khác nhau có thể gây ra chứng mất trí nhớ, bệnh Alzheimer là nguyên nhân phổ biến nhất gây ra chứng mất trí nhớ ở Hoa Kỳ và ở hầu hết các quốc gia trên thế giới.

Các Yếu tố Nguy cơ cho Bệnh Alzheimer:

Tuổi tác:

● Yếu tố nguy cơ chính của bệnh Alzheimer là tăng tuổi. Khi dân số già đi, tần suất mắc bệnh Alzheimer tiếp tục gia tăng. Mười lăm phần trăm những người trên 65 tuổi và 38% những người trên 85 tuổi mắc bệnh Alzheimer, số người mắc bệnh Alzheimer ở Hoa Kỳ dự kiến sẽ là 13,8 triệu vào năm 2050.

Di truyền:

Ngoài ra còn có các yếu tố nguy cơ di truyền cho bệnh Alzheimer.

Hầu hết mọi người phát triển bệnh Alzheimer sau 70 tuổi. Tuy nhiên, khoảng ít hơn 10% số người mắc bệnh trong thập kỷ thứ tư hoặc thứ năm của cuộc đời (40 hoặc 50 tuổi). Ít nhất một nửa trong số những bệnh nhân khởi phát sớm này đã bị di truyền đột biến gen liên quan đến bệnh Alzheimer của họ. Hơn nữa, con cái của một bệnh nhân mắc bệnh Alzheimer khởi phát sớm có một trong những đột biến gen này có nguy cơ mắc bệnh Alzheimer 50%. Các dạng phổ biến của một số gen nhất định làm tăng nguy cơ phát triển bệnh Alzheimer, nhưng không gây ra bệnh Alzheimer:

● Gen rủi ro được nghiên cứu tốt nhất là gen mã hóa apolipoprotein E (apoE). Gen apoE có ba dạng khác nhau: apoE-2, apoE-3 và apoE-4.

● Dạng apoE-4 của gen có liên quan đến việc tăng nguy cơ mắc bệnh Alzheimer ở hầu hết (nhưng không phải tất cả) các nghiên cứu.

● Tần số của phiên bản apoE-4 của gen trong dân chúng nói chung khác nhau, nhưng luôn luôn dưới 30% và thường xuyên 8% đến 14%.

● Những người có một bản sao của gen E-4 thường có nguy cơ mắc bệnh Alzheimer cao gấp hai đến ba lần

● Những người có hai bản sao của gen E-4 (thường là khoảng 1% dân số) có nguy cơ tăng gấp 9 lần

● Tuy nhiên, ngay cả những người có hai bản sao của gen E-4 không phải lúc nào cũng mắc bệnh Alzheimer

● Ít nhất một bản sao của gen E-4 được tìm thấy ở 40% bệnh nhân mắc bệnh Alzheimer lẻ tẻ hoặc khởi phát muộn

Điều này có nghĩa là ở phần lớn bệnh nhân mắc bệnh Alzheimer, không có yếu tố nguy cơ di truyền nào được tìm thấy. Hầu hết các chuyên gia không khuyến cáo rằng con cái trưởng thành của bệnh nhân mắc bệnh Alzheimer nên xét nghiệm di truyền gen apoE-4 vì không có cách điều trị bệnh Alzheimer. Khi các phương pháp điều trị y tế ngăn ngừa hoặc giảm nguy cơ phát triển bệnh Alzheimer trở nên khả dụng, xét nghiệm di truyền có thể được khuyến nghị cho con cái trưởng thành của bệnh nhân mắc bệnh Alzheimer để có thể điều trị.

Estrogen:

● Nhiều nghiên cứu, nhưng không phải tất cả, đã phát hiện ra rằng phụ nữ có nguy cơ mắc bệnh Alzheimer cao hơn nam giới. Điều chắc chắn là phụ nữ sống lâu hơn nam giới, nhưng tuổi tác dường như không giải thích được tần suất gia tăng ở phụ nữ. Tần suất gia tăng rõ rệt của bệnh Alzheimer ở phụ nữ đã dẫn đến nghiên cứu đáng kể về vai trò của estrogen trong bệnh Alzheimer. Các nghiên cứu gần đây cho thấy không nên chỉ định estrogen cho phụ nữ sau mãn kinh với mục đích giảm nguy cơ mắc bệnh Alzheimer. Tuy nhiên, vai trò của estrogen trong bệnh Alzheimer vẫn là một lĩnh vực nghiên cứu trọng tâm.

Các yếu tố nguy cơ khác:

● Huyết áp cao.

● Bệnh tim.

● Bệnh tiểu đường (có giả thuyết cho rằng Alzheimer là tiểu đường loại 3 hay tình trạng kháng insulin trong não).

● Tăng cholesterol trong máu.

● Những cá nhân hoàn thành giáo dục dưới tám năm cũng có nguy cơ mắc bệnh Alzheimer. Những yếu tố này làm tăng nguy cơ mắc bệnh Alzheimer, nhưng không có nghĩa là bệnh Alzheimer là không thể tránh khỏi ở những người mắc các yếu tố này.

• Phần lớn những người mắc hội chứng Down sẽ phát triển những thay đổi về não của bệnh Alzheimer sau 40 tuổi. Thực tế này cũng là một đầu mối của giả thuyết amyloid về bệnh Alzheimer.

• Một số nghiên cứu đã phát hiện ra rằng bệnh Alzheimer xảy ra thường xuyên hơn ở những người bị chấn thương đầu nghiêm trọng sớm trong đời, đặc biệt là ở những người có gen apoE-4. Tuy nhiên, trong phần lớn các trường hợp mắc bệnh Alzheimer, chưa có rủi ro di truyền cụ thể nào được xác định.

Làm thế nào để Giảm Nguy cơ mắc Bệnh Alzheimer:

Cho đến nay không có cách nào dứt khoát được chứng minh để ngăn ngừa bệnh Alzheimer. Tuy nhiên, các nhà nghiên cứu đang điều tra những ảnh hưởng của tập luyện (thể chất và tinh thần), chế độ ăn uống, và môi trường đối với sự phát triển bệnh Alzheimer. Các nghiên cứu hiện tại cho thấy chế độ ăn có lợi cho tim (chế độ ăn nhiều cá, các loại hạt, rau cải, trái vây và ngũ cốc) cũng có thể giúp bảo vệ não khỏi bệnh Alzheimer. Một dấu hiệu nhất quán ở bệnh nhân Alzheimer là sự giảm sử dụng glucose trong não; tuy nhiên có những bằng chứng cho thấy chuyển hóa ketone trong não vẫn không bị ảnh hưởng, do đó có rất nhiều quan tâm đến giá trị tiềm năng của các liệu pháp tạo ketone trong việc điều trị bệnh Alzheimer. Các nghiên cứu tương tự cũng cho thấy những người tập thể dục thường xuyên có giảm nguy cơ mắc bệnh Alzheimer.

Mười Dấu hiệu Cảnh báo và Triệu chứng của Bệnh Alzheimer

Các cá nhân có biểu hiện một vài trong số các triệu chứng này nên gặp bác sĩ để được đánh giá đầy đủ:

• Mất trí nhớ (quên ngày hoặc các sự kiện quan trọng).

• Khó thực hiện các nhiệm vụ quen thuộc như ghi nhớ các quy tắc cho một trò chơi yêu thích hoặc lái xe đến một nơi quen thuộc.

● Các vấn đề khi nói chuyện với người khác hoặc viết (ví dụ, một người có thể khó khăn để tìm từ đúng cho các mục hoặc tên của người hoặc địa điểm).

● Mất phương hướng về thời gian và địa điểm (ví dụ, quên mất họ đang ở đâu, mất dấu vết của các mùa, ngày và thời gian trôi qua). Hội chứng mặt trời lặn là tình trạng có thể xảy ra ở khoảng 20% bệnh nhân Alzheimer, dẫn đến lo lắng, kích động và hoặc nhầm lẫn vào cuối ngày khi mặt trời lặn. Nguyên nhân không được biết, nhưng có thể liên quan đến mất phương hướng, lo lắng và hoang tưởng khi ánh sáng mờ dần và bóng tối xuất hiện. Nó có thể được giảm bằng cách giữ cho nhà sáng tốt bắt đầu vào buổi chiều, cho bệnh nhân xem các chương trình TV để chiếm sự quan tâm của họ, và cung cấp một khu vực ngủ thoải mái với đèn ngủ.

● Phán quyết kém (ví dụ, vệ sinh kém hoặc phán đoán kém khi giải quyết vấn đề tiền bạc hoặc tài chính).

● Vấn đề về tầm nhìn (khi đọc hoặc phán đoán khoảng cách).

● Các vấn đề với việc giải quyết vấn đề hoặc lập kế hoạch (ví dụ, như theo dõi các hóa đơn thông thường hoặc các công thức nấu ăn quen thuộc).

● Thất lạc đồ vật (ví dụ, một người đặt đồ vật ở những nơi khác thường và sau đó không thể tìm lại chúng).

● Thay đổi tâm trạng, tính cách hoặc hành vi.

● Mất chủ động hoặc rút khỏi các hoạt động xã hội hoặc công việc.

Các Giai đoạn của Bệnh Alzheimer:

Sự khởi đầu của bệnh Alzheimer thường là dần dần và nó đang tiến triển. Sự tiến triển của nó thay đổi tùy theo từng bệnh nhân. Thời gian sống trung bình thay đổi từ 3 đến 9 năm, một số bệnh nhân sống sót sau khoảng 20 năm với các triệu chứng tiến triển chậm. Các vấn đề về trí nhớ mà các thành viên gia đình ban đầu coi là một phần bình thường của lão hoá lại là giai đoạn đầu của bệnh Alzheimer. Khi trí nhớ và các vấn đề khác với suy nghĩ bắt đầu ảnh hưởng đến mức độ hoạt động thông thường; các gia đình bắt đầu nghi ngờ rằng một cái gì đó nhiều hơn lão hóa bình thường đang diễn ra.

Các vấn đề trí nhớ, đặc biệt đối với các sự kiện gần đây (trí nhớ ngắn hạn) là phổ biến sớm trong quá trình điều trị bệnh Alzheimer. Ví dụ, cá nhân có thể, thường lặp đi lặp lại, quên tắt bàn ủi hoặc không nhớ lại loại thuốc nào được sử dụng vào buổi sáng. Thay đổi cá tính nhẹ, chẳng hạn như ít tự phát, thờ ơ và có xu hướng rút khỏi các tương tác xã hội, có thể xảy ra sớm trong bệnh.

Khi bệnh tiến triển, các vấn đề trong tư duy trừu tượng và các chức năng trí tuệ khác phát triển. Người đó có thể bắt đầu gặp rắc rối với các số liệu khi làm việc trên các hoá đơn, với việc hiểu những gì đang đọc hoặc tổ chức công việc trong ngày. Rối loạn thêm về hành vi và ngoại hình cũng có thể được nhìn thấy tại thời điểm này, chẳng hạn như kích động, cáu kỉnh, cãi vã và khả năng ăn mặc phù hợp.

Sau đó trong quá trình rối loạn, các cá nhân bị ảnh hưởng có thể trở nên bối rối hoặc mất phương hướng (thẳng đứng hoặc nằm), không thể mô tả chính xác nơi họ sống hoặc không thể đặt tên cho một địa điểm được truy cập. Cuối cùng, bệnh nhân có thể đi lang thang, không thể tham gia vào cuộc trò chuyện, tâm trạng bất thường, không hợp tác và mất kiểm soát bàng quang và ruột.

Ở giai đoạn muộn của bệnh, bệnh nhân có thể trở nên hoàn toàn không có khả năng tự chăm sóc bản thân; họ có thể không nói chuyện, đi lại hoặc nhận ra bất cứ ai. Một số bệnh nhân nằm liệt giường và thậm chí mất cả khả năng nuốt. Cái chết sau đó có thể theo sau, có lẽ do viêm phổi hoặc một số vấn đề khác xảy ra trong tình trạng sức khỏe xuống cấp một cách nghiêm trọng. Những người mắc bệnh Alzheimer thường chết vì các bệnh khác (như bệnh tim) hơn là hậu quả của bệnh Alzheimer.

CHƯƠNG 18
UNG THƯ LÀ GÌ

Mỗi ngày trong cơ thể của chúng ta những quá trình hao mòn, sửa chữa, huỷ diệt, và tái tạo lớn xảy ra. Cơ thể con người bao gồm khoảng 15 nghìn tỷ tế bào, và mỗi ngày có khoảng hàng tỷ tế bào bị hao mòn hoặc bị phá huỷ. Trong hầu hết các trường hợp, mỗi khi một tế bào bị phá huỷ, cơ thể sẽ tạo ra một tế bào mới để thay thế nó; cơ thể cố gắng tạo ra một tế bào mới là bản sao hoàn hảo của tế bào đã bị phá huỷ, vì tế bào thay thế phải có khả năng thực hiện chức năng tương tự như tế bào đã bị phá huỷ. Trong quá trình phức tạp thay thế các tế bào có nhiều lỗi xảy ra. Mặc dù có các hệ thống thanh lọc để ngăn ngừa lỗi, có thể vẫn phải mắc hàng chục nghìn lỗi mỗi ngày trong khi thay thế các tế bào; lỗi do ngẫu nhiên hoặc do có áp lực bên ngoài đặt vào thúc đẩy lỗi. Hầu hết những sai lầm này được sửa chữa bởi các hệ thống thanh lọc, hoặc sai lầm dẫn đến cái chết của tế bào mới được tạo ra. Tuy nhiên, đôi khi một lỗi được thực hiện nhưng không được sửa chữa. Có nhiều sai lầm không đáng ngại ít ảnh hưởng đến sức khoẻ; nhưng nếu sai lầm cho phép tế bào mới tạo ra phân chia độc lập, thì tế bào đó có thể bắt đầu nhân lên theo cách không kiểm soát được. Khi điều này xảy ra, một khối u có thể phát triển.

Các khối u rơi vào hai loại, có khối u lành tính (không ung thư) và khối u ác tính (ung thư). Vì vậy, sự khác biệt là gì? Câu trả lời là một khối u lành tính chỉ phát triển trong mô mà nó phát sinh, đôi khi có thể phát triển khá lớn hoặc nhanh chóng và gây ra các triệu chứng nghiêm trọng, thậm chí tử vong, mặc dù hầu hết không. Ví dụ, một khối u xơ trong tử cung của phụ nữ là một loại khối u lành tính. Nó có thể gây chảy máu hoặc đau, nhưng nó sẽ không bao giờ di chuyển ra ngoài tử cung và phát triển như một khối u mới ở nơi khác. U xơ giống như tất cả các khối u lành tính, thiếu khả năng đưa các tế bào vào máu và hệ bạch huyết, vì vậy chúng không thể đi đến những nơi khác trong cơ thể và phát triển. Thật không may, các tế bào trong bướu ung thư có thể bong ra, di chuyển vào máu hoặc hệ bạch huyết, rơi vào các mô ở xa khối u nguyên phát và phát triển thành các khối u mới trong các mô ở xa này. Quá trình lan rộng đến các mô ở xa được gọi là di căn, là đặc điểm xác định khối u ung thư hoặc ác tính.

Các tế bào khối u lành tính thường trông tương đối bình thường khi được kiểm tra dưới kính hiển vi. Các tế bào ác tính hoặc ung thư trông bất thường hơn khi nhìn dưới kính hiển vi.

Ung thư là một nhóm gồm hơn 100 bệnh khác nhau. Ung thư được đặt tên theo các mô từ khối u đầu tiên phát sinh. Ví dụ, ung thư phổi di chuyển đến gan không phải là ung thư gan mà được mô tả là ung thư phổi di căn đến gan, và cũng như ung thư vú di căn lên não không được mô tả là khối u não mà là ung thư vú di căn lên não. Mỗi bệnh ung thư là một bệnh khác nhau với các lựa chọn điều trị khác nhau và tiên lượng khác nhau. Một số bệnh ung thư phát triển rất chậm trong khi một số khác lại rất hung dữ và lây lan nhanh chóng đến các cơ quan khác.

Trên thực tế mỗi cá nhân mắc bệnh ung thư có một tình trạng bệnh riêng biệt và khác nhau và sự thành công hoặc thiếu điều trị giữa những bệnh nhân có cùng chẩn đoán có thể rất khác nhau. Do đó, điều quan trọng là phải điều trị cho một người với chẩn đoán ung thư như là một tình trạng cá biệt bất kể loại ung thư.

Phì đại Tuyến Tiền Liệt

Tuyến tiền liệt nằm phía dưới bàng quang ở nam giới và sản xuất các thành phần chất lỏng của tinh dịch. Hơn một nửa nam giới từ 60 tuổi trở lên bị phì đại tuyến tiền liệt. Tình trạng này đôi khi được gọi là u xơ tuyến tiền liệt, tăng sản tuyến tiền liệt lành tính hoặc phì đại tuyến tiền liệt lành tính (BPH).

Người ta không biết chính xác tại sao sự phì đại này xảy ra. Tuy nhiên, u xơ tuyến tiền liệt không phải là ung thư và không gây ra ung thư. Một số đàn ông có triệu chứng của u xơ trong khi những người khác thì không.

Triệu chứng của u xơ tuyến tiền liệt:

● Đi tiểu thường xuyên

Triệu chứng phổ biến nhất bao gồm đi tiểu thường xuyên hơn, thường vào ban đêm. Lý do là tuyến tiền liệt phì đại ấn vào niệu đạo làm cản trở dòng nước tiểu. Do áp lực này, các cơ bàng quang phải làm việc liên tục để cố bài tiết nước tiểu. Bàng quang luôn co thắt ngay cả khi chỉ có một lượng nhỏ nước tiểu, tạo ra sự thôi thúc đi tiểu thường xuyên hơn.

● Đi tiểu khó

Áp lực lên niệu đạo từ tuyến phì đại và sự co thắt của bàng quang cũng dẫn đến các triệu chứng tiểu tiện khác như phải mất nhiều thời gian hơn để bắt đầu có được một dòng nước tiểu và đi tiểu với một dòng chảy yếu hơn trước. Người bệnh có thể cảm giác rằng vẫn còn nước tiểu bên trong bàng quang ngay cả sau khi đã đi tiểu xong.

● Không có khả năng đi tiểu

Nếu tuyến phì đại chặn hoàn toàn niệu đạo, người bệnh có thể không thể đi tiểu được. Điều này cũng có thể xảy ra do hậu quả của nhiễm trùng hoặc nếu cơ bàng quang trở nên quá yếu. Không có khả năng đi tiểu là một tình trạng có thể gây tổn thương vĩnh viễn cho thận hoặc bàng quang. Nếu điều này xảy ra đột ngột, hãy đến khoa cấp cứu của bệnh viện.

Nếu bắt đầu có các triệu chứng của phì đại tuyến tiết liệt, bạn hãy đi khám bác sĩ ngay để tránh các triệu chứng xấu đi.

Tuyến tiền liệt phát triển liên tục trong suốt cuộc đời của một người đàn ông, bắt đầu từ tuổi dậy thì và một lần nữa từ tuổi 25 trở đi. Thông thường, không có triệu chứng của phì đại tuyến tiền liệt trước 40 tuổi. Có tới 90% nam giới có u xơ tuyến tiền liệt ở tuổi 85, nhưng chỉ có khoảng một phần ba nam giới bị làm phiền bởi các triệu chứng của nó. Không ai biết tại sao tuyến tiền liệt tiếp tục phì đại trong suốt cuộc đời của một người đàn ông. Các nội tiết tố như testosterone, dihydrotestosterone (DHT) và estrogen có thể liên quan đến việc điều chỉnh sự phát triển của tuyến tiền liệt. Việc thắt ống dẫn tinh và hoạt động tình dục không làm tăng nguy cơ mắc bệnh u xơ tuyến tiền liệt. Người ta cũng không hiểu tại sao một số đàn ông có triệu chứng với u xơ trong khi những người khác thì không.

Các triệu chứng của u xơ tuyến tiền liệt có thể bắt chước các triệu chứng của các tình trạng khác, bao gồm khối u và nhiễm trùng. Một xét nghiệm trực tràng bằng ngón tay có thể phát hiện u xơ ở nhiều bệnh nhân. Nếu bạn có các triệu chứng, bạn nên gặp bác sĩ để loại trừ các nguyên nhân khác của các triệu chứng.

Một số triệu chứng của u xơ tuyến tiền liệt giống như ung thư tuyến tiền liệt, vì vậy nhiều người đàn ông sợ các triệu chứng này. Tuy nhiên, u xơ phổ biến hơn nhiều so với ung thư tuyến tiền liệt. Đàn ông mắc bệnh u xơ tuyến tiền liệt không có nguy cơ mắc ung thư tuyến tiền liệt nhiều hơn những người đàn ông khác. Tuy nhiên, điều quan trọng là bác sĩ của bạn cần phải thực hiện kiểm tra kỹ lưỡng vì hai tình trạng có chung triệu chứng và thậm chí có thể cùng tồn tại. Chẩn đoán u xơ tuyến tiền liệt đầu tiên dựa trên việc lấy bệnh sử của các triệu chứng.

Các xét nghiệm chẩn đoán phì đại tuyến tiền liệt:

● Khám trực tràng bằng ngón tay để đánh giá kích thước và hình dáng của tuyến tiền liệt.

● Khám siêu âm.

● Sinh thiết tuyến tiền liệt.

● Nghiên cứu dòng nước tiểu.

● Nội soi bàng quang, trong đó bác sĩ có thể nhìn thấy và đánh giá bên trong bàng quang.

Việc có nên điều trị u xơ hay không tùy thuộc vào các triệu chứng và mức độ nghiêm trọng của chúng. Nhiễm trùng tái phát, các vấn đề đi tiểu, rò rỉ nước tiểu và tổn thương thận đều có thể ảnh hưởng đáng kể đến chất lượng cuộc sống của bạn. Thuốc hoặc phương pháp điều trị phẫu thuật có thể giúp đỡ nếu bạn đang có các triệu chứng nghiêm trọng.

Bác sĩ có thể đề nghị theo dõi tình trạng nếu bạn chỉ có các triệu chứng nhẹ. Bạn có thể cần đến bác sĩ để kiểm tra mỗi năm một lần hoặc thường xuyên hơn. Bạn có thể không bao giờ cần điều trị nếu các triệu chứng không xấu đi. Trên thực tế, các triệu chứng có xu hướng tự khỏi trong một phần ba trường hợp mắc bệnh u xơ nhẹ.

Một số thay đổi cách sống có thể giúp giảm các triệu chứng u xơ tuyến tiền liệt :

● Tránh uống rượu và cà phê.

● Tránh uống nước vào giờ đi ngủ và uống một lượng nhỏ hơn trong suốt cả ngày.

● Tránh dùng thuốc thông mũi và thuốc kháng histamin.

● Tập thể dục thường xuyên.

● Tập thói quen đi vệ sinh khi bạn có cảm giác thôi thúc.

● Thực hành tiểu đôi (làm trống bàng quang, đợi một lát, sau đó thử lại).

● Thực hành quản lý căng thẳng và kỹ thuật thư giãn.

Thuốc chẹn alpha, thuốc thường được kê đơn để điều trị huyết áp cao, có thể giúp thư giãn các cơ ở bàng quang và tuyến tiền liệt, cho phép nước tiểu chảy tự do hơn. Thuốc chẹn alpha được FDA phê chuẩn để điều trị BPH bao gồm silodosin, alfuzosin, tamsulosin, doxazosin và terazosin. Một tác dụng phụ phổ biến của các loại thuốc này là giảm hoặc thiếu xuất tinh.

Thuốc ức chế 5-alpha reductase là thuốc có thể ngăn chặn sự phát triển của tuyến tiền liệt hoặc thậm chí thu nhỏ kích thước của nó. Chúng hoạt động bằng cách giảm sản xuất hoóc môn DHT. Ví dụ về các loại thuốc này là dutasteride và finasteride. Nhược điểm của các loại thuốc này là chúng có thể làm giảm ham muốn tình dục và có thể gây rối loạn cương dương. Khi dùng có thể mất đến một năm để thấy được lợi ích với các loại thuốc này.

Palmetto (cây cọ lùn) là một chất bổ sung cho thấy có lợi ích trong một số nghiên cứu, trong việc kiểm soát các triệu chứng BPH. Trong các nghiên cứu khác, lợi ích này đã không được nhìn thấy. Do không có lợi ích rõ ràng và nguy cơ các chất bổ sung có thể can thiệp vào tác dụng của các loại thuốc khác. Hiệp hội Tiết niệu Hoa Kỳ không khuyên dùng palmetto hoặc các chất bổ sung thảo dược khác cho u xơ tuyến tiền liệt.

Khi thuốc không hiệu quả để giảm triệu chứng, các thủ thuật nhỏ để loại bỏ mô tuyến tiền liệt dư thừa có thể được xem xét. Hai thủ thuật thường có thể được thực hiện tại phòng bác sĩ tiết niệu: cắt bỏ bằng kim xuyên niệu đạo (TUNA), và điều trị bằng vi sóng xuyên niệu đạo (TUMT). Các thủ thuật này ít xâm lấn hơn phẫu thuật và có thể được thực hiện trong vòng chưa đầy một giờ.

Các loại phẫu thuật u xơ tuyến tiền liệt thường gặp:

● Cắt bỏ triệt để tuyến tiền liệt (TURP)

Trong phẫu thuật này dụng cụ được đưa vào qua dương vật và vào niệu quản để loại bỏ một số mô tuyến tiền liệt.

● Phẫu thuật bằng tia laser xuyên qua niệu đạo

Phẫu thuật này được thực hiện phổ biến hơn TURP.

- Sự bốc hơi quang điện tử chọn lọc của tuyến tiền liệt (PVP)

Trong phẫu thuật này tia laser được sử dụng để làm tan chảy (bay hơi) mô tuyến tiền liệt dư thừa để mở kênh tiết niệu.

- Cắt đốt tuyến tiền liệt bằng tia laser Holmium (HoLAP)

Đây là một quy trình tương tự như PVP, ngoại trừ một loại laser khác được sử dụng để làm tan chảy hay bốc hơi các mô tuyến tiền liệt dư thừa.

- Khoét nhân tuyến tiền liệt bằng tia laser Holmium (HoLEP)

Trong phẫu thuật này laser được sử dụng để cắt và loại bỏ các mô dư thừa đang chặn niệu đạo. Một dụng cụ khác, được gọi là morcellator, sau đó được sử dụng để cắt mô tuyến tiền liệt thành những mảnh nhỏ dễ dàng lấy ra.

Tuyến tiền liệt là một phần quan trọng của cơ quan tình dục nam giới. Tuyến tiền liệt sản xuất tinh dịch, và kích thích tuyến tiền liệt có thể mang lại cực khoái. Một số bằng chứng cho thấy rằng những người đàn ông lớn tuổi mắc bệnh u xơ tuyến tiền liệt có thể có nhiều vấn đề tình dục hơn những người đàn ông khác ở độ tuổi của họ, và một số loại thuốc được sử dụng để điều trị u xơ có thể gây ra vấn đề với sự cương cứng và xuất tinh. Bạn nên nói chuyện với bác sĩ nếu bạn phát triển những vấn đề này, vì một sự thay đổi trong thuốc có thể làm giảm chúng.

Nhiều người đàn ông không bao giờ biết họ bị u xơ, và những người khác không bao giờ bị làm phiền bởi các triệu chứng của nó. Nhưng đối với những người có các triệu chứng phiền hà, có nhiều lựa chọn điều trị có sẵn. Gặp bác sĩ ngay khi bạn nhận thấy bất kỳ triệu chứng gì.

CHƯƠNG 19
UNG THƯ TUYẾN TIỀN LIỆT

Ung thư tuyến tiền liệt là sự phát triển của các tế bào ung thư trong tuyến tiền liệt. Đây là bệnh ung thư phổ biến nhất ở nam giới. Giống như tất cả các bệnh ung thư, ung thư tuyến tiền liệt bắt đầu khi một khối tế bào đã vượt khỏi tầm kiểm soát và bắt đầu xâm lấn các mô khác. Các tế bào trở thành ung thư do sự tích tụ của các khiếm khuyết, hoặc đột biến trong DNA của chúng. Hầu hết trường hợp, các tế bào có thể phát hiện và sửa chữa các thiệt hại DNA. Nếu một tế bào bị hư hại nghiêm trọng và không thể tự sửa chữa, nó sẽ trải qua cái gọi là sự chết tế bào được lập trình (hoặc apoptosis). Ung thư xảy ra khi các tế bào bị tổn thương phát triển, phân chia và lây lan bất thường thay vì tự hủy hoại như bình thường.

Các triệu chứng của ung thư tuyến tiền liệt thay đổi. Một số đàn ông không có triệu chứng cho đến khi ung thư phát triển quá nhiều năm.

Các triệu chứng có thể bao gồm:

● Tăng tần số tiết niệu.

● Khó bắt đầu hoặc ngừng tiểu.

● Dòng nước tiểu bị gián đoạn hoặc yếu hoặc chậm.

● Máu trong nước tiểu hoặc trong tinh dịch.

● Khó chịu, đau hoặc cảm giác nóng rát khi tiểu hoặc xuất tinh.

● Đau dữ dội ở lưng dưới, hông hoặc đùi, thường xuất hiện với ung thư tuyến tiền liệt xâm lấn đến các cơ quan khác.

Có hai tình trạng có thể gây ra một số triệu chứng tương tự:

(1) Tăng sản tuyến tiền liệt lành tính:

● Tuyến tiền liệt ngày càng lớn gây ra các triệu chứng bằng cách tạo áp lực lên bàng quang, niệu đạo hoặc cả hai. Tăng sản tuyến tiền liệt thường xảy ra ở nam giới cao tuổi và là một tình trạng tương đối lành tính.

(2) Viêm tuyến tiền liệt:

● Trong trường hợp viêm tuyến tiền liệt, mô tuyến tiền liệt bị viêm khiến tuyến tiền liệt bị sưng lên. Bất kỳ vi khuẩn nào có thể gây nhiễm trùng đường tiết niệu cũng có thể gây viêm tuyến tiền liệt, và nó có thể được gây ra bởi các bệnh lây truyền qua đường tình dục bao gồm chlamydia và lậu.

Cả hai tình trạng đều được điều trị bằng y tế nhưng một số người mắc bệnh phì đại tuyến tiền liệt có thể phải điều trị bằng phẫu thuật. Ung thư tuyến tiền liệt được phân biệt với các tình trạng trên bằng cách xác định các tế bào ung thư trong mẫu sinh thiết tuyến tiền liệt. Lão hoá ở nam giới (bắt đầu ở tuổi 50) là yếu tố nguy cơ lớn nhất đối với cả u xơ và ung thư tuyến tiền liệt. Ngoài ra, có cha hoặc anh trai bị ung thư tuyến tiền liệt làm tăng gấp đôi nguy cơ ung thư tuyến tiền liệt; tuy nhiên, nam giới người Mỹ gốc Phi châu có nguy cơ mắc ung thư tuyến tiền liệt cao nhất. Nghiên cứu cho thấy rằng phần lớn đàn ông ở tuổi 70 có một số dạng ung thư tuyến tiền liệt với hầu hết trong số họ không có triệu chứng.

Các nhà nghiên cứu cho rằng chế độ ăn ít trái cây và rau cải, và chế độ ăn nhiều thịt và các sản phẩm từ sữa và giàu chất béo làm tăng nguy cơ ung thư tuyến tiền liệt. Cơ chế cho việc này đang được nghiên cứu, những suy đoán hiện tại cho thấy thịt và thực phẩm giàu chất béo có chứa các hợp chất làm tăng sự phát triển của các tế bào ung thư. Không có bằng chứng cho thấy quan hệ tình dục quá nhiều, thủ dâm, tăng sản tuyến tiền liệt lành tính hoặc thắt ống dẫn tinh làm tăng nguy cơ hoặc gây ung thư tuyến tiền liệt. Nghiên cứu hiện tại đang điều tra nếu nhiễm trùng đường sinh dục, viêm tuyến tiền liệt hoặc sử dụng rượu làm tăng nguy cơ phát triển ung thư tuyến tiền liệt.

Mặc dù các xét nghiệm sàng lọc không được thực hiện thường xuyên đối với bệnh ung thư tuyến tiền liệt, những hướng dẫn của Hiệp hội Ung thư Hoa Kỳ đề nghị một số nam giới nên được kiểm tra.

Hướng dẫn sàng lọc dựa trên độ tuổi và rủi ro:

● Đàn ông 40 tuổi có nhiều hơn một người họ hàng gần (cha, anh trai hoặc con trai) được chẩn đoán mắc bệnh ung thư tuyến tiền liệt khi còn nhỏ.

● Đàn ông 45 tuổi là người Mỹ gốc Phi châu hoặc có cha, anh trai hoặc con trai được chẩn đoán mắc bệnh ung thư tuyến tiền liệt trước 65 tuổi.

● Đàn ông từ 50 tuổi trở lên có nguy cơ trung bình và mong muốn sống ít nhất 10 năm nữa.

Tuy nhiên, không phải ai cũng đồng ý với những hướng dẫn này; các bác sĩ lâm sàng nên giải thích rằng các phương pháp điều trị có thể có tác dụng phụ nghiêm trọng, và có thể có ít hoặc không có tác dụng đối với bệnh ung thư, và một số bệnh ung thư phát triển rất chậm.

Hai xét nghiệm đặc biệt hữu ích trong sàng lọc ung thư tuyến tiền liệt:

(1) Khám trực tràng bằng ngón tay:

● Khám trực tràng bằng ngón tay được thực hiện để xác định xem tuyến tiền liệt có to ra và mềm hay không, có sưng đau hoặc rất cứng. Trong một cuộc kiểm tra trực tràng bằng ngón tay, bác sĩ kiểm tra các bất thường tuyến tiền liệt bằng cách sử dụng ngón tay đeo găng, và bôi trơn.

(2) Kiểm tra PSA:

● Một xét nghiệm khác được thực hiện trên mẫu máu để

xác định mức độ protein PSA (một kháng nguyên đặc biệt cho tuyến tiền liệt) được sản xuất bởi các tế bào tuyến tiền liệt. Xét nghiệm PSA có thể cho thấy một người có nguy cơ mắc bệnh ung thư tuyến tiền liệt cao hơn, nhưng vẫn còn những tranh cãi về giá trị của xét nghiệm. Bệnh nhân và bác sĩ của mình cần xem xét cẩn thận ý nghĩa và việc sử dụng các kết quả xét nghiệm này. Nói chung, mức PSA dưới 4 ng/ml máu được coi là mức bình thường trong khi PSA cao hơn 10 ng/ml cho thấy nguy cơ mắc ung thư cao. Thật không may, một số đàn ông có mức độ trung gian (5 đến 9 ng/ml), khiến cho tình huống của họ khó phán đoán hơn. Để làm cho vấn đề tồi tệ hơn, một số đàn ông bị ung thư tuyến tiền liệt mặc dù có PSA dưới 4 ng/ml.

• Xét nghiệm PSA có Dương tính giả: Phì đại tuyến tiền liệt lành tính và viêm tuyến tiền liệt có thể làm tăng mức PSA dẫn đến xét nghiệm dương tính giả.

• Xét nghiệm PSA có Âm tính giả: Một số loại thuốc có thể làm giảm mức PSA và dẫn đến xét nghiệm PSA âm tính giả.

Bác sĩ của bạn có thể giúp quyết định ý nghĩa của cả xét nghiệm PSA và kết quả kiểm tra trực tràng và xác định xem có cần phải làm thêm xét nghiệm không. Nếu bác sĩ của bạn xác định rằng PSA và khám trực tràng cho thấy nghi ngờ ung thư tuyến tiền liệt, bác sĩ có thể đề nghị sinh thiết tuyến tiền liệt tùy thuộc vào độ tuổi, tình trạng sức khỏe của bạn và các yếu tố khác. Sinh thiết được thực hiện bằng cách đưa kim qua trực tràng hoặc giữa ngã ba trực tràng và bìu và sau đó các mẫu mô tuyến tiền liệt có thể được kiểm tra dưới kính hiển vi cho tế bào ung thư. Sinh thiết có thể phát hiện và xác định sự xâm lấn của các tế bào ung thư tuyến tiền liệt.

Các mẫu sinh thiết từ tuyến tiền liệt được kiểm tra bởi một nhà bệnh học. Nhà nghiên cứu bệnh học đưa ra quyết định dựa trên các mẫu về mức độ xâm lấn của ung thư. Kết quả này được gọi là "điểm Glory". Nhà nghiên cứu bệnh học đánh giá mô sinh thiết tuyến tiền liệt từ 1 đến 5, với 5 là mức độ tồi tệ nhất của mô hình khối u. Sau đó, nhà nghiên cứu bệnh học xem xét các tế bào riêng lẻ trong mô hình khối u và phân loại các tế bào từ 1 đến 5, với 5 là loại tế bào ung thư tích cực nhất. Điểm số Glory dựa trên tổng của hai số này (loại mô và loại tế bào). Ví dụ, điểm Glory là 5+5=10 cho thấy khối u tuyến tiền liệt rất tích cực trong khi điểm thấp 2+2=4 cho thấy ung thư ít xâm lấn hơn.

Sự lây lan của ung thư tuyến tiền liệt có thể được phát hiện bằng một số xét nghiệm khác nhau như siêu âm, CT, MRI và quét xương phóng xạ. Các bác sĩ sẽ giúp xác định xét nghiệm nào là tốt nhất cho từng bệnh nhân.

Xác định giai đoạn của ung thư tuyến tiền liệt là một quy trình chỉ ra ung thư đã lan rộng trong cơ thể bao xa và được sử dụng để giúp xác định phương pháp điều trị tốt nhất cho bệnh nhân. Ung thư đã lan đến các vị trí khác trong cơ thể hoặc các cơ quan khác được gọi là ung thư di căn.

Các giai đoạn của ung thư tuyến tiền liệt:

● Giai đoạn I: ung thư nhỏ và vẫn nằm trong tuyến tiền liệt.

● Giai đoạn II: ung thư tiến triển hơn, nhưng vẫn bị giới hạn trong tuyến tiền liệt.

● Giai đoạn III: ung thư đã lan ra phần ngoài của tuyến tiền liệt và đến các túi tinh gần đó.

● Giai đoạn IV: ung thư đã lan đến các hạch bạch huyết, các cơ quan khác gần đó hoặc các mô như trực tràng hoặc bàng quang hoặc đến các vị trí xa như phổi hoặc xương.

Ung thư tuyến tiền liệt xâm lấn thường đến giai đoạn IV, nhưng ở những người khác ít tích cực hơn có thể không bao giờ tiến triển qua giai đoạn I, II hoặc III.

Ở hầu hết các cá nhân, ung thư tuyến tiền liệt tiến triển

chậm qua các giai đoạn; về tất cả các cá nhân được chẩn đoán mắc ung thư tuyến tiền liệt giai đoạn I đến III sống sót sau 5 năm hoặc lâu hơn với các phương pháp điều trị hiện tại. Ngay cả ung thư giai đoạn IV có tỷ lệ sống 5 năm khoảng 31% và con số này cũng có thể tăng lên cùng với sự tiến bộ trong phương pháp điều trị.

"Theo dõi và chờ đợi", là cụm từ được sử dụng thường xuyên để mô tả chương trình giám sát tích cực mà không cần điều trị ung thư cho một số bệnh nhân ung thư tuyến tiền liệt. Điều đó có nghĩa là nếu ung thư của bạn không xâm lấn (dựa trên điểm số Glory và giai đoạn ung thư), các phương pháp điều trị có thể được hoãn lại và tình trạng của bạn được kiểm tra định kỳ. Cách tiếp cận này được sử dụng vì các rủi ro về các vấn đề tiết niệu và tình dục vốn có trong hầu hết các phương pháp điều trị ung thư tuyến tiền liệt là nghiêm trọng và có thể được loại bỏ hoặc tránh nếu ung thư không xâm lấn. Tuy nhiên, ung thư tuyến tiền liệt xâm lấn thường được điều trị ngay cả khi các tác dụng phụ của phương pháp điều trị là nghiêm trọng.

Xạ trị:

Bức xạ, tập trung như một chùm tia, có thể được sử dụng để tiêu diệt các tế bào ung thư, đặc biệt là những tế bào đã di chuyển (di căn) từ tuyến tiền liệt. Chùm tia phóng xạ có thể được sử dụng để giảm đau xương do các tế bào ung thư xâm lấn.

● Brachytherapy liều thấp:

Các viên phóng xạ có kích thước bằng một hạt gạo được đưa vào tuyến tiền liệt

● Brachytherapy liều cao:

Liệu pháp xạ trị liều cao áp dụng nhiều nguồn phóng xạ tạm thời vào tuyến tiền liệt ung thư.

Cả hai phương pháp đều có tác dụng phụ có thể bao gồm

rối loạn cương dương, các vấn đề về đường tiết niệu, tiêu chảy và các tác dụng phụ khác.

Phẫu thuật:

Thông thường, điều trị này được thực hiện khi ung thư chỉ nằm ở tuyến tiền liệt. Các kỹ thuật mới giúp tránh tổn thương dây thần kinh, nhưng phẫu thuật vẫn có thể có tác dụng phụ của rối loạn cương dương và sự kiểm soát tiết niệu bị suy yếu. Tuy nhiên, những tác dụng phụ này có thể dần dần cải thiện ở một số bệnh nhân. Bác sĩ phẫu thuật ngày nay có thể sử dụng kỹ thuật robot để hỗ trợ phẫu thuật.

Lời khuyên đối phó với tiểu không tự chủ:

● Tiểu không tự chủ là một phản ứng phụ phổ biến đối với nam giới sau phẫu thuật ung thư tiền liệt tuyến, và vấn đề này có thể tồn tại ngay cả năm năm sau khi phẫu thuật diễn ra. Trong một cuộc khảo sát với 111 người đàn ông được công bố năm 2003, 69% đối tượng đã báo cáo tiểu không tự chủ sau phẫu thuật tuyến tiền liệt. Hầu hết những người đàn ông này đã sử dụng các bài tập cơ vùng chậu (bài tập Kegel) để giúp đỡ. Nhiều thiết bị ngăn chặn được sử dụng, bao gồm miếng lót, đồ lót đặc biệt và băng vệ sinh để kiểm soát tình trạng tiểu không tự chủ.

Một số mẹo cho tiểu không tự chủ sau phẫu thuật:

● Giữ một cuốn nhật ký về số lượng bạn uống, và thời gian và tần suất sử dụng phòng vệ sinh. Lưu ý, khi bạn rò rỉ nên xem xét liệu một cái gì đó có thể gây ra rò rỉ, chẳng hạn như khi uốn cong người theo một tư thế nhất định hoặc uống quá nhiều cà phê hoặc soda. Cuốn nhật ký có thể cung cấp cho bác sĩ của bạn để giúp điều trị thêm.

● Thực hành "tiểu đôi" cho hết nước tiểu, nghĩa là sau khi bạn đi tiểu xong, hãy đợi một phút và thử lại.

● Uống ít cà phê và rượu. Cả hai loại thức uống này đều

có thể gây kích thích bàng quang và làm tăng nhu cầu đi tiểu của bạn. Giảm hoặc loại bỏ chúng khỏi chế độ ăn uống của bạn có thể giúp ngăn chặn nhu cầu đi tiểu thường xuyên.

● Tránh các thực phẩm kích hoạt mà đối với một số nam giới bao gồm sôcôla, chất ngọt nhân tạo, thực phẩm cay, chua. Nhưng những người đàn ông khác có thể thấy rằng thực phẩm chỉ đóng một vai trò nhỏ hoặc không có vai trò gì trong các vấn đề tiểu không tự chủ của họ.

● Từ bỏ hút thuốc lá. Cũng là mối nguy cơ đối với các vấn đề sức khỏe khác, thuốc lá có liên quan đến tình trạng tiểu không tự chủ ở nam giới.

Liệu pháp hoóc môn

Liệu pháp hoóc môn được thiết kế để sử dụng thuốc để thu nhỏ hoặc làm chậm sự phát triển của các tế bào ung thư tuyến tiền liệt, nhưng nó không giết chết các tế bào ung thư. Nó được sử dụng để làm giảm các triệu chứng ung thư tuyến tiền liệt và làm chậm sự lây lan của ung thư xâm lấn bằng cách ngăn chặn hoặc giảm sản xuất nội tiết tố nam như testosterone.

Tác dụng phụ của liệu pháp hoóc môn:

● Bất lực

● Tăng trưởng mô vú

● Nóng bừng

● Tăng cân

Hóa trị:

Hóa trị được thiết kế để tiêu diệt các tế bào ung thư phát triển nhanh ở bất cứ đâu trong cơ thể, vì vậy nó thường được sử dụng khi các tế bào ung thư tuyến tiền liệt xâm lấn, di căn sang các vị trí khác trên cơ thể. Thông thường, hoá trị được đưa ra thông qua một đường truyền tĩnh mạch, đặc biệt trong một loạt các điều trị trong vài tháng. Đã có những tiến bộ mới trong cả điều trị hoóc môn và hoá trị đối với ung thư tuyến tiền liệt. Thật không may, hoá trị thường giết chết các tế bào phát triển nhanh khác như tế bào tóc, tế bào niêm mạc và các tế bào xếp dọc theo đường tiêu hoá. Điều này có thể dẫn đến một số tác dụng phụ không mong muốn. Tác dụng phụ của hóa trị:

- Rụng tóc

- Loét miệng

- Buồn nôn hoặc nôn

- Tiêu chảy

Liệu pháp áp lạnh:

Liệu pháp áp lạnh là phương pháp điều trị giết chết các tế bào ung thư bằng cách đóng băng các tế bào ung thư. Việc điều trị này ít xâm lấn hơn phẫu thuật, nhưng hiệu quả lâu dài vẫn đang được nghiên cứu. Thật không may, sự đóng băng có khả năng làm tổn thương dây thần kinh, đôi khi bao gồm cả những dây thần kinh ở gần tuyến tiền liệt kiểm soát sự cương cứng. Nhiều người đàn ông (80%) trở nên bất lực sau liệu pháp áp lạnh so với sau phẫu thuật cắt bỏ tuyến tiền liệt.

Liệu pháp miễn dịch:

Đây là một phương pháp điều trị có tính cá nhân hóa cao, được thiết kế để cung cấp các tế bào miễn dịch có nguồn gốc từ các tế bào của bệnh nhân. Những tế bào này là các tế bào miễn dịch được tăng cường trong phòng thí nghiệm có khả năng giết chết hoặc làm hỏng các tế bào ung thư tuyến tiền liệt của chính bệnh nhân. Giống như liệu pháp hoóc môn, liệu pháp miễn dịch không tiêu diệt được tất cả các tế bào ung thư và hiện được sử dụng để làm chậm sự tiến triển của các bệnh ung thư xâm lấn, đặc biệt là những bệnh nhân không đáp ứng với các phương pháp điều trị khác. Nghiên cứu đang được tiến hành và có lẽ phương pháp này hoặc tương tự có thể được phát triển để có hiệu quả hơn trong tương lai.

Theo dõi ung thư tuyến tiền liệt được cho là quan trọng. Cho dù quyết định sử dụng phương pháp chờ xem hay bất kỳ phương pháp điều trị nào được đề cập ở trên, tiến hành các xét nghiệm bổ sung như xét nghiệm PSA có thể là cần thiết. Ngoài ra, có thể theo dõi những thay đổi trong lối sống của bệnh nhân (ví dụ như chế độ ăn uống và tập thể dục phù hợp) có thể làm giảm nguy cơ tử vong do bệnh ung thư tuyến tiền liệt.

Đối phó với Rối loạn Cương Dương (ED):

Rối loạn chức năng cương dương (không cương hay không duy trì được sự cương cứng) là một tác dụng phụ rất phổ biến của hầu hết các phương pháp điều trị ung thư tuyến tiền liệt. Ở một số nam giới, đặc biệt là những người dưới 70 tuổi, cải thiện chức năng cương dương có thể xảy ra tự nhiên trong vòng khoảng 2 năm sau phẫu thuật. Ngoài ra, bệnh nhân có thể được hưởng lợi từ các loại thuốc và liệu pháp ED khác nhau, bao gồm một số loại thiết bị dành riêng cho nam giới bị ED. Đàn ông bị ED nên thảo luận về các lựa chọn khác nhau với bác sĩ và đối tác của họ để xác định phương pháp điều trị cá nhân tốt nhất.

Chế độ Ăn uống:

Một chế độ ăn uống và lối sống tốt có thể giúp giảm nguy cơ ung thư tuyến tiền liệt; đây cũng đúng với những người đàn ông đã được chẩn đoán mắc bệnh ung thư tuyến tiền liệt về mặt tái phát ung thư. Do đó, thật là thích hợp để xem xét thay đổi chế độ ăn uống và lối sống.

Lời khuyên về chế độ ăn uống để tránh ung thư tuyến tiền liệt tái phát:

• Tăng tần suất và kích cỡ phần ăn của trái cây và rau cải. Một nghiên cứu năm 2014 với hơn 40.000 đàn ông Nhật Bản cho thấy chất xơ (có nhiều trong trái cây và rau cải) có thể làm giảm nguy cơ ung thư tuyến tiền liệt.

• Ăn ngũ cốc nguyên hạt và tránh ngũ cốc chế biến và

bột mì trắng. Cũng như trái cây và rau cải, ngũ cốc nguyên hạt cung cấp nhiều chất xơ hơn so với các đối tác chế biến của chúng. Thêm nhiều chất xơ có thể giúp giảm nguy cơ ung thư tuyến tiền liệt.

• Giảm hoặc ngừng ăn các sản phẩm từ sữa và thịt với nhiều chất béo bão hòa, đặc biệt là các loại thịt chế biến như thịt xông khói và xúc xích. Tổ chức Y tế Thế giới phát hiện vào năm 2015 rằng chế độ ăn nhiều thịt đỏ có liên quan đến việc tăng nguy cơ ung thư tuyến tiền liệt. Tiêu thụ nhiều sản phẩm sữa giàu chất béo dường như cũng làm tăng nhẹ nguy cơ ung thư tuyến tiền liệt.

• Một số nghiên cứu cho thấy rau bina, nước cam và các thực phẩm tương tự khác có thể làm giảm nguy cơ ung thư tuyến tiền liệt.

CHƯƠNG 20
UNG THƯ PHỔI

Ung thư phổi giống như tất cả các bệnh ung thư là kết quả của sự bất thường trong đơn vị sống cơ bản của cơ thể là tế bào. Thông thường cơ thể duy trì một hệ thống kiểm tra và cân bằng sự phát triển của tế bào, các tế bào phân chia để tạo ra các tế bào mới chỉ khi cần các tế bào mới. Sự phá vỡ hệ thống kiểm tra và cân bằng này đối với sự phát triển của tế bào dẫn đến sự phân chia không kiểm soát và tăng sinh của các tế bào cuối cùng tạo thành một khối gọi là khối u. Khối u có thể là lành tính hoặc ác tính; khi chúng ta nói về ung thư, chúng ta đang đề cập đến các khối u ác tính. Các chuyên gia y tế thường có thể loại bỏ dễ dàng các khối u lành tính, và các khối u này không lan sang các bộ phận khác của cơ thể. Các khối u ác tính, mặt khác, thường phát triển mạnh mẽ tại địa phương nơi chúng bắt đầu, nhưng các tế bào khối u cũng có thể xâm nhập vào hệ thống máu hoặc bạch huyết và sau đó lan sang các vị trí khác trong cơ thể. Quá trình lây lan này được gọi là di căn.

Vì ung thư phổi có xu hướng lan rộng hoặc di căn rất sớm sau khi nó hình thành, nó là một loại ung thư rất nguy hiểm đến tính mạng và là một trong những bệnh ung thư khó điều trị nhất. Mặc dù ung thư phổi có thể lan đến bất kỳ cơ quan nào trong cơ thể, một số vị trí nhất định đặc biệt là tuyến thượng thận, gan, não và xương là những vị trí phổ biến nhất cho di căn ung thư phổi.

Phổi cũng là một vị trí rất phổ biến để di căn từ các khối u ác tính ở các bộ phận khác của cơ thể. Các loại tế bào giống như khối u ban đầu (nguyên phát) tạo nên khối u di căn. Ví dụ, nếu ung thư tuyến tiền liệt lây lan qua đường máu đến phổi, đó là ung thư tuyến tiền liệt di căn trong phổi và không phải là ung thư phổi.

Chức năng chính của phổi là trao đổi khí, giữa không khí chúng ta hít thở và máu. Thông qua phổi, carbon dioxide (CO_2) được loại bỏ khỏi máu và oxy (O_2) đi vào máu. Phổi phải có ba thùy, trong khi phổi trái có hai thùy và cấu trúc nhỏ gọi là "lingula" tương đương với thùy giữa bên phổi phải. Các đường dẫn khí chính đi vào phổi là phế quản, chúng phát xuất từ khí quản nằm ngoài phổi. Phế quản phân nhánh thành các đường dẫn khí nhỏ dần và kết thúc trong các túi nhỏ gọi là phế nang, nơi xảy ra trao đổi khí. Một màng mỏng gọi là màng phổi, tạo thành túi bao phủ phổi và lót thành ngực.

Ung thư phổi có thể phát sinh ở bất kỳ phần nào của phổi, nhưng khoảng 90% - 95% ung thư phổi phát sinh từ các tế bào biểu mô, là các tế bào lót các đường dẫn khí lớn và nhỏ (khí quản và phế quản), vì lý do này ung thư phổi đôi khi được gọi là ung thư phế quản hoặc ung thư biểu mô phế quản. Ung thư cũng có thể phát sinh từ màng phổi hoặc từ các mô hỗ trợ trong phổi, ví dụ, các mạch máu.

Vài dữ kiện về ung thư phổi:

● Ung thư phổi là nguyên nhân số một gây tử vong do ung thư ở cả nam và nữ ở Mỹ và trên toàn thế giới.

● Hút thuốc lá là yếu tố nguy cơ chính cho sự phát triển của ung thư phổi.

● Tiếp xúc thụ động với khói thuốc lá cũng có thể gây ung thư phổi ở những người không hút thuốc.

● Hai loại ung thư phổi, phát triển và lan rộng khác nhau, là ung thư phổi tế bào nhỏ (SCLC) và ung thư phổi không phải tế bào nhỏ (NSCLC). Các chuyên gia y tế cũng gọi chúng là ung thư biểu mô phổi tế bào nhỏ và ung thư biểu mô phổi không phải tế bào nhỏ.

● Các giai đoạn của ung thư phổi đề cập đến mức độ ung thư lan rộng trong cơ thể.

● Điều trị ung thư phổi có thể bao gồm sự kết hợp của phẫu thuật, hoá trị, liệu pháp nhắm mục tiêu, liệu pháp miễn dịch và xạ trị cũng như các phương pháp đang thử nghiệm.

● Tiên lượng chung của ung thư phổi thường là kém vì các bác sĩ có xu hướng không tìm ra bệnh cho đến khi nó ở giai đoạn tiến triển. Tỷ lệ sống sót sau năm năm là khoảng 54% đối với bệnh nhân ung thư phổi giai đoạn đầu có khối u khu trú ở phổi, nhưng chỉ khoảng 4% ở những người mắc ung thư phổi ở giai đoạn tiến triển, không thể phẫu thuật.

● Ngưng hút thuốc lá là biện pháp quan trọng nhất có thể ngăn ngừa sự phát triển của ung thư phổi.

Ung thư phổi là nguyên nhân gây tử vong phổ biến nhất do ung thư ở cả nam và nữ trên toàn thế giới. Thống kê của Hiệp hội Ung thư Hoa Kỳ ước tính rằng năm 2019 sẽ có khoảng 228.000 ca ung thư phổi mới ở Mỹ xảy ra, và hơn 142.000 ca tử vong do căn bệnh này. Theo Viện Ung thư Quốc gia Hoa Kỳ, khoảng 6.5% nam giới và phụ nữ ở Mỹ sẽ được chẩn đoán mắc bệnh ung thư phổi tại một số thời điểm trong cuộc đời của họ dựa trên dữ liệu từ 2011 - 2013.

Ung thư phổi chủ yếu là một căn bệnh của người già, gần 70% số người được chẩn đoán bệnh ung thư phổi là trên 65 tuổi, trong khi ít hơn 3% ung thư phổi xảy ra ở những người dưới 45 tuổi. Độ tuổi trung bình lúc chẩn đoán là 70 tuổi.

Ung thư phổi không phổ biến trước những năm 1930 nhưng tăng mạnh trong những thập kỷ sau, khi dân số hút thuốc lá gia tăng. Ở nhiều nước đang phát triển, tỷ lệ mắc ung thư phổi đang bắt đầu giảm sau khi có sự giáo dục quần chúng về sự nguy hiểm của việc hút thuốc lá và có các chương trình cai thuốc lá hiệu quả. Tuy nhiên, ung thư phổi vẫn là một trong những loại ung thư phổ biến nhất ở cả nam và nữ trên toàn thế giới. Tại Mỹ, ung thư phổi đã vượt qua ung thư vú là nguyên nhân phổ biến nhất gây tử vong liên quan đến ung thư ở phụ nữ.

Nguyên nhân Gây ra Ung thư Phổi:

Hút thuốc lá

● Tỷ lệ mắc ung thư phổi có liên quan chặt chẽ với hút thuốc lá, với khoảng 90% ung thư phổi phát sinh do sử dụng thuốc lá. Nguy cơ ung thư phổi tăng theo số lượng thuốc lá hút và thời gian hút thuốc đã xảy ra, các bác sĩ đề cập đến nguy cơ này trong "lịch sử hút thuốc lá", nó được tính như số lượng thuốc lá hút mỗi ngày nhân với số năm hút thuốc. Ví dụ, một người đã hút hai gói thuốc lá mỗi ngày trong 10 năm có lịch sử hút thuốc lá là 20 năm. Mặc dù nguy cơ mắc bệnh ung thư phổi tăng lên ngay cả khi có tiền sử hút thuốc lá 10 năm, nhưng những người có lịch sử 30 năm trở lên được coi là có nguy cơ mắc ung thư phổi cao nhất. Trong số những người hút hai hoặc nhiều gói thuốc lá mỗi ngày, một phần bảy sẽ chết vì ung thư phổi.

● Hút thuốc lào và xì gà cũng có thể gây ra ung thư phổi, mặc dù nguy cơ không cao như hút thuốc lá. Trong khi một người hút một gói thuốc lá mỗi ngày có nguy cơ phát triển ung thư phổi cao gấp 25 lần hơn so với người không hút thuốc, thì những người hút thuốc lào và xì gà có nguy cơ mắc ung thư phổi gấp khoảng năm lần hơn so với người không hút thuốc.

● Khói thuốc lá chứa hơn 4.000 hợp chất hoá học, nhiều trong số đó đã được chứng minh là gây ung thư. Hai chất gây ung thư chính trong khói thuốc lá là các hoá chất được gọi là nitrosamine và hydrocarbon thơm đa vòng. Nguy cơ phát triển ung thư phổi giảm mỗi năm sau khi ngừng hút thuốc khi các tế bào mới phát triển và thay thế các tế bào bị tổn thương trong phổi. Ở những người hút thuốc trước đây, nguy cơ phát triển ung thư phổi bắt đầu ngang với nguy cơ ở người không hút thuốc khoảng 15 năm sau khi ngừng hút thuốc.

● Hút thuốc thụ động hoặc hít phải khói thuốc lá ở những người không hút thuốc có chung sống hoặc làm việc với người hút thuốc, cũng là một yếu tố nguy cơ được xác định cho sự phát triển của ung thư phổi. Nghiên cứu đã chỉ ra rằng những người không hút thuốc sống cùng với người hút thuốc có nguy cơ mắc ung thư phổi tăng 24% so với người không hút thuốc không cư trú với người hút thuốc. Nguy cơ dường như tăng theo mức độ phơi nhiễm (số năm tiếp xúc và số lượng thuốc lá được hút bởi đối tác trong gia đình) đối với khói thuốc lá. Hơn 7.000 ca tử vong do ung thư phổi xảy ra mỗi năm ở Mỹ có thể là do hút thuốc lá thụ động.

Tiếp xúc với sợi amiăng (asbestos):

● Sợi amiăng hay sợi silicat có thể tồn tại suốt đời trong mô phổi sau khi người ta tiếp xúc với nó. Nơi làm việc là một nguồn tiếp xúc phổ biến với sợi amiăng, vì amiăng đã được sử dụng rộng rãi trong quá khứ như trong vật liệu cách nhiệt và cách âm. Ngày nay, việc sử dụng amiăng bị hạn chế hoặc bị cấm ở nhiều quốc gia, bao gồm cả Hoa Kỳ. Cả ung thư phổi và ung thư màng phổi cũng như ung thư niêm mạc khoang bụng (phúc mạc) có liên quan đến sự phơi nhiễm với sợi amiăng. Hút thuốc lá làm tăng mạnh cơ hội phát triển ung thư phổi liên quan đến amiăng ở những công nhân tiếp xúc với amiăng. Những công nhân tiếp xúc amiăng không hút thuốc lá có nguy cơ mắc ung thư phổi cao gấp năm lần so với những người không hút thuốc, nhưng những công nhân tiếp xúc amiăng hút thuốc lá có nguy cơ cao gấp 50 đến 90 lần so với những người không hút thuốc.

Tiếp xúc với khí radon:

● Khí radon là một loại khí phóng xạ tự nhiên, là sản phẩm phân rã tự nhiên của urani phát ra một loại bức xạ ion hóa. Khí radon là nguyên nhân gây ung thư phổi, với ước tính 12% ca tử vong do ung thư phổi là do khí radon, hoặc 21.000 ca tử vong liên quan đến ung thư phổi hằng năm ở Mỹ, khiến radon trở thành nguyên nhân hàng đầu thứ hai gây ung thư phổi ở Mỹ sau hút thuốc. Cũng như phơi nhiễm amiăng, hút thuốc lá đồng thời làm tăng đáng kể nguy cơ ung thư phổi khi tiếp xúc với radon. Khí radon có thể đi lên trong đất và đi vào nhà thông qua các khoảng trống trên nền móng, đường cống, cống hoặc các khe hở khác. Cơ quan bảo vệ môi trường Hoa Kỳ ước tính rằng cứ 15 ngôi nhà ở Mỹ thì có một nhà có lượng khí radon nguy hiểm. Mặc dù khí radon là vô hình và không mùi, bộ dụng cụ thử nghiệm đơn giản có thể phát hiện ra nó.

Khuynh hướng gia đình:

● Mặc dù phần lớn bệnh ung thư phổi có liên quan đến hút thuốc lá, nhưng thực tế là không phải tất cả những người hút thuốc đều mắc ung thư phổi cho thấy có các yếu tố khác, như tính nhạy cảm di truyền cá nhân có thể có vai trò trong nguyên nhân gây ung thư phổi. Nhiều nghiên cứu đã chỉ ra rằng ung thư phổi có nhiều khả năng xảy ra ở cả người thân hút thuốc và không hút thuốc của những người bị ung thư phổi so với dân số nói chung. Những người thừa hưởng một số gen nhất định, như gen can thiệp sửa chữa DNA, có thể có nguy cơ cao hơn đối với một số loại ung thư. Các xét nghiệm để xác định những người có nguy cơ di truyền ung thư phổi vẫn chưa có sẵn để sử dụng thường xuyên.

Các bệnh về phổi:

● Sự hiện diện của một số bệnh về phổi, đặc biệt là bệnh phổi tắc nghẽn mạn tính (COPD), có liên quan đến nguy cơ gia tăng (gấp bốn đến sáu lần) đối với sự phát triển của ung thư phổi; bệnh xơ phổi (sẹo phổi) dường như làm tăng nguy cơ khoảng bảy lần.

Tiền sử bị ung thư phổi:

● Những người sống sót sau ung thư phổi có nguy cơ mắc ung thư phổi thứ hai cao hơn so với dân số nói chung. Những người sống sót của ung thư phổi không phải tế bào nhỏ có nguy cơ 1 - 2% mỗi năm khi phát triển ung thư phổi thứ hai. Ở những người sống sót sau ung thư phổi tế bào nhỏ, nguy cơ phát triển ung thư phổi lên tới 6% mỗi năm.

Ô nhiễm không khí:

● Ô nhiễm không khí từ xe cộ, công nghiệp và nhà máy điện có thể làm tăng khả năng phát triển ung thư phổi ở những người bị phơi nhiễm. Có tới 1 - 2% ca tử vong do ung thư phổi là do hít thở không khí ô nhiễm và các chuyên gia tin rằng việc tiếp xúc lâu dài với không khí ô nhiễm cao có thể gây nguy cơ phát triển ung thư phổi tương tự như hút thuốc lá thụ động.

Tiếp xúc với khí thải diesel:

● Khí thải từ động cơ diesel chứa khí và bồ hóng. Nhiều nghề nghiệp, chẳng hạn như lái xe tải, công nhân thu phí, xe hạng nặng và người vận hành máy móc hạng nặng khác, công nhân đường sắt và bến tàu, thợ mỏ, công nhân nhà xe và thợ cơ khí và một số công nhân nông trại thường xuyên tiếp xúc với khí thải diesel. Các nghiên cứu về công nhân tiếp xúc với khí thải diesel đã cho thấy sự gia tăng nhỏ nhưng đáng kể về nguy cơ phát triển ung thư phổi.

Các loại Ung thư Phổi:

Các chuyên gia y tế phân loại ung thư phổi, còn được gọi là ung thư phế quản vì chúng phát sinh từ phế quản trong phổi, thành hai loại ung thư phổi tế bào nhỏ (SCLC) và ung thư phổi không phải tế bào nhỏ (NSCLC). Sự phân loại này phụ thuộc vào sự quan sát dưới kính hiển vi của các tế bào ung thư, đặc biệt là kích thước của các tế bào. Hai loại ung thư này phát triển và lan rộng theo những cách khác nhau và có thể có các lựa chọn điều trị khác nhau. Vì vậy sự khác biệt giữa hai loại này là rất quan trọng.

SCLC chiếm khoảng 20% ung thư phổi và là loại ung thư phát triển mạnh nhất và nhanh nhất. SCLC có liên quan đến hút thuốc lá, chỉ có 1% các khối u này xảy ra ở những người không hút thuốc. SCLC di căn nhanh chóng đến nhiều vị trí trong cơ thể và thường được phát hiện nhất sau khi chúng lan rộng. Đề cập đến sự xuất hiện của tế bào cụ thể thường thấy khi kiểm tra các mẫu SCLC dưới kính hiển vi, những ung thư này đôi khi được gọi là ung thư biểu mô tế bào yến mạch.

NSCLC là loại ung thư phổi phổ biến nhất, chiếm khoảng 80% trong số tất cả các loại ung thư phổi. NSCLC có thể được chia thành một số loại chính được đặt tên dựa trên loại tế bào được tìm thấy trong khối u.

● Adenocarcinoma hay ung thư biểu mô tuyến là loại NSCLC thường thấy nhất ở Hoa Kỳ và chiếm tới 50% NSCLC. Trong khi ung thư biểu mô tuyến có liên quan đến hút thuốc như các bệnh ung thư phổi khác, các bác sĩ cũng thấy loại này ở những người không hút thuốc. Hầu hết các adenocarcinoma phát sinh ở bên ngoài, hoặc các khu vực ngoại vi của phổi.

● Ung thư biểu mô tế bào vảy trước đây phổ biến hơn ung thư biểu mô tuyến, hiện tại chúng chiếm khoảng 30% NSCLC. Còn được gọi là ung thư biểu bì, ung thư tế bào vảy phát sinh thường xuyên nhất ở phế quản vùng trung tâm.

● Ung thư biểu mô tế bào lớn, đôi khi được gọi là ung thư biểu mô không phân biệt là loại NSCLC ít phổ biến nhất.

● Hỗn hợp của các loại NSCLC khác nhau cũng được tìm thấy.

Các loại ung thư khác cũng có thể phát sinh trong phổi, những loại này ít phổ biến hơn nhiều so với NSCLC và SCLC và cùng nhau chiếm 5 - 10% ung thư phổi.

● Carcinoids phế quản chiếm tới 5% ung thư phổi. Các bác sĩ đôi khi gọi khối u này là khối u thần kinh phổi. Chúng thường nhỏ (dưới 3 - 4 cm) khi được chẩn đoán và xảy ra phổ biến nhất ở những người dưới 40 tuổi. Không liên quan đến hút thuốc lá, các khối u carcinoid có thể di căn, và một tỷ lệ nhỏ trong số các khối u này tiết ra các chất giống như hoóc môn có thể gây ra các triệu chứng cụ thể liên quan đến hoóc môn được sản xuất. Carcinoids thường phát triển và lây lan chậm hơn ung thư phế quản, và các chuyên gia y tế phát hiện sớm đủ để có thể phẫu thuật cắt bỏ.

● Ung thư di căn đến phổi. Các khối u từ bất cứ nơi nào trong cơ thể có thể lan đến phổi qua đường máu, qua hệ bạch huyết hoặc trực tiếp từ các cơ quận lân cận. Các khối u di căn thường là nhiều, rải rác khắp phổi và tập trung ở ngoại vi hơn là khu vực trung tâm của phổi.

Triệu chứng và Dấu hiệu của Ung thư Phổi:

Các triệu chứng của ung thư phổi rất đa dạng tùy thuộc vào vị trí và mức độ lan rộng của khối u. Dấu hiệu cảnh báo ung thư phổi không phải lúc nào cũng có hoặc dễ xác định. Ung thư phổi có thể không gây đau hoặc các triệu chứng khác trong một số trường hợp. Một người bị ung thư phổi có thể có các loại triệu chứng sau:

Không có triệu chứng:

● Có tới 25% số người mắc bệnh ung thư phổi được phát hiện ngẫu nhiên khi chụp X-quang ngực hoặc CT scan thông thường như một khối nhỏ đơn độc đôi khi được gọi là tổn thương đồng xu. Những bệnh nhân có khối u nhỏ, đơn lẻ thường báo cáo không triệu chứng tại thời điểm phát hiện ung thư.

Các triệu chứng liên quan đến khối u:

● Sự phát triển của ung thư và sự xâm lấn vào các mô phổi và các mô xung quanh có thể gây ra khó thở dẫn đến các triệu chứng như ho, khó thở, thở khò khè, đau ngực và ho ra máu. Ví dụ, nếu ung thư đã xâm lấn dây thần kinh, nó có thể gây đau vai di chuyển xuống bên ngoài cánh tay (gọi là hội chứng Pancoast), hoặc tê liệt dây thanh âm dẫn đến khàn giọng. Xâm lấn thực quản có thể dẫn đến khó nuốt. Nếu có sự tắc nghẽn đường thở lớn, sự sụp đổ của một phần phổi có thể xảy ra và gây nhiễm trùng (áp xe, viêm phổi) ở khu vực bị tắc nghẽn.

Các triệu chứng liên quan đến di căn:

● Ung thư phổi lây lan đến xương có thể tạo ra đau đớn tại xương bị di căn. Ung thư phổi di căn lên não có thể gây ra một số triệu chứng thần kinh có thể bao gồm mờ mắt, nhức đầu, co giật hoặc các triệu chứng của đột quỵ như yếu hoặc mất cảm giác ở các bộ phận của cơ thể.

Các triệu chứng paraneoplastic:

● Các triệu chứng do sản xuất các chất giống như hoóc môn của các tế bào khối u thường đi kèm với ung thư phổi. Các hội chứng paraneoplastic này xảy ra phổ biến nhất với SCLC nhưng có thể xảy ra với bất kỳ loại khối u. Một hội chứng paraneoplastic phổ biến có liên quan đến SCLC là việc sản xuất một loại nội tiết tố gọi là hoóc môn ACTH bởi các tế bào ung thư dẫn đến sự gia tăng cortisol từ tuyến thượng thận (hội chứng Cushing). Hội chứng paraneoplastic thường gặp nhất được thấy với NSCLC là sản xuất một chất tương tự như hoóc môn tuyến cận giáp dẫn đến nồng độ calci máu cao.

Các triệu chứng không đặc hiệu. Các triệu chứng không đặc hiệu được thấy với nhiều bệnh ung thư, ngay cả ung thư phổi, bao gồm giảm cân, yếu và mệt mỏi. Các triệu chứng tâm lý như trầm cảm và thay đổi tâm trạng cũng rất phổ biến.

Người ta nên tham khảo ý kiến chuyên gia y tế nếu phát triển các triệu chứng liên quan đến ung thư phổi, đặc biệt nếu có:

● Ho dai dẳng mới hoặc làm nặng thêm các cơn ho mãn tính hiện có.

● Máu trong đờm.

● Viêm phế quản kéo dài hoặc nhiễm trùng đường hô hấp lặp đi lặp lại.

● Đau ngực.

● Giảm cân không giải thích được và hoặc mệt mỏi.

● Khó thở hoặc thở khò khè.

Chẩn đoán Ung thư Phổi:

Các bác sĩ sử dụng một loạt các kỹ thuật chẩn đoán và xét nghiệm để chẩn đoán ung thư phổi, chúng bao gồm:

● Hỏi bệnh sử và thăm khám lâm sàng có thể phát hiện các triệu chứng hoặc dấu hiệu cho thấy là đáng ngờ ung thư phổi. Ngoài việc hỏi về các triệu chứng và yếu tố nguy cơ phát triển ung thư như hút thuốc lá, các bác sĩ có thể phát hiện các dấu hiệu khó thở, tắc nghẽn đường hô hấp hoặc nhiễm trùng trong phổi. Tím tái, một màu hơi xanh của da và màng nhầy do không đủ oxy trong máu, cho thấy chức năng bị tổn thương do bệnh mạn tính của phổi. Tương tự như vậy, những thay đổi trong mô của nền móng tay được gọi là ngón tay dùi trống, cũng có thể chỉ ra bệnh phổi mạn tính.

● X-quang ngực là bước chẩn đoán đầu tiên phổ biến nhất khi bất kỳ triệu chứng ung thư phổi hiện diện. Chụp X-quang ngực thường bao gồm các hướng từ phía sau ra phía trước ngực cũng như từ bên hông. Tia X-quang ngực phơi nhiễm bệnh nhân trong một thời gian ngắn với một lượng nhỏ phóng xạ, X-quang ngực có thể tiết lộ các khu vực đáng ngờ trong phổi nhưng không thể xác định liệu những khu vực này có phải là ung thư hay không. Cụ thể, các chuyên gia y tế có thể xác định các nốt vôi hoá trong phổi hoặc các khối u lành tính gọi là "hamartoma" trên X-quang ngực.

● Chụp CT (chụp cắt lớp vi tính) có thể được thực hiện trên ngực, bụng và hoặc não để kiểm tra các khối u phổi và di căn. Quét CT là các quy trình X-quang kết hợp với sự trợ giúp của máy vi tính để tạo ra các hình ảnh cắt ngang của cơ thể. Một máy X-quang hình bánh rán lớn chụp ảnh ở các góc độ khác nhau trên cơ thể. Một lợi thế của CT scan là chúng nhạy hơn tia X-quang ngực tiêu chuẩn trong việc phát hiện các nốt phổi. Đôi khi các chuyên gia y tế sử dụng vật liệu tương phản tĩnh mạch trước khi quét để giúp phân định các cơ quan và vị trí của chúng. Tác dụng phụ phổ biến nhất là phản ứng của chất cản quang tiêm tĩnh mạch được dùng trước khi làm thủ thuật. Điều này có thể dẫn đến ngứa, phát ban hoặc nổi mề đay, thường biến mất khá nhanh. Phản ứng phản vệ nghiêm trọng, phản ứng dị ứng với khó thở đe doạ tính mạng với chất tương phản là rất hiếm. CT scan bụng có thể xác định ung thư di căn ở gan hoặc tuyến thượng thận, và bác sĩ có thể yêu cầu chụp CT đầu để kiểm tra sự hiện diện và mức độ ung thư di căn trong não.

● Kỹ thuật sàng lọc ung thư phổi với CT scan xoắn ốc hằng năm ở những người hút thuốc lá hiện tại và trước đây trong độ tuổi từ 55 đến 80 với ít nhất 30 năm hút thuốc lá. Kỹ thuật sàng lọc ung thư phổi này dường như làm tăng khả năng phát hiện ung thư phổi nhỏ hơn, sớm hơn và có thể chữa được. Ba năm quét CT liều thấp trong nhóm này giúp giảm 20% nguy cơ tử vong do ung thư phổi. Việc sử dụng các mô hình và quy tắc để phân tích kết quả của các xét nghiệm này đang làm giảm nhu cầu sinh thiết để đánh giá các nốt được phát hiện khi khả năng cao là nốt không phải ung thư.

● Quét cộng hưởng từ (MRI) có thể phù hợp khi cần chi tiết chính xác về vị trí của khối u. Kỹ thuật MRI sử dụng từ tính, sóng radio và máy tính để tạo ra hình ảnh của các cấu trúc cơ thể. Giống như quét CT, bệnh nhân được đặt trên giường có thể di chuyển được đưa vào máy quét. Quét MRI không có tác dụng phụ và không có tiếp xúc với bức xạ. Hình ảnh và độ phân giải do MRI tạo ra khá chi tiết và có thể phát hiện những thay đổi nhỏ của cấu trúc bên trong cơ thể. Những người có máy tạo nhịp, cấy ghép kim loại, van tim nhân tạo và các cấy ghép khác không thể được quét MRI vì rủi ro có thể di chuyển các bộ phận kim loại của các cấu trúc.

● Chụp cắt lớp phát xạ Positron (PET) là một kỹ thuật

hình ảnh chuyên dùng sử dụng thuốc phóng xạ có thời gian nửa đời ngắn để tạo ra hình ảnh ba chiều của những loại thuốc do trong các mô trong cơ thể. Trong khi quét CT và quét MRI xem xét cấu trúc giải phẫu, quét PET đo hoạt động trao đổi chất và chức năng của các mô. Quét PET có thể xác định liệu một khối u đang phát triển tích cực và có thể giúp xác định loại tế bào trong một khối u cụ thể. Khi quét PET, bệnh nhân nhận được một loại thuốc phóng xạ thời gian nửa đời ngắn, lượng phơi nhiễm xấp xỉ bằng hai lần chụp X-quang. Thuốc tích lũy trong một số mô nhất định hơn các loại khác, tuỳ thuộc vào loại thuốc được tiêm. Thuốc thải các hạt, được gọi là positron, từ bất kỳ mô nào đưa chúng lên. Khi các positron gặp các electron trong cơ thể, một phản ứng tạo ra tia gamma xảy ra. Một máy quét ghi lại các tia gamma này và lập bản đồ khu vực tích tụ thuốc phóng xạ. Ví dụ, kết hợp glucose với chất phóng xạ sẽ cho thấy nơi glucose được sử dụng nhanh chóng, như trong một khối u đang phát triển. Quét CT trong một kỹ thuật mới được gọi là quét PET-CT; PET-CT tích hợp đã được chứng minh là cải thiện độ chính xác so với chỉ quét PET.

● Quét xương được sử dụng để tạo hình ảnh của xương trên màn hình máy tính hoặc trên phim. Các bác sĩ có thể yêu cầu quét xương để xác định xem ung thư phổi có di căn vào xương hay không. Khi quét xương, một lượng nhỏ chất phóng xạ được tiêm vào máu và thu thập trong xương đặc biệt là ở những khu vực bất thường như những khối u di căn. Chất phóng xạ được phát hiện bởi một máy quét và hình ảnh của xương được ghi lại trên một bộ phim đặc biệt.

● Xét nghiệm tế bào học đờm: Chẩn đoán ung thư phổi luôn đòi hỏi phải xác nhận các tế bào ác tính bởi một nhà bệnh học, ngay cả khi các triệu chứng và X-quang nghi ngờ đối với ung thư phổi. Phương pháp đơn giản nhất để xác định chẩn đoán là kiểm tra đờm dưới kính hiển vi. Nếu một khối u nằm ở vị trí trung tâm và đã xâm lấn đường thở, kiểm tra tế bào ung thư trong đờm có thể dùng để chẩn đoán ung thư. Đây là thủ thuật chẩn đoán mô không có rủi ro và không tốn kém nhất, nhưng giá trị của nó bị hạn chế do các tế bào ung thư sẽ không luôn luôn có trong đờm ngay cả khi có ung thư. Ngoài ra, các tế bào không ung thư đôi khi có thể trải qua những thay đổi trong phản ứng với viêm hoặc tổn thương làm cho chúng trông giống như các tế bào ung thư.

● Nội soi phế quản: Kiểm tra đường thở bằng nội soi phế quản (ghi nhận hình ảnh của đường thở qua đầu dò sợi mỏng được đưa qua mũi hoặc miệng) có thể cho thấy các khu vực khối u có thể được lấy mẫu sinh thiết để chẩn đoán bởi bác sĩ giải phẫu bệnh. Một khối u ở khu vực trung tâm của phổi hoặc phát sinh từ đường thở lớn có thể được lấy mẫu bằng kỹ thuật này. Nội soi phế quản có thể không thoải mái, và nó đòi hỏi phải gây tê hoặc gây mê. Khi một khối u được ghi nhận và lấy mẫu đầy đủ, thường có thể chẩn đoán ung thư chính xác. Một số bệnh nhân có thể ho ra máu màu nâu sẫm trong một đến hai ngày sau khi làm thủ thuật. Các biến chứng nghiêm trọng hơn nhưng hiếm gặp bao gồm chảy máu nhiều hơn, giảm lượng oxy trong máu và rối loạn nhịp tim cũng như các biến chứng từ thuốc an thần và gây mê.

● Sinh thiết kim: Chọc hút bằng kim mịn (FNA) qua da, thường được thực hiện với hình ảnh X-quang để được hướng dẫn, có thể hữu ích trong việc lấy tế bào để chẩn đoán từ các khối u trong phổi. Sinh thiết kim đặc biệt hữu ích khi khối u nằm ở ngoại vi trong phổi và không thể lấy mẫu bằng nội soi phế quản. Các chuyên gia y tế quản lý một lượng nhỏ thuốc gây tê cục bộ trước khi đưa một cây kim mỏng xuyên qua thành ngực vào khu vực bất thường trong phổi. Các tế bào được hút vào ống tiêm và được kiểm tra dưới kính hiển vi cho các tế bào ung thư. Thủ thuật này thường chính xác khi mô từ vùng bị ảnh hưởng được lấy mẫu đầy đủ, nhưng trong một số trường hợp, các vùng lân cận có thể bị lấy mẫu nhầm. Một rủi ro nhỏ (3 - 5%) khi rò rỉ không khí từ phổi (gọi là tràn khí màng phổi) đi kèm với thủ thuật.

● Hút dịch màng phổi: Đôi khi ung thư phổi liên quan đến màng phổi và dẫn đến sự tích tụ chất lỏng trong không gian giữa phổi và thành ngực (gọi là tràn dịch màng phổi). Hút một mẫu chất lỏng này bằng kim mỏng có thể phát hiện các tế bào ung thư và thiết lập chẩn đoán. Như với sinh thiết kim, một nguy cơ nhỏ của tràn khí màng phổi có liên quan đến thủ thuật này.

● Nội soi trung thất: Kiểm tra khoảng ngực giữa phổi thông qua đầu dò kết hợp với sinh thiết khối u hoặc hạch bạch huyết.

● Xét nghiệm máu: Mặc dù các xét nghiệm máu thông thường không thể chẩn đoán ung thư phổi, nhưng chúng có thể cho thấy các bất thường về sinh hóa hoặc chuyển hóa trong cơ thể đi kèm với ung thư. Ví dụ, nồng độ calci hoặc men phosphatase kiềm tăng có thể đi kèm với ung thư di căn đến xương. Tương tự, nồng độ của một số men thường có trong các tế bào gan, bao gồm aspartate aminotransferase (AST hoặc SGOT) và alanine aminotransferase (ALT hoặc SGPT), báo hiệu tổn thương ở gan do khối u di căn đến gan.

● Xét nghiệm phân tử: Đối với các NSCLC tiên tiến, các chuyên gia y tế thực hiện xét nghiệm di truyền phân tử để tìm kiếm các đột biến gen trong khối u. Đột biến gen chịu trách nhiệm cho sự phát triển khối u là đột biến trình điều khiển. Ví dụ, xét nghiệm có thể được thực hiện để tìm kiếm các đột biến hoặc bất thường trong thụ thể của yếu tố tăng trưởng biểu mô (EGFR) và gen anaplastic lymphoma kinase (ALK). Các gen khác có thể đột biến bao gồm MAPK và PIK 3. Các phương pháp điều trị cụ thể có sẵn có thể được sử dụng cho những bệnh nhân có khối u có những thay đổi trong gen của họ.

Xác định Giai đoạn Ung thư Phổi:

Giai đoạn của bệnh ung thư là thước đo mức độ ung thư đã lan rộng trong cơ thể. Giai đoạn bao gồm đánh giá kích thước của ung thư và sự xâm nhập của nó vào mô xung quanh cũng như sự hiện diện hoặc vắng mặt của di căn trong các hạch bạch huyết hoặc các cơ quan khác. Giai đoạn rất quan trọng để xác định phương pháp điều trị một loại ung thư cụ thể. Giai đoạn ung thư cũng rất quan trọng trong việc ước tính tiên lượng của một bệnh nhân nhất định, với các bệnh ung thư ở giai đoạn cao hơn thường có tiên lượng xấu hơn so với ung thư ở giai đoạn thấp hơn.

Các bác sĩ có thể sử dụng một số xét nghiệm để giúp điều trị chính xác ung thư phổi, bao gồm xét nghiệm hóa học máu, chụp X-quang, chụp CT, quét xương, quét MRI và quét PET. Các xét nghiệm hoá học máu bất thường có thể báo hiệu sự hiện diện của di căn trong xương hoặc gan, và các thủ thuật X-quang có thể ghi nhận kích thước của ung thư cũng như sự lây lan của nó.

Các giai đoạn cho NSCLC từ I đến IV theo thứ tự mức độ nghiêm trọng:

● Giai đoạn I: ung thư giới hạn ở phổi.

● Giai đoạn II và III: ung thư giới hạn ở ngực (với các khối u lớn hơn và xâm lấn hơn được phân loại là giai đoạn III).

● Giai đoạn IV: ung thư đã lan tỏa từ ngực đến các bộ phận khác của cơ thể.

Hầu hết các bác sĩ sử dụng hệ thống hai tầng để xác định điều trị SCLC:

● SCLC ở giai đoạn giới hạn (LS): ung thư được giới hạn trong khu vực xuất phát của nó trong ngực.

● SCLC ở giai đoạn rộng (ES): ung thư đã lan ra khỏi ngực đến các bộ phận khác của cơ thể.

Điều trị ung thư phổi chủ yếu liên quan đến phẫu thuật loại bỏ ung thư, hoá trị hoặc xạ trị, cũng như kết hợp với các phương pháp điều trị này. Các liệu pháp nhắm mục tiêu và phương pháp điều trị miễn dịch cũng đang trở nên phổ biến hơn. Quyết định về phương pháp điều trị nào sẽ phù hợp với một cá nhân nhất định phải tính đến vị trí và mức độ của khối u, cũng như tình trạng sức khoẻ tổng thể của bệnh nhân.

Cũng như các bệnh ung thư khác các bác sĩ có thể kê đơn trị liệu nhằm mục đích chữa bệnh (loại bỏ ung thư) hoặc giảm nhẹ (các biện pháp làm giảm đau và đau khổ). Các bác sĩ có thể kê toa nhiều hơn một loại trị liệu. Trong những trường hợp như vậy, liệu pháp được thêm vào để tăng cường hiệu quả của liệu pháp chính được gọi là liệu pháp hỗ trợ. Một ví dụ về liệu pháp hỗ trợ là hóa trị hoặc xạ trị được sử dụng sau khi phẫu thuật cắt bỏ khối u trong nỗ lực tiêu diệt bất kỳ tế bào khối u não còn sót lại sau phẫu thuật.

Phẫu thuật:

Các bác sĩ thường tiến hành giải phẫu thuật cắt bỏ khối u NSCLC ở giai đoạn giới hạn (giai đoạn I hoặc đôi khi là giai đoạn II) và là lựa chọn điều trị ung thư không lan ra ngoài phổi. Khoảng 10 - 35% ung thư phổi có thể được loại bỏ bằng phẫu thuật, những việc loại bỏ không phải lúc nào cũng dẫn đến việc chữa trị, vì các khối u có thể đã lan rộng và có thể tái phát sau đó. Trong số những người bị ung thư phổi cô lập, 25% - 40% vẫn còn sống sót sau năm năm chẩn đoán. Điều quan trọng cần lưu ý là mặc dù khối u có thể phù hợp về mặt giải phẫu để phẫu thuật, nhưng phẫu thuật có thể không thực hiện được nếu người đó mắc các bệnh nghiêm trọng khác (như bệnh tim hoặc phổi nặng) sẽ hạn chế khả năng sống sót sau phẫu thuật.

Quy trình phẫu thuật được lựa chọn phụ thuộc vào kích thước và vị trí của khối u. Bác sĩ phẫu thuật phải mở thành ngực và có thể tiến hành cắt bỏ một phần của một thùy, cắt bỏ một thùy hoặc cắt bỏ toàn bộ phổi. Đôi khi các hạch bạch huyết trong khu vực của phổi cũng được loại bỏ. Phẫu thuật ung thư phổi là một phẫu thuật lớn đòi hỏi phải gây mê toàn thân, nhập viện và chăm sóc theo dõi trong vài tuần đến vài tháng. Những rủi ro của phẫu thuật bao gồm các biến chứng do chảy máu, nhiễm trùng và các biến chứng của gây mê toàn thân.

Xạ trị:

Xạ trị điều trị cả NSCLC và SCLC. Xạ trị sử dụng tia X năng lượng cao hoặc các loại phóng xạ khác để tiêu diệt các tế bào ung thư đang phân chia.

Liệu pháp xạ trị có thể được đưa ra như liệu pháp chữa bệnh, liệu pháp giảm nhẹ (sử dụng liều phóng xạ thấp hơn so với trị liệu chữa bệnh) hoặc điều trị hỗ trợ kết hợp với phẫu thuật hoặc hoá trị. Các chuyên gia y tế cung cấp bức xạ ở bên ngoài bằng cách sử dụng một máy hướng bức xạ về phía ung thư hoặc ở bên trong cơ thể thông qua việc đặt các chất phóng xạ (trong các hộp kín) trong khu vực của cơ thể nơi khối u được định vị.

● Brachytherapy là một thuật ngữ mô tả việc sử dụng một viên nhỏ chất phóng xạ đặt trực tiếp vào khối u hoặc vào đường thở bên cạnh khối u.

● Liệu pháp xạ trị có thể được đưa ra nếu một người từ chối phẫu thuật, nếu khối u đã lan đến các khu vực như hạch bạch huyết hoặc khí quản khiến việc phẫu thuật không thể thực hiện được, hoặc nếu một người có các tình trạng khác khiến họ quá ốm để trải qua cuộc giải phẫu lớn. Liệu pháp xạ trị nói chung chỉ thu nhỏ khối u hoặc hạn chế sự phát triển của nó khi được sử dụng như một liệu pháp duy nhất, nhưng ở 10 - 15% số người dẫn đến sự thuyên giảm lâu dài và giảm nhẹ ung thư. Kết hợp xạ trị với hóa trị có thể kéo dài thêm sự sống. Một người mắc bệnh phổi nặng ngoài ung thư phổi có thể không thể điều trị ung thư phổi bằng xạ trị vì bức xạ làm giảm thêm chức năng của phổi.

• Một loại xạ trị ngoại gọi là xạ trị lập thể đôi khi được sử dụng để điều trị di căn não đơn lẻ. Trong thủ thuật này, nhiều chùm phóng xạ điện tử đến từ các hướng khác nhau được tập trung vào khối u trong vài phút đến vài giờ trong khi đầu được giữ cố định bởi một khung cứng. Điều này làm giảm liều bức xạ được nhận bởi các mô không ung thư. Đối với xạ trị ngoại, một quá trình gọi là mô phỏng là cần thiết trước khi điều trị. Sử dụng quét CT, máy tính và các phép đo xác định vị trí chính xác nơi bức xạ sẽ được phân phối, được gọi là trường xử lý. Việc điều trị bức xạ bên ngoài thường được thực hiện bốn hoặc năm ngày một tuần trong vài tuần.

• SCLC thường lan đến não. Đôi khi, những bệnh nhân SCLC đáp ứng tốt đối với điều trị được điều trị bằng xạ trị vào đầu để điều trị lây lan rất sớm đến não mà chưa phát hiện được bằng CT hoặc MRI và chưa tạo ra triệu chứng. Điều này được gọi là bức xạ não dự phòng. Xạ trị não có thể gây ra các vấn đề về trí nhớ ngắn hạn, mệt mỏi, buồn nôn và các tác dụng phụ khác.

Xạ trị không mang theo rủi ro của các cuộc phẫu thuật lớn, nhưng nó có thể có tác dụng phụ khó chịu, bao gồm mệt mỏi và thiếu năng lượng. Số lượng bạch cầu giảm (khiến dễ bị nhiễm trùng hơn) và mức tiểu cầu trong máu thấp (làm cho quá trình đông máu trở nên khó khăn hơn dẫn đến chảy máu quá nhiều) cũng có thể xảy ra khi xạ trị. Nếu các cơ quan tiêu hoá nằm trong lĩnh vực tiếp xúc với bức xạ, bệnh nhân có thể bị buồn nôn, nôn hoặc tiêu chảy. Xạ trị có thể gây kích ứng da ở khu vực được điều trị, những kích ứng này thường cải thiện theo thời gian sau khi điều trị kết thúc.

Hoá trị:

Cả NSCLC và SCLC có thể được điều trị bằng hóa trị. Hóa trị đề cập đến việc sử dụng các loại thuốc ngăn chặn sự phát triển của các tế bào ung thư bằng cách tiêu diệt chúng hoặc ngăn chặn chúng phân chia.

● Hoá trị có thể được đưa ra một mình, như một biện pháp hỗ trợ cho trị liệu phẫu thuật, hoặc kết hợp với xạ trị. Trong khi một số loại thuốc hóa trị liệu đã được phát triển, nhóm thuốc dựa trên bạch kim có hiệu quả nhất trong điều trị ung thư phổi.

● Hóa trị là lựa chọn điều trị cho SCLC, vì những khối u này thường lan rộng trong cơ thể khi chúng được chẩn đoán. Chỉ một nửa số người mắc phải SCLC sống sót trong bốn tháng. Với hoá trị liệu, thời gian sống sót của họ được tăng lên gấp bốn đến năm lần.

● Hoá trị đơn thuần không đặc biệt hiệu quả trong điều trị NSCLC, nhưng khi NSCLC đã di căn, nó có thể kéo dài sự sống trong nhiều trường hợp.

● Hoá trị có thể được dùng dưới dạng thuốc viên, dưới dạng truyền tĩnh mạch hoặc kết hợp cả hai. Phương pháp điều trị hoá học thường được đưa ra trong môi trường ngoại trú. Một sự kết hợp của các loại thuốc được đưa ra trong một loạt các phương pháp điều trị, được gọi là chu kỳ, trong khoảng thời gian từ vài tuần đến vài tháng, với thời gian nghỉ giữa các chu kỳ.

Thật không may, các loại thuốc được sử dụng trong hóa trị liệu cũng giết chết các tế bào phân chia bình thường trong cơ thể, dẫn đến các tác dụng phụ khó chịu. Tổn thương tế bào máu có thể dẫn đến tăng tính nhạy cảm với nhiễm trùng và khó khăn trong việc đông máu (dễ chảy máu hoặc bầm tím). Các tác dụng phụ khác bao gồm mệt mỏi, giảm cân, rụng tóc, buồn nôn, nôn mửa, tiêu chảy và lở miệng. Các tác dụng phụ của hóa trị liệu khác nhau tùy theo liều lượng và sự kết hợp của các loại thuốc được sử dụng và cũng có thể khác nhau tùy theo từng cá nhân. Thuốc đã được phát triển có thể điều trị hoặc ngăn ngừa nhiều tác dụng phụ của hóa trị. Các tác dụng phụ thường biến mất trong giai đoạn phục hồi của điều trị hoặc sau khi hoàn thành.

Liệu pháp Nhắm Mục tiêu:

Liệu pháp nhắm mục tiêu phân tử liên quan đến việc sử dụng các loại thuốc đã được xác định là có tác dụng trong các tập hợp của bệnh nhân có khối u có những thay đổi di truyền cụ thể (đột biến trình điều khiển) thúc đẩy tăng trưởng khối u.

Liệu pháp Nhắm Mục tiêu EGFR:

Các thuốc erlotinib (Tarceva), afatinib (Gilotrif) và gefitinib (Iressa) là những ví dụ về cái gọi là thuốc nhắm mục tiêu, cụ thể hơn là nhắm vào các tế bào ung thư, dẫn đến ít gây tổn hại cho các tế bào bình thường hơn các tác nhân hoá trị liệu nói chung. Erlotinib, gefitinib và afatinib nhắm đến một loại protein gọi là thụ thể của yếu tố tăng trưởng biểu bì (EGFR) rất quan trọng trong việc thúc đẩy sự phân chia tế bào. Gen mã hoá protein này bị đột biến trong nhiều trường hợp ung thư phổi không phải tế bào nhỏ, tạo ra đột biến thúc đẩy sự phát triển của khối u. Đột biến trong gen EGFR là phổ biến hơn ở bệnh ung thư ở phụ nữ và ở những người chưa bao giờ hút thuốc. Các loại thuốc nhắm vào thụ thể EGFR đôi khi ngừng hoạt động sau một thời gian, được gọi là kháng thuốc. Kháng thuốc thường xảy ra do ung thư đã phát triển một đột biến mới trong cùng một gen và một ví dụ phổ biến về điều này là đột biến T790M. Một số loại thuốc nhắm mục tiêu EGFR mới hơn cùng hoạt động chống lại các tế bào có đột biến T790M, bao gồm osimertinib (Tagrisso).

Necitumumab (Portrazza) là một loại thuốc khác nhắm vào EGFR. Nó có thể được sử dụng cùng với hoá trị liệu là phương pháp điều trị đầu tiên ở những người có NSCLC tiến triển của loại tế bào vảy.

Các Liệu pháp Nhắm Mục tiêu khác:

Các loại thuốc nhắm mục tiêu khác có sẵn, nhắm mục tiêu đột biến trình điều khiển khác.

Ví dụ về các liệu pháp nhắm mục tiêu khác này bao gồm

các thuốc ức chế gen ALK như crizotinib (Xalkori), alectinib (Alecensa), brigatinib (Alunbrig) và ceritinib (Zykadia) được sử dụng ở những bệnh nhân có khối u mắc bệnh ung thư đột biến. Một số loại thuốc này cũng có thể hữu ích cho những người mắc bệnh ung thư có sự bất thường của gen được gọi là ROS 1.

Gen được gọi là BRAF cũng có thể bất thường trong bệnh ung thư phổi gây ra việc sản xuất protein BRAF thúc đẩy sự phát triển của bệnh ung thư. Dabrafenib (Tafinlar) là một loại thuốc được gọi là chất ức chế BRAF và tấn công trực tiếp protein BRAF. Trametinib (Mekinist) được biết đến như một chất ức chế MEK vì nó tấn công các protein MEK, có liên quan đến protein BRAF. Chúng có thể được sử dụng cho những bệnh nhân có khối u có gen BRAF bất thường.

Những nỗ lực khác trong liệu pháp nhắm mục tiêu bao gồm các loại thuốc được gọi là thuốc chống ung thư, ngăn chặn sự phát triển của các mạch máu mới trong bệnh ung thư. Không có các mạch máu đầy đủ để cung cấp máu mang oxy, các tế bào ung thư sẽ chết. Thuốc bevacizumab (Avastin) cũng được tìm thấy để kéo dài sự sống trong ung thư phổi tiến triển khi được thêm vào chế độ hoá trị liệu tiêu chuẩn. Bevacizumab được tiêm tĩnh mạch mỗi hai đến ba tuần. Tuy nhiên vì thuốc này có thể gây ra chảy máu, không thích hợp để sử dụng cho bệnh nhân ung thư phổi dạng ho ra máu, nếu ung thư phổi đã lan đến não, hoặc ở những người đang điều trị chống đông máu (thuốc làm loãng máu). Bevacizumab cũng không được sử dụng trong các trường hợp ung thư tế bào vảy vì nó dẫn đến chảy máu từ loại ung thư phổi này. Ramucirumab (Cyramza) là một chất ức chế sự hình thành mạch máu khác có thể được sử dụng để điều trị ung thư phổi không phải tế bào nhỏ tiến triển.

Liệu pháp Miễn dịch :

Liệu pháp miễn dịch có thể là một lựa chọn cho một số bệnh nhân bị ung thư phổi tiến triển. Thuốc trị liệu miễn dịch hoạt động bằng cách tăng cường hoạt động của hệ thống miễn dịch chống lại tế bào khối u. Các loại thuốc trị liệu miễn dịch nivolumab (Opdivo) và pembrolizumab (Keytruda) là các chất ức chế trạm kiểm soát nhắm vào các trạm kiểm soát hoặc các khu vực kiểm soát phản ứng miễn dịch và thúc đẩy phản ứng miễn dịch. Hai loại thuốc này nhắm đến protein PD-1, giúp tăng cường phản ứng miễn dịch chống lại bệnh ung thư. Atezolizumab (Tecentriq) và durvalumab (Imfinzi) là những ví dụ về thuốc nhắm vào PD-L1, là một loại protein liên quan đến PD-1 được tìm thấy trên một số tế bào khối u và tế bào miễn dịch.

Cắt bỏ với Tần số Vô tuyến (RFA):

Cắt bỏ với tần số vô tuyến đôi khi được sử dụng cho các khối u nhỏ nằm gần bên ngoài phổi để thay thế cho phẫu thuật, đặc biệt trong các trường hợp ung thư phổi giai đoạn đầu. Trong loại điều trị này, một cây kim được đưa qua da vào khối u, thường được hướng dẫn bằng cách quét CT. Năng lượng tần số vô tuyến (điện) sau đó được truyền đến đầu kim nơi nó tạo ra nhiệt trong các mô tiêu diệt mô ung thư và động các mạch máu nhỏ cung cấp ung thư. Các nghiên cứu đã chỉ ra rằng phương pháp điều trị này có thể kéo dài sự sống tương tự như phẫu thuật khi được sử dụng để điều trị ung thư phổi giai đoạn đầu nhưng không có rủi ro của phẫu thuật lớn và thời gian phục hồi ngắn hơn.

Các Liệu pháp Thử nghiệm:

Vì hiện tại không có liệu pháp nào có hiệu quả tuyệt đối trong điều trị ung thư phổi, bệnh nhân có thể được cung cấp một số liệu pháp mới còn đang trong giai đoạn thử nghiệm, có nghĩa là các bác sĩ chưa có đủ thông tin để quyết định liệu các liệu pháp này có nên trở thành hình thức điều trị ung thư phổi. Các loại thuốc mới hoặc phối hợp thuốc mới được thử nghiệm trong các thử nghiệm lâm sàng được gọi là nghiên cứu đánh giá hiệu quả của cả loại thuốc mới so với các phương pháp điều trị đã được sử dụng rộng rãi. Các loại thuốc miễn dịch mới hơn đang được nghiên cứu liên quan đến việc sử dụng các liệu pháp liên quan đến vacxin cố gắng sử dụng hệ thống miễn dịch của cơ thể để trực tiếp chống lại các tế bào ung thư. Điều trị ung thư phổi vacxin đang được nghiên cứu trong các thử nghiệm lâm sàng.

Tiên lượng:

Tiên lượng của ung thư phổi đề cập đến cơ hội chữa khỏi hoặc kéo dài sự sống phụ thuộc vào vị trí của ung thư, kích thước của ung thư, sự hiện diện của các triệu chứng, loại ung thư phổi và tình trạng sức khoẻ tổng thể của bệnh nhân.

SCLC có sự phát triển mạnh mẽ nhất trong tất cả các bệnh ung thư phổi, với thời gian sống trung bình từ hai đến bốn tháng sau khi chẩn đoán khi không được điều trị (nghĩa là từ hai đến bốn tháng, một nửa số bệnh nhân sẻ chết). Tuy nhiên, SCLC cũng là loại ung thư phổi đáp ứng tốt nhất với xạ trị và hoá trị. Do SCLC lây lan nhanh chóng và thường được phổ biến tại thời điểm chẩn đoán, các phương pháp như phẫu thuật cắt bỏ hoặc xạ trị tại chỗ ít hiệu quả hơn trong điều trị loại ung thư phổi này khi hoá trị được sử dụng một mình hoặc kết hợp với các phương pháp khác, thời gian sống sót có thể kéo dài gấp bốn đến năm lần; tuy nhiên, trong tất cả các bệnh nhân mắc SCLC, chỉ 5 - 10% vẫn còn sống sót sau năm năm chẩn đoán. Hầu hết những người sống sót có SCLC giai đoạn giới hạn trước khi điều trị.

Trong ung thư phổi không phải tế bào nhỏ (NSCLC), yếu tố tiên lượng quan trọng nhất là giai đoạn hay mức độ lan rộng của khối u tại thời điểm chẩn đoán. Kết quả điều trị nói chung là kém; tuy nhiên, trong giai đoạn ung thư có thể được loại bỏ hoàn toàn bằng phẫu thuật, tỷ lệ sống sót sau năm năm đạt 75% . Xạ trị có thể tạo ra một phương pháp chữa trị ở một số ít bệnh nhân mắc NSCLC và dẫn đến giảm triệu chứng ở hầu hết bệnh nhân. Trong bệnh ở giai đoạn tiến triển, hóa trị cung cấp những cải thiện khiêm tốn về khả năng sống sót mặc dù tỷ lệ sống sót chung là kém.

Tiên lượng chung cho bệnh nhân ung thư phổi là kém khi so sánh với một số ung thư khác. Tỷ lệ sống sót đối với ung thư phổi thường thấp hơn so với hầu hết các bệnh ung thư, với tỷ lệ sống sót sau năm năm đối với ung thư phổi là 17% so với 65% đối với ung thư đại tràng, 91% đối với ung thư vú, 81% đối với ung thư bàng quang và trên 99% cho ung thư tuyến tiền liệt.

Ngừng hút thuốc và loại bỏ tiếp xúc với khói thuốc lá là biện pháp quan trọng nhất có thể ngăn ngừa ung thư phổi. Nhiều sản phẩm, chẳng hạn như kẹo cao su nicotine, thuốc xịt nicotine có thể hữu ích cho những người đang cố gắng bỏ hút thuốc. Giảm thiểu tiếp xúc với khói thuốc lá cũng là một biện pháp phòng ngừa hiệu quả. Sử dụng bộ kiểm tra radon tại nhà có thể xác định và cho phép điều chỉnh mức radon tăng trong nhà. Các phương pháp cho phép phát hiện sớm ung thư, chẳng hạn như chụp CT liều thấp, cũng có thể có giá trị trong việc xác định ung thư vì có thể chữa khỏi bằng phẫu thuật cắt bỏ và ngăn ngừa tình trạng ung thư di căn lan rộng, không thể chữa khỏi.

CHƯƠNG 21
BỆNH PHỔI TẮC NGHẼN MÃN TÍNH

Bệnh phổi tắc nghẽn mãn tính (hay còn gọi là COPD) là một bệnh phổi do các cản trở trong đường thở của phổi dẫn đến vấn đề về hô hấp. Mặc dù COPD là một bệnh tiến triển, chẩn đoán và điều trị sớm có thể làm chậm tiến triển của nó. COPD có thể kết hợp viêm phế quản mãn tính hoặc khí phế thũng, một số bệnh nhân phát triển cả hai vấn đề. Một số bác sĩ lâm sàng coi viêm phế quản mãn tính và khí phế thũng là biểu hiện đơn giản của COPD.

Triệu chứng của COPD:

● Khó thở, là triệu chứng chính của COPD. Nó xảy ra với các hoạt động hằng ngày và được gây ra bởi đường thở bị tắc và phế nang (nơi oxy được hấp thụ và carbon dioxide được giải phóng) bị hư hỏng hoặc bị phá hủy. Các triệu chứng COPD khác có thể bao gồm thở khò khè, tức ngực và ho mãn tính. Người bị ảnh hưởng có thể mệt mỏi dễ dàng, dễ bị cảm lạnh và nhiễm cúm thường xuyên và sản xuất quá nhiều chất nhầy hoặc đờm. Các triệu chứng của COPD từ từ xấu đi và những người có triệu chứng COPD tiến triển có thể có thêm các biểu hiện khác.

● Bị béo phì vì thiếu tập thể dục.

● Mất cơ bắp và giảm sức chịu đựng.

● Đau đầu buổi sáng.

● Có màu hơi xanh hoặc hơi xám đen dưới móng tay đo nồng độ oxy trong máu giảm.

● Một số bệnh nhân mắc COPD và khí phế thũng có thể giảm cân.

Nguyên nhân COPD:

Hút thuốc và hút thuốc thụ động đóng một vai trò quan trọng trong việc gây ra COPD. Các nguyên nhân khác có liên quan đến các chất gây kích ứng môi trường (ô nhiễm) và một ít trường hợp di truyền qua các thành viên gia đình (ví dụ, những người bị thiếu hụt Alpha- 1 -antitrypsin (AAT) có khả năng phát triển các triệu chứng COPD.

Điều gì làm COPD tồi tệ hơn?:

Một nửa trong số các đợt cấp của COPD được kích hoạt do nhiễm vi khuẩn hoặc virus, trong khi phân nửa còn lại của các yếu tố gây ra là do các yếu tố môi trường. Giảm thiểu các đợt trầm trọng và tránh các tác nhân gây ra COPD có thể làm chậm tiến trình của COPD.

Sau đây là các kích hoạt COPD trong nhà và ngoài trời phổ biến:

● Khói thuốc lá

● Bụi bặm

● Thú cưng

● Phấn hoa

● Nước hoa, nến thơm và các chất làm thơm phòng

● Khói hóa chất, sản phẩm tẩy rửa, sơn và dung môi

● Các ô nhiễm ngoài trời như khí thải xe cộ, khói ga. Các chất ô nhiễm trong nhà như khói và mùi từ nấu ăn, lò sưởi, bộ lọc không khí bẩn

● Nhiệt độ cực cao, nóng hoặc lạnh

COPD/Viêm phế quản mãn tính:

Nhiều bệnh nhân bị COPD cũng bị viêm phế quản mãn tính. Viêm phế quản mãn tính là ho xảy ra hằng ngày và gây viêm đường hô hấp, sản xuất quá nhiều chất nhầy và nhiễm virus hoặc vi khuẩn thường xuyên. Vì hút thuốc lá thường là nguyên nhân gây viêm phế quản mãn tính, ho khói có thể là một dấu hiệu của COPD và viêm phế quản mãn tính. Điều trị viêm phế quản mãn tính có thể bao gồm thuốc giãn phế quản, steroid và liệu pháp oxy. Bỏ hút thuốc và tránh các chất kích thích phế quản từ không khí cũng được đề xuất.

COPD/Khí phế thũng:

Khí phế thũng là bệnh của phổi. Trong khí phế thũng, những phế nang (túi khí nhỏ trong phổi tạo điều kiện trao đổi carbon dioxide và oxy) bị hư hỏng và chết. Carbon dioxide và oxy không được trao đổi, và cuối cùng, phế nang chết để lại các lỗ trên phổi dẫn đến mất mô phổi và tăng các triệu chứng của COPD. Các triệu chứng của khí phế thũng thường bao gồm khó thở và đôi khi ho và khò khè. Điều trị khí phế thũng có thể bao gồm thuốc giãn phế quản, steroid, kháng sinh và oxy. Bỏ thuốc lá cũng được khuyến khích mạnh mẽ.

Chẩn đoán COPD:

Khám thực thể.

● Một phần quan trọng trong chẩn đoán COPD là khám thực thể, hỏi tiền sử thở của bệnh nhân, tiền sử hút thuốc và tiền sử gia đình mắc COPD. Thử nghiệm đơn giản không xâm lấn đầu tiên được thực hiện thường là với một máy đo oxy. Đo phần trăm lượng oxy bão hòa trong máu. Đây là một cách để kiểm tra lượng oxy được gửi đến các bộ phận của cơ thể xa nhất từ trái tim của bạn, chẳng hạn như cánh tay và chân. Máy đo oxy được đặt trên một bộ phận cơ thể (ngón tay, dái tai), và sử dụng ánh sáng để đo nồng độ oxy.

Kiểm tra hơi thở:

● Đo phế dung là một xét nghiệm đo lường không khí có thể di chuyển vào và ra khỏi phổi trong một khoảng thời gian ngắn và được sử dụng để kiểm tra COPD. Đo phế dung bao gồm thở vào một ống lớn kết nối với máy, được gọi là phế dung kế. Xét nghiệm có thể xác định COPD sớm và thậm chí giúp xác định giai đoạn COPD ở bệnh nhân. Xét nghiệm cũng cho thấy hiệu quả của một số loại thuốc ảnh hưởng đến các triệu chứng COPD của một người.

X-quang ngực:

• X-quang ngực có thể cho thấy phổi nở rộng, có thể xảy ra ở một số bệnh nhân mắc COPD (do phổi phình to). Tuy nhiên, X-quang hữu ích hơn để giúp loại trừ các vấn đề khác có thể gây ra các triệu chứng tương tự như COPD, chẳng hạn như viêm phổi.

Điều trị COPD:

Thuốc giãn phế quản

• Thuốc giãn phế quản là loại thuốc thông thường được sử dụng để điều trị COPD bằng cách thư giãn các cơ phế quản. Bằng cách thư giãn các cơ này, đường thở trở nên lớn hơn và cho phép không khí đi qua phổi dễ dàng hơn. Một số thuốc có tác dụng ngắn (4 đến 6 giờ) và được sử dụng khi các triệu chứng tăng mạnh, trong khi thuốc giãn phế quản có tác dụng dài hơn được sử dụng hằng ngày để điều trị các triệu chứng COPD mãn tính hơn. Những người bị COPD có thể sử dụng cả hai loại, tuỳ thuộc vào triệu chứng của họ.

Thuốc hít mỗi ngày một lần:

• Có ít nhất 10 loại ống hít khác nhau có sẵn, chúng có thể chứa một hoặc nhiều loại thuốc có thể làm giảm các triệu chứng COPD (thuốc giãn phế quản, corticosteroid hoặc kết hợp cả hai loại thuốc). Ví dụ, Spiriva chứa tiotropium trong khi Stiolto respimat chứa tiotropium bromide và olodaterol và là thuốc hít mỗi ngày một lần dành cho bệnh nhân COPD.

• Phương pháp điều trị này giúp thư giãn các cơ trong đường thở để cải thiện hơi thở, nhưng nó không nên được sử dụng để điều trị hen suyễn. Stiolto respimat được chứng minh là có hiệu quả hơn khi chỉ dùng Spiriva hoặc olodals.

• Trước khi sử dụng ống hít mỗi ngày một lần, hãy kiểm tra với bác sĩ để giúp bạn chọn ống hít là lựa chọn tốt nhất cho tình trạng của bạn.

Corticosteroid:

• Corticosteroid làm giảm viêm trong các mô đường thở và do đó cho phép đường thở mở ra. Thuốc này thường được dùng bằng ống hít, nhưng cũng có thể được dùng bằng đường uống và hoặc tiêm. Corticosteroid đường uống được sử dụng để điều trị COPD khi các triệu chứng trở nên tồi tệ nhanh chóng. Corticosteroid dạng hít được sử dụng điều trị các triệu chứng ổn định của COPD hoặc COPD đang dần trở nên tồi tệ hơn. Cả corticosteroid và thuốc giãn phế quản thường được kê đơn cho bệnh nhân mắc COPD.

Phục hồi Chức năng Phổi:

Có thể làm chậm đáng kể tiến trình COPD và cải thiện hô hấp với các lớp phục hồi chức năng phổi. Một phần của phục hồi chức năng này bao gồm quản lý căng thẳng và kỹ thuật kiểm soát hơi thở. Các lớp phục hồi chức năng phổi được giảng dạy bởi các chuyên gia, những người giúp cải thiện tình trạng thể chất của một người cũng như cách quản lý COPD sau khi hoàn thành khóa học. Phục hồi chức năng phổi sẽ giáo dục các bệnh nhân về các kỹ thuật hô hấp, thuốc men, dinh dưỡng, thư giãn, oxy, đi lại và làm thế nào để giữ gìn sức khoẻ và tránh các đợt cấp của COPD.

Các Bài tập Thở cho COPD:

Bị COPD làm cho khó thở hơn, điều này có thể dẫn đến việc tránh các hoạt động khiến bạn khó thở. Khó thở có thể khiến bạn lo lắng và bạn có thể nín thở. Phối hợp hơi thở giúp ngăn chặn điều này xảy ra. Trước khi bạn có thể bắt đầu một bài tập, hãy hít vào bằng mũi và thở ra qua đôi môi mím lại. Phối hợp có thể được thực hành trong khi tập thể dục hoặc khi cảm thấy lo lắng.

Thở ra bằng môi:

Bài tập này liên quan đến việc hít vào bằng mũi (trong khoảng hai giây), sau đó mím môi (như đang huýt sáo hoặc hôn lâu) thở ra lâu hơn hai đến ba lần so với khi hít vào. Lặp lại khi cần thiết. Bài tập này giúp người thở ra dễ dàng hơn, và họ cũng có thể kéo dài thời gian thở ra, giúp cải thiện trao đổi khí oxy và carbon dioxide.

Thở ra bằng môi mang lại những lợi ích sau:

● Thở chậm.

● Giữ cho đường thở mở lâu hơn để phổi của bạn ít bị mắc kẹt hơn.

● Giảm công việc thở.

● Tăng thời lượng bạn có thể thực hiện một hoạt động.

● Cải thiện trao đổi oxy và carbon dioxide.

Thở cơ hoành:

Cơ hoành được cho là thực hiện hầu hết các công việc khi thở, nhưng COPD ngăn cơ hoành hoạt động bình thường. Thay vào đó, cổ, vai và lưng được sử dụng trong khi thở. Thở cơ hoành có vẻ khó khăn hơn so với thở bằng môi và bạn nên tìm kiếm một chuyên gia chăm sóc sức khỏe để được hướng dẫn.

Bắt đầu bằng cách ngồi hoặc nằm xuống. Thả lỏng ra và đặt một tay lên ngực và tay kia lên bụng. Hít qua mũi trong hai giây. Trong quá trình hít vào, bụng của bạn nên di chuyển ra ngoài và nhiều hơn ngực. Thở ra từ từ qua đôi môi mím lại và ấn nhẹ vào bụng bạn. Điều này giúp đẩy không khí ra bằng cách đẩy vào cơ hoành. Lặp lại khi cần thiết.

Thở cơ hoành cung cấp các lợi ích sau:

● Tăng tổng lượng khí trao đổi

● Tập cơ hoành

● Thở dễ dàng hơn

Thở sâu:

Khó thở có thể do không khí bị mắc kẹt trong phổi và thở sâu có thể ngăn chặn điều này xảy ra. Bài tập này cũng sẽ cho phép bạn hít thở không khí trong lành hơn. Bắt đầu bằng cách ngồi hoặc đứng với khuỷu tay hơi ngửa ra sau, cho phép ngực của bạn mở rộng hơn. Hít sâu và nín thở trong năm giây. Thở ra từ từ cho đến khi tất cả không khí đã được đẩy ra hết. Lặp lại khi cần thiết

Ho:

Ho khan giúp bạn ho ra chất nhầy tích tụ trong phổi. COPD có thể gây mệt mỏi khi ho, nhưng ho khan giúp cho dễ dàng hơn khi ho ra chất nhầy. Bắt đầu bằng cách ngồi trong tư thế thoải mái và hít vào hơi sâu hơn bình thường. Thở ra trong khi tạo ra âm thanh ha ha, ha, ha, như thế bạn đang cố gắng làm nóng gương. Điều này cho phép bạn bớt mệt mỏi khi ho ra chất nhầy. Lặp lại khi cần thiết.

Liệu pháp oxy:

COPD làm giảm oxy trong máu. Khi COPD tiến triển, nhiều người có nồng độ oxy thấp đến mức họ bị hụt hơi khi thực hiện các công việc đơn giản hằng ngày như đi bộ vài bước hoặc chỉ đứng trong vài phút. Những người bị COPD thường nhận được một sơ cứu với oxy bổ sung được quản lý thông qua đường mũi. Sử dụng oxy tại nhà hơn 15 giờ một ngày có thể tăng chất lượng cuộc sống và giúp bệnh nhân COPD sống lâu hơn. Phải cẩn thận khi ở gần người sử dụng oxy bổ sung vì nó dễ cháy. Không được hút thuốc, thấp nến, hoặc ngọn lửa mở khác hoặc các vật phẩm phát sáng (như pháo hoa hoặc ngọn lửa nấu gas) không được ở gần người sử dụng oxy bổ sung.

Kháng sinh:

Thật không may, đường dẫn khí bị ngăn chặn một phần hoặc hoàn toàn với đầy chất nhầy là nơi tốt để mầm bệnh (như virus hoặc vi khuẩn) chiếm giữ và nhân lên. Những người bị

COPD có nguy cơ nhiễm trùng cao hơn vì họ bị tắc nghẽn đường thở một phần hoặc hoàn toàn. Nếu sốt kèm theo khó thở người bị COPD nên đi khám bác sĩ để tránh nhiễm trùng nghiêm trọng. Kháng sinh có thể được kê toa khi nhiễm trùng do vi khuẩn.

Phẫu thuật:

Phẫu thuật thường không được dùng để điều trị cho những người bị COPD, nhưng một số người có thể được hưởng lợi từ các thủ thuật nhất định. Đôi khi, phẫu thuật được dùng cho bệnh nhân mắc COPD liên quan đến khí phế thũng. Khi các túi khí bị phá huỷ, các túi không khí lớn hơn (bullae) sẽ hình thành. Một phẫu thuật sẽ loại bỏ các bullae này.

Phẫu thuật giảm thể tích phổi (Lung Volume Reduction Surgery)

Phẫu thuật giảm thể tích phổi diễn ra ở những bệnh nhân bị COPD liên quan đến khí phế thũng. Thủ thuật này làm giảm thể kích thước phổi bằng cách loại bỏ các mô bị hỏng. Phổi còn lại và các cơ xung quanh có thể hoạt động hiệu quả hơn và cho phép đường thở chức năng thực hiện trao đổi khí tốt hơn.

Ghép phổi:

Việc ghép phổi thường được thực hiện ở những bệnh nhân mắc COPD rất nặng. Trong quá trình ghép phối, phổi bị tổn thương được loại bỏ và thay thế bằng một lá phổi khỏe mạnh. Phẫu thuật cải thiện các triệu chứng COPD và chất lượng cuộc sống cho một số bệnh nhân được chọn (tỷ lệ sống trung bình là khoảng năm năm sau khi cấy ghép). Tuy nhiên, ghép phổi có thể gây nhiễm trùng và có thể tử vong nếu cơ thể từ chối phổi mới.

Tập thể dục:

Tất cả những người bị COPD thường được khuyến khích nên tập thể dục, ngay cả những người dùng oxy bổ sung. Đi bộ được hầu hết các bác sĩ lâm sàng coi là hình thức tập thể dục tốt nhất để bắt đầu và phát triển sức bền. Bệnh nhân có thể bắt đầu từ từ và tăng dần sức chịu đựng của họ.

Các loại bài tập thể dục cho bệnh nhân COPD:

● Bài tập co giãn người: bắt đầu bằng cách duỗi tay và chân trước và sau khi tập luyện để chuẩn bị cho cơ bắp hoạt động và ngăn ngừa chấn thương và căng cơ.

● Bài tập tim mạch hoặc aerobic: đi bộ, chạy bộ, nhảy dây, đi xe đạp, trượt tuyết, trượt băng, chèo thuyền và thể dục nhịp điệu.

● Bài tập tăng cường cơ: co thắt cơ lặp đi lặp lại cho đến khi cơ bắp mệt mỏi.

Lợi ích của việc tập thể dục đối với COPD:

● Cải thiện lưu thông máu và giúp cơ thể sử dụng oxy tốt hơn.

● Cải thiện triệu chứng COPD.

● Xây dựng mức năng lượng để bạn có thể thực hiện nhiều hoạt động hơn mà không bị mệt mỏi hay khó thở.

● Tăng cường hệ tim mạch.

● Tăng sức bền.

● Cải thiện cơ bắp và sức mạnh, cải thiện sự cân bằng và linh hoạt chung.

● Hạ huyết áp.

● Giúp giảm mỡ cơ thể.

● Giúp giảm căng thẳng, lo lắng và trầm cảm.

● Tăng cường hình ảnh và lòng tự trọng.

● Cải thiện giấc ngủ.

● Làm cho bạn cảm thấy thư giãn và nghỉ ngơi nhiều hơn.

Kiểm tra với bác sĩ về việc tập thể dục trước khi bạn bắt đầu bất kỳ chương trình tập thể dục nào.

Tiên lượng:

Tiên lượng cho những người bị COPD nhẹ là rất tốt, nhưng tiên lượng có thể xấu đi khi mức độ nghiêm trọng của giai đoạn tăng lên. Tuổi thọ trung bình của một bệnh nhân COPD trải qua ghép phổi là khoảng năm năm. Bệnh nhân được chẩn đoán mắc COPD có triển vọng tốt hơn nhiều nếu họ bỏ hút thuốc. Tiên lượng COPD phụ thuộc vào giai đoạn bệnh và sức khỏe của bệnh nhân.

Chỉ số BODE:

Chỉ số BODE là một cách để đo lường tiên lượng bệnh COPD của bệnh nhân. Nó được tính dựa trên chỉ số khối cơ thể của bệnh nhân (BMI), tắc nghẽn đường thở (được đo bằng FEV1), khó thở (được đo bằng thang độ khó thở MMRC) và khả năng chịu đựng của bài tập (được đo bằng cách đi bộ sau phút). Chỉ số BODE có thể lượng định số tuổi thọ của bệnh nhân COPD.

Các giai đoạn COPD:

Có bốn giai đoạn của COPD và mỗi giai đoạn có các triệu chứng khác nhau. Bệnh nhân thường sẽ tham gia xét nghiệm chức năng phổi (PFTS) khi được chẩn đoán mắc bệnh COPD.

Triệu chứng giai đoạn I (COPD nhẹ)

- Khó thở khi vội vã hoặc đi trên một chút nghiêng.
- Không ho hay chất nhầy (đờm).
- Kết quả PFT thường từ 80% trở lên.

Triệu chứng giai đoạn II (COPD vừa phải)

- Đi chậm hơn.
- Khó thở khi đi bộ.
- Có thể ho hoặc chất nhầy.
- Kết quả PFT là 50 - 80%.

Triệu chứng giai đoạn III (COPD nặng)

- Dừng lại để lấy lại hơi thở sau vài phút đi bộ.

- Có thể ho và hoặc chất nhầy.

- Mệt mỏi tăng lên.

- Kết quả PFT là 30 - 50%.

Triệu chứng giai đoạn IV (COPD rất nặng)

- Quá khó thở để rời khỏi nhà.

- Khó thở trong công việc hằng ngày.

- Giảm chất lượng cuộc sống.

- Kết quả PFT dưới 30%.

Chế độ ăn uống:

Một chế độ ăn uống lành mạnh có thể giúp giảm bớt các triệu chứng của COPD. Béo phì có thể làm cho việc thở và công việc hằng ngày trở nên khó khăn hơn, trong khi quá gầy có thể gây ra yếu. Bác sĩ hoặc chuyên gia dinh dưỡng có thể cung cấp cho bạn một số hướng dẫn về chế độ ăn uống lành mạnh cho bạn. Sau đây là một số gợi ý chế độ ăn uống chung:

- Tránh ăn quá nhiều.

- Theo dõi lượng calo.

- Hạn chế ăn muối.

- Uống nước, không uống nước có ga.

- Ăn thực phẩm nhiều chất xơ (cam, trái cây tươi).

- Tránh thực phẩm sinh ga (thực phẩm chiên, dầu).

- Ăn nhiều bữa nhỏ (3) với các bữa ăn nhẹ lành mạnh (2 - 3) mỗi ngày.

Như đã đề cập trước đây, hút thuốc, nguyên nhân hàng đầu của ung thư phổi, cũng là một nguyên nhân chính của

COPD. Do đó, không có gì đáng ngạc nhiên khi nhiều người mắc COPD cũng bị ung thư phổi.

Điều tốt nhất bạn có thể làm để ngăn ngừa COPD và ung thư phổi là gì?

● Ngừng hút thuốc ngay bây giờ.

● Những người được chẩn đoán mắc COPD và tiếp tục hút thuốc lá sẽ tiến triển nhanh hơn với COPD. Những người bỏ hút thuốc sẽ có tiến triển COPD chậm hơn. Hút thuốc làm cho các mô đường thở bị hư hỏng hoặc bị phá huỷ. Ngoài ra, nhiều chất độc trong khói thuốc lá có thể làm tăng huyết áp, nhịp tim và tăng nguy cơ ung thư phổi.

Sống với COPD có thể rất khó khăn, nhưng có những cách có thể giúp bạn giảm bớt các triệu chứng và làm chậm tiến triển của COPD. Mặc dù một số đã được mô tả trong các trang trình bày trước, đây là danh sách các cách để cải thiện cuộc sống hằng ngày của bạn:

● Bỏ thuốc lá

● Ăn một chế độ ăn uống lành mạnh

● Luôn năng động (tập thể dục để cải thiện sức chịu đựng của bạn)

● Sử dụng thuốc theo chỉ dẫn

● Tiêm vắc xin cúm hằng năm và chủng ngừa viêm phổi do phế cầu khuẩn

● Sử dụng các kỹ thuật rửa tay vệ sinh và tránh tiếp xúc những người bị nhiễm trùng đường hô hấp hoặc những người có triệu chứng (ho, hắt hơi, chảy nước mũi)

Liên lạc với bác sĩ của bạn ngay lập tức nếu bạn phát triển các triệu chứng COPD ngày càng tăng và bị sốt.

CHƯƠNG 22
UNG THƯ ĐẠI TRỰC TRÀNG

Đại tràng và trực tràng là những phần cuối cùng của ống tiêu hoá (kéo dài từ miệng đến hậu môn). Thức ăn vào miệng nơi nó được nhai và sau đó nuốt. Sau đó nó đi qua thực quản và vào dạ dày. Trong dạ dày, thức ăn được nghiền thành các hạt nhỏ hơn và sau đó đi vào ruột non một cách được kiểm soát cẩn thận. Trong ruột non, sự tiêu hoá cuối cùng của thức ăn và sự hấp thụ các chất dinh dưỡng có trong thức ăn xảy ra. Thức ăn không được tiêu hoá và hấp thụ vào ruột già (đại tràng) và cuối cùng là trực tràng. Ruột già của con người dài khoảng 6 feet, hoạt động chủ yếu như một cơ sở lưu trữ chất thải. Ngoài ra một số thực phẩm chưa tiêu hoá như chất xơ, được tiêu hóa bởi vi khuẩn đại tràng và một số sản phẩm của quá trình tiêu hóa này được hấp thu vào cơ thể (người ta ước tính rằng 10% năng lượng cho cơ thể có nguồn gốc từ các sản phẩm do vi khuẩn trong đại tràng). Thức ăn chưa tiêu hoá còn lại, tế bào chết từ niêm mạc ruột và một lượng lớn vi khuẩn được lưu trữ trong đại tràng và sau đó định kỳ chuyển vào trực tràng. Chúng đến trực tràng và thúc đẩy làm trống các nội dung trong đại tràng như phân.

Các ống tiêu hoá, cũng như đại tràng, bao gồm bốn lớp. Đầu tiên là một lớp tế bào bên trong cùng nằm dọc theo khoan mà qua đó thức ăn không tiêu hoá và tiêu hoá di chuyển, được gọi là niêm mạc. Niêm mạc được gắn vào một lớp thứ hai mỏng, lớp dưới niêm mạc, và rồi được gắn vào một lớp cơ. Toàn bộ ống tiêu hóa được bao quanh bởi các mô sợi. Ung thư phổ biến nhất của ruột già phát sinh từ lớp niêm mạc (ung thư biểu mô tuyến), lớp tế bào bên trong cùng. Những tế bào này tiếp xúc với độc tố từ thực phẩm và vi khuẩn cũng như các hao mòn cơ học, và chúng tương đối chuyển hóa nhanh chóng (chết đi và được thay thế). Những sai lầm (thường là một loạt các lỗi liên quan đến gen trong các tế bào thay thế) dẫn đến phát triển các tế bào bất thường và sự tăng sinh không kiểm soát được của các tế bào bất thường làm phát sinh ung thư.

Hầu hết đại tràng nằm bên trong khoảng trống bụng gọi là khoang phúc mạc. Các phần của đại tràng có thể di chuyển khá tự do trong khoang bụng. Khi đại tràng hướng về trực tràng nó trở nên cố định với các mô phía sau khoang bụng, một khu vực sau phúc mạc. Phần cuối của đại tràng sau phúc mạc, là trực tràng được cố định tại chỗ bởi các mô bao quanh nó. Do vị trí của nó, điều trị ung thư trực tràng thường khác với điều trị ung thư của phần còn lại của đại tràng.

Ung thư đại tràng và trực tràng (hay ung thư đại trực tràng) bắt đầu khi có sai lầm trong quá trình thay thế bình thường của các tế bào lót đại tràng diễn ra. Những sai lầm trong phân chia tế bào xảy ra thường xuyên. Vì những lý do chưa được hiểu rõ, đôi khi thoát khỏi hệ thống chỉnh sửa của chúng. Khi điều này xảy ra, các tế bào này bắt đầu phân chia độc lập với các kiểm tra bình thường và cân bằng kiểm soát sự tăng trưởng. Khi các tế bào bất thường này phát triển và phân chia, chúng có thể dẫn đến sự tăng trưởng các polyp trong đại tràng. Polyp khác nhau về loại, như là tiền ung thư, các khối u phát triển chậm trong nhiều năm và không lan rộng. Khi polyp phát triển, các đột biến gen bổ sung làm mất ổn định các tế bào. Khi các khối u tiền ung thư này thay đổi hướng (phát triển vào thành ống chứ không phải vào khoảng trống) và xâm lấn các lớp khác của ruột già (như lớp dưới niêm mạc hoặc lớp cơ), polyp tiền ung thư đã trở thành ung thư. Trong hầu hết các trường hợp, quá trình này diễn ra chậm, mất ít nhất tám đến mười năm để phát triển từ những tế bào bất thường sớm này thành ung thư. Ung thư đại trực tràng điển hình là một loại ung thư biểu mô tuyến.

Một khi ung thư đại trực tràng hình thành, nó bắt đầu phát triển theo hai cách. Đầu tiên, ung thư có thể phát triển cục bộ và lan rộng quá thành ruột và xâm lấn các cấu trúc lân cận, khiến khối u (được gọi là khối u nguyên phát) trở nên khó loại bỏ hơn. Mở rộng cục bộ có thể gây ra các triệu chứng bổ sung như đau, thủng đại tràng hoặc tắc nghẽn đại tràng hoặc các cấu trúc gần đó. Thứ hai, khi ung thư phát triển, nó bắt đầu quá trình di căn, do hàng ngàn tế bào mỗi ngày đi vào hệ thống máu và bạch huyết có thể khiến ung thư hình thành ở những vị trí xa. Ung thư đại trực tràng phổ biến nhất trước tiên đến các hạch bạch huyết địa phương trước khi di hành đến các cơ quan xa. Một khi các hạch bạch huyết cục bộ có liên quan đến gan, khoang bụng và phổi là những điểm đến phổ biến nhất tiếp theo của sự di căn.

Ung thư đại trực tràng là nguyên nhân gây ung thư phổ biến thứ ba ở Hoa Kỳ ở cả nam và nữ. Nó ảnh hưởng đến hơn 135.000 người mỗi năm, chiếm 8% tổng số ca ung thư, khoảng 4.3% số người sẽ được chẩn đoán mắc bệnh ung thư đại tràng hoặc trực tràng tại một số thời điểm trong cuộc sống của họ.

Các Yếu tố Nguy cơ:

Một số người có nhiều khả năng phát triển ung thư đại trực tràng hơn những người khác. Các yếu tố làm tăng nguy cơ ung thư đại trực tràng của một người bao gồm tuổi ngày càng tăng, chủng tộc người Mỹ gốc Phi, lượng chất béo cao, tiền sử gia đình mắc bệnh ung thư đại trực tràng và polyp, sự hiện diện của polyp ở ruột già và bệnh viêm ruột (chủ yếu là viêm loét đại tràng mãn tính).

Tuổi tác:

• Tăng tuổi là yếu tố nguy cơ chính của ung thư đại trực tràng, khoảng 90% ung thư đại trực tràng được chẩn đoán sau 50 tuổi

Chủng tộc:

• Người Mỹ gốc Phi có tỷ lệ mắc ung thư đại trực tràng cao hơn những người thuộc chủng tộc khác.

Chế độ ăn uống:

● Chế độ ăn nhiều chất béo, đã được thể hiện trong nhiều nghiên cứu, dễ khiến người ta bị ung thư đại trực tràng. Ở những nước có tỷ lệ ung thư đại trực tràng cao, lượng chất béo tiêu thụ trong dân chúng cao nhiều so với những nước có tỷ lệ ung thư thấp. Người ta tin rằng sự tiêu hoá chất béo xảy ra trong ruột non và đại tràng dẫn đến sự hình thành các hoá chất gây ung thư. Tương tự như vậy, các nghiên cứu cũng chỉ ra rằng chế độ ăn nhiều rau và thực phẩm giàu chất xơ như bánh mì ngũ cốc nguyên hạt và ngũ cốc chứa ít chất béo có thể chống lại tác dụng của chất gây ung thư.

Polyp đại tràng:

● Nghiên cứu đã chỉ ra rằng hầu hết các bệnh ung thư đại trực tràng phát triển từ polyp đại trực tràng. Do đó, loại bỏ polyp đại trực tràng lành tính (nhưng tiền ung thư) có thể ngăn ngừa ung thư đại trực tràng. Polyp đại trực tràng tiền ung thư thường được gọi là polyp adenomatous. Chúng phát triển khi tổn thương nhiễm sắc thể xảy ra trong các tế bào của lớp lót bên trong của đại tràng. Tổn thương tạo ra các tế bào bất thường, nhưng các tế bào chưa phát triển khả năng lây lan (dấu hiệu đặc trưng của bệnh ung thư). Thay vào đó, các mô phát triển vẫn nằm cục bộ trong polyp. Khi tổn thương nhiễm sắc thể tăng hơn nữa trong polyp, sự phát triển của tế bào trở nên mất kiểm soát và các tế bào bắt đầu lan rộng, nghĩa là chúng trở thành ung thư. Do đó, polyp đại tràng ban đầu lành tính có thêm tổn thương nhiễm sắc thể dễ trở thành ung thư.

Viêm loét đại tràng:

● Viêm loét đại tràng mãn tính gây viêm niêm mạc của đại tràng. Ung thư ruột là một biến chứng được công nhận của viêm loét đại tràng mãn tính. Nguy cơ mắc bệnh ung thư bắt đầu tăng sau 8 đến 10 năm bị viêm đại tràng. Nguy cơ phát triển ung thư đại tràng ở bệnh nhân viêm loét đại tràng cũng liên quan đến vị trí và mức độ bệnh của họ. Bệnh nhân có nguy cơ cao mắc bệnh ung thư là những người có tiền sử gia đình mắc bệnh ung thư đại tràng, và viêm loét đại tràng trong thời gian dài. Vì các bệnh ung thư liên quan đến viêm loét đại tràng có kết quả điều trị thuận lợi hơn khi được phát hiện ở giai đoạn sớm hơn, nên việc kiểm tra đại tràng hằng năm thường được đề nghị kể từ khi biết bệnh. Trong các cuộc kiểm tra này, các mẫu mô sinh thiết được thực hiện để tìm kiếm những thay đổi tiền ung thư trong các tế bào lót đại tràng. Khi những thay đổi tiền ung thư được tìm thấy, việc loại bỏ toàn bộ đại tràng có thể là cần thiết để ngăn ngừa ung thư đại tràng.

Di truyền:

● Nền tảng di truyền của một người là một yếu tố quan trọng trong nguy cơ ung thư đại tràng. Có người thân độ một mắc bệnh ung thư đại trực tràng, đặc biệt là nếu ung thư được chẩn đoán trước tuổi 55, có gần gấp đôi nguy cơ phát triển tình trạng này.

● Mặc dù tiền sử gia đình mắc ung thư ruột kết là một yếu tố nguy cơ quan trong, nhưng phần lớn (80%) ung thư ruột kết xảy ra lẻ tẻ ở những bệnh nhân không có tiền sử gia đình mắc ung thư đại tràng. Chỉ khoảng 20% bệnh ung thư có liên quan đến tiền sử gia đình mắc bệnh ung thư đại tràng.

● Nhiễm sắc thể chứa thông tin di truyền và tổn thương nhiễm sắc thể gây ra các khiếm khuyết di truyền dẫn đến sự hình thành các polyp đại tràng và ung thư sau này. Trong polyp lẻ tẻ và ung thư (polyp và ung thư phát triển trong trường hợp không có tiền sử gia đình), các tổn thương nhiễm sắc thể được thu nhận (phát triển trong một tế bào trong suốt cuộc đời trưởng thành). Các nhiễm sắc thể bị hư hỏng chỉ có thể được tìm thấy trong các polyp và các bệnh ung thư phát triển từ tế bào đó. Nhưng trong hội chứng ung thư đại tràng di truyền, các khiếm khuyết nhiễm sắc thể được di truyền khi sinh và có mặt trong mọi tế bào trong cơ thể. Bệnh nhân đã thừa hưởng gen hội chứng ung thư ruột kết di truyền có nguy cơ phát triển polyp đại tràng, thường ở độ tuổi trẻ và có nguy cơ mắc ung thư đại tràng rất sớm, nó cũng có nguy cơ phát triển ung thư ở các cơ quan khác.

● Polyp u tuyến gia đình (FAP) là một hội chứng ung thư đại trực tràng di truyền, trong đó các thành viên gia đình bị ảnh hưởng sẽ phát triển vô số (hàng trăm, đôi khi hàng ngàn) polyp đại tràng bắt đầu từ tuổi thiếu niên. Trừ khi tình trạng được phát hiện và điều trị sớm (điều trị bao gồm cắt bỏ đại tràng), một người bị FAP gần như chắc chắn sẽ phát triển ung thư đại tràng từ các polyp này. Những bệnh nhân này cũng có nguy cơ phát triển các bệnh ung thư khác như ung thư ở tuyến giáp, dạ dày và ampulla (một phần của ống mật) cũng như các khối u lành tính gọi là khối u desmoid. FAP phát sinh từ một đột biến ở gen cụ thể gọi là gen APC. Đột biến cụ thể có thể được xác định ở hầu hết những người có xét nghiệm thích hợp và thử nghiệm như vậy được khuyến khích cho những người được chẩn đoán mắc FAP cũng như các thành viên gia đình của họ.

● Polyp u tuyến gia đình giảm độc lực (AFAP) là một phiên bản nhẹ hơn của FAP. Các thành viên bị ảnh hưởng phát triển ít hơn 100 polyp đại tràng. Tuy nhiên, họ vẫn có nguy cơ mắc ung thư đại tràng rất cao khi còn trẻ. Họ cũng có nguy cơ bị polyp dạ dày tá tràng.

Dấu hiệu và Triệu chứng:

Các triệu chứng liên quan đến ung thư đại tràng là rất nhiều và không đặc hiệu. Chúng bao gồm mệt mỏi, yếu, khó thở, thay đổi thói quen đại tiện, phân hẹp, tiêu chảy hoặc táo bón, máu đỏ hoặc sẫm màu trong phân, giảm cân, đau bụng, chuột rút hoặc đầy hơi. Các tình trạng khác như hội chứng ruột kích thích (đại tràng co thắt), viêm loét đại tràng, bệnh Crohn, bệnh túi thừa và bệnh loét dạ dày có thể có các triệu chứng bắt chước ung thư ruột.

Ung thư đại tràng có thể có mặt trong vài năm trước khi các triệu chứng phát triển. Các triệu chứng khác nhau tùy theo vị trí của khối u ruột già.

• Đại tràng phải rộng hơn và linh hoạt hơn. Nó thậm chí có thể được gọi là tương đối rộng rãi so với phần còn lại của đại tràng. Ung thư đại tràng phải có thể phát triển đến kích thước lớn trước khi chúng gây ra bất kỳ triệu chứng bụng nào. Thông thường, ung thư đại tràng phải gây ra thiếu máu thiếu sắt do mất máu chậm trong một thời gian dài. Thiếu máu thiếu sắt gây mệt mỏi, yếu và khó thở.

• Đại tràng trái hẹp hơn đại tràng phải. Do đó, ung thư đại tràng trái có nhiều khả năng gây tắc ruột một phần hoặc hoàn toàn. Ung thư gây tắc ruột một phần có thể gây ra các triệu chứng táo bón, hẹp phân, tiêu chảy, đau bụng, chuột rút và đầy hơi. Máu đỏ tươi trong phân cũng có thể cho thấy sự phát triển gần cuối đại tràng trái hoặc trực tràng.

Xét nghiệm Chẩn đoán:

Khi nghi ngờ ung thư đại tràng, nội soi đại tràng thường được thực hiện để xác định chẩn đoán và xác định vị trí khối u.

• Nội soi đại tràng là một thủ thuật trong đó một chuyên gia y tế chèn một ống quan sát dài, linh hoạt vào trực tràng với mục đích kiểm tra bên trong của toàn bộ đại tràng. Nội soi đại tràng thường được coi là chính xác hơn so với tia X của barium enema, đặc biệt là trong việc phát hiện các polyp nhỏ. Nếu polyp đại tràng được tìm thấy chúng thường được loại bỏ thông qua nội soi và gửi đến bác sĩ giải phẫu bệnh. Nhà nghiên cứu bệnh học kiểm tra các polyp dưới kính hiển vi để kiểm tra ung thư. Nội soi đại tràng là phương pháp tốt nhất để sử dụng khi nghi ngờ ung thư đại tràng. Trong khi phần lớn các polyp được loại bỏ thông qua nội soi là lành tính, một số là tiền ung thư. Loại bỏ các polyp tiền ung thư ngăn ngừa sự phát triển của ung thư đại tràng trong tương lai từ các polyp này.

● Soi đại tràng sigma là một thủ thuật được thực hiện bằng cách sử dụng phạm vi linh hoạt ngắn hơn để kiểm tra chỉ đại tràng trái và trực tràng. Nó dễ dàng được chuẩn bị và thực hiện hơn so với nội soi đại tràng hoàn chỉnh nhưng có những hạn chế rõ ràng về mặt không đủ dài để đánh giá cả hai đại tràng phải và ngang. Cắt bỏ polyp và sinh thiết ung thư có thể được thực hiện thông qua soi đại tràng sigma.

● Nếu sự tăng trưởng ung thư được tìm thấy trong khi nội soi, các mẫu mô sinh thiết có thể được lấy và kiểm tra dưới kính hiển vi để xác định xem polyp có phải là ung thư hay không. Nếu ung thư đại tràng được xác nhận bằng sinh thiết, kiểm tra giai đoạn được thực hiện để xác định liệu ung thư đã lan sang các cơ quan khác hay chưa. Vì ung thư đại trực tràng có xu hướng lan đến phổi và gan, các xét nghiệm xác định mức độ tiến triển ung thư thường bao gồm CT phổi, gan và bụng. Chụp cắt lớp phát xạ Positron (PET), một xét nghiệm mới hơn nhằm tìm kiếm hoạt động trao đổi chất tăng phổ biến trong mô ung thư, cũng được sử dụng thường xuyên để tìm kiếm sự lây lan của ung thư đại tràng đến các hạch bạch huyết hoặc các cơ quan khác.

● Đôi khi, chuyên gia y tế có thể xét nghiệm máu đánh dấu khối u được gọi là kháng nguyên carcinoembryonic (CEA) nếu có nghi ngờ về ung thư. CEA là một chất được sản xuất bởi một số tế bào ung thư đại tràng và trực tràng cũng như một số loại ung thư khác. Nó đôi khi được tìm thấy ở mức độ cao ở bệnh nhân ung thư đại trực tràng, đặc biệt khi bệnh đã lan rộng. Nó có thể phục vụ như một xét nghiệm hữu ích để theo dõi nếu nó được phát hiện tăng trước khi loại bỏ ung thư. Tuy nhiên, không phải tất cả bệnh nhân ung thư đại trực tràng sẽ có CEA tăng cao ngay cả khi ung thư của họ đã lan rộng (một số bệnh ung thư đại trực tràng không tạo ra nó). Ngoài ra, một số bệnh nhân không bị ung thư có thể được xét nghiệm máu CEA tăng cao, khoảng 15% người hút thuốc sẽ có CEA tăng mà không bị ung thư đại tràng. Vì vậy, CEA không được sử dụng để chẩn đoán ung thư đại trực tràng mà là để theo dõi tác dụng của điều trị ung thư đại trực tràng, vì ở một số bệnh nhân lượng mô ung thư tương quan với mức độ CEA.

Các Giai đoạn của Ung thư Đại tràng:

Khi chẩn đoán ung thư đại trực tràng, các xét nghiệm bổ sung được thực hiện để xác định mức độ của bệnh. Quá trình này được gọi là "dàn dựng" (staging), xác định mức độ tiến triển của ung thư đại trực tràng. Các giai đoạn cho ung thư đại trực tràng từ giai đoạn I (ung thư ít tiến triển nhất) đến giai đoạn IV (ung thư tiến triển nhất).

● Ung thư đại trực tràng giai đoạn I chỉ liên quan đến các lớp trong cùng của đại tràng hoặc trực tràng. Khả năng chữa khỏi cho ung thư đại trực tràng giai đoạn I là hơn 90%.

● Ung thư giai đoạn II biểu hiện sự phát triển và mở rộng hơn của khối u thông qua thành đại tràng hoặc trực tràng vào các cấu trúc lân cận.

● Ung thư đại trực tràng giai đoạn III biểu hiện sự lây lan của ung thư đến các hạch bạch huyết địa phương.

● Ung thư đại trực tràng giai đoạn IV (di căn) đã lan rộng, hoặc di căn đến các cơ quan xa hoặc các hạch bạch huyết cách xa khối u ban đầu.

Với mỗi giai đoạn tiếp theo của ung thư đại tràng, nguy cơ ung thư tái phát và tử vong do ung thư (di căn) tăng cao. Như đã lưu ý, ung thư trước đó có nguy cơ tái phát. Vào thời điểm một cá nhân bị ung thư đại trực tràng giai đoạn IV, tiên lượng kém. Tuy nhiên ngay cả trong ung thư đại trực tràng giai đoạn IV (tuỳ thuộc vào nơi ung thư đã lan rộng) cơ hội chữa khỏi vẫn tồn tại.

Điều trị:

Phẫu thuật:

Phẫu thuật là phương pháp điều trị ban đầu phổ biến nhất đối với ung thư đại trực tràng. Trong quá trình phẫu thuật, khối u, một phần nhỏ của ruột khoẻ mạnh xung quanh và các hạch bạch huyết lân cận được loại bỏ. Sau đó bác sĩ phẫu thuật kết nối lại các phần khoẻ mạnh của ruột. Ở bệnh nhân ung thư trực tràng, đôi khi trực tràng được loại bỏ vĩnh viễn nếu ung thư phát sinh quá thấp ở trực tràng. Sau đó, bác sĩ phẫu thuật tạo ra một lỗ mở (colostomy) trên thành bụng thông qua đó chất thải rắn từ đại tràng được bài tiết. Các y tá được đào tạo đặc biệt (chuyên gia trị liệu đường ruột) có thể giúp bệnh nhân thích ứng với colostomies, và hầu hết bệnh nhân có colostomies trở lại lối sống bình thường.

● Đối với ung thư ruột phát hiện sớm, phương pháp điều trị được đề nghị là phẫu thuật cắt bỏ. Đối với hầu hết những người bị ung thư đại tràng giai đoạn đầu (giai đoạn I và hầu hết giai đoạn II), chỉ cần phẫu thuật là điều trị duy nhất.

● Hoá trị có thể được cung cấp cho một số người mắc ung thư giai đoạn II, những người có các yếu tố cho thấy khối u của họ có nguy cơ tái phát cao hơn. Tuy nhiên, một khi ung thư đại tràng đã lan đến các hạch bạch huyết địa phương (giai đoạn III), nguy cơ ung thư tái phát vẫn cao ngay cả khi ung thư đã được bác sĩ phẫu thuật loại bỏ. Điều này là do khả năng các tế bào ung thư nhỏ có thể đã thoát ra trước khi phẫu thuật và quá nhỏ để phát hiện tại thời điểm đó bằng các xét nghiệm máu, quét hình ảnh hoặc thậm chí kiểm tra trực tiếp. Sự hiện diện của chúng được suy luận từ nguy cơ tái phát ung thư đại tàng cao hơn vào một ngày sau đó.

● Thuốc được sử dụng cho hoá trị liệu xâm nhập vào máu và tấn công bất kỳ tế bào ung thư đại tràng nào được đưa vào máu hoặc hệ bạch huyết trước khi phẫu thuật, cố gắng giết chúng trước khi chúng thiết lập ở các cơ quan khác. Chiến lược này, được gọi là hoá trị hỗ trợ, đã được chứng minh là làm giảm nguy cơ tái phát ung thư và được khuyến nghị cho tất cả bệnh nhân ung thư đại tràng giai đoạn III dù khỏe mạnh để trải qua điều đó, cũng như đối với một số bệnh nhân giai đoạn II có nguy cơ cao hơn có khối u đã được tìm thấy đã làm tắc nghẽn hoặc thủng thành ruột trước khi phẫu thuật. Có một số lựa chọn khác nhau cho hóa trị hỗ trợ để điều trị ung thư đại tràng. Các phương pháp điều trị bao gồm sự kết hợp của các loại thuốc hóa trị liệu dùng đường uống hoặc vào tĩnh mạch. Điều quan trọng là gặp một bác sĩ chuyên khoa ung thư, người có thể giải thích các lựa chọn hóa trị hỗ trợ cũng như các tác dụng phụ cần chú ý để có thể đưa ra lựa chọn đúng cho bệnh nhân.

• Hoá trị thường được đưa ra trong phòng khám của một chuyên gia y tế, trong bệnh viện như một bệnh nhân ngoại trú, hoặc ở nhà. Hoá trị thường được đưa ra trong các chu kỳ điều trị sau đó là giai đoạn phục hồi mà không cần điều trị. Tác dụng phụ của hóa trị liệu khác nhau từ người này sang người khác và cũng phụ thuộc vào các tác nhân được đưa ra. Các tác nhân hoá trị hiện đại thường được dung nạp tốt và có tác dụng đối với hầu hết mọi người đều có thể kiểm soát được. Nói chung, thuốc chống ung thư phá huỷ các tế bào đang phát triển và phân chia nhanh chóng. Do đó, các tế bào hồng cầu, tiểu cầu và bạch cầu bình thường cũng đang phát triển nhanh chóng có thể bị ảnh hưởng bởi hóa trị. Kết quả là, tác dụng phụ phổ biến bao gồm thiếu máu, mất năng lượng và khả năng chống nhiễm trùng thấp. Các tế bào trong chân tóc và ruột cũng phân chia nhanh chóng. Do đó, hoá trị có thể gây rụng tóc, lở miệng, buồn nôn, nôn và tiêu chảy, nhưng những tác dụng này chỉ là nhất thời.

• Một khi ung thư đại trực tràng đã lan xa khỏi vị trí khối u nguyên phát, nó được mô tả là bệnh ở giai đoạn IV. Các tế bào ung thư đã đi qua hệ thống máu hoặc bạch huyết, tạo thành khối u mới trong các cơ quan khác. Vào thời điểm đó, ung thư đại trực tràng không còn là vấn đề cục bộ mà thay vào đó là vấn đề toàn thân với các tế bào ung thư có thể nhìn thấy khi quét hoặc không phát hiện được, nhưng có khả năng xuất hiện ở mọi nơi trên cơ thể. Kết quả là, trong hầu hết các trường hợp, phương pháp điều trị tốt nhất là hóa trị, là một liệu pháp toàn thân. Hoá trị trong ung thư đại trực tràng di căn đã được chứng minh là giúp kéo dài cuộc sống và cải thiện chất lượng cuộc sống. Nếu được quản lý tốt, các tác dụng phụ của hóa trị liệu thường ít hơn nhiều so với các tác dụng phụ của ung thư không được kiểm soát. Hoá trị đơn thuần không thể chữa khỏi ung thư đại tràng di căn.

Hóa trị:

Các lựa chọn hóa trị liệu để điều trị ung thư đại trực tràng khác nhau tùy thuộc vào vấn đề sức khoẻ khác mà một cá nhân phải đối mặt. Đối với những người khoẻ mạnh hơn, sự kết hợp của một số loại thuốc hóa trị thường được đề nghị, trong khi đối với những người bệnh nặng hơn, phương pháp điều trị đơn giản hơn có thể là tốt nhất. Phác đồ kết hợp các tác nhân với hoạt động đã được chứng minh trong ung thư đại trực tràng như 5-fluorouracil (5-FU), thường được dùng với thuốc leucovorin (còn gọi là axit folinic) hoặc một loại thuốc tương tự gọi là levoleucovorin, giúp nó hoạt động tốt hơn. Capecitabine (Xeloda), là một loại thuốc hoá trị được đưa ra dưới dạng thuốc viên. Khi ở trong cơ thể, nó được thay đổi thành 5-FU khi đến vị trí khối u. Các loại thuốc hoá trị khác cho ung thư đại trực tràng là irinotecan (Camptosar), oxaliplatin (Eloxatin), và trifluridine và tiracil (Lonsurf), một loại thuốc kết hợp ở dạng thuốc viên. Phác đồ thường có các từ viết tắt để đơn giản hóa danh pháp của chúng (như FOLFOX, FOLFIRI và FLOX).

Liệu pháp Nhắm Mục tiêu:

Các liệu pháp nhắm mục tiêu là các phương pháp điều trị

mới hơn nhắm vào các khía cạnh cụ thể của tế bào ung thư, có thể quan trọng hơn đối với khối u so với các mô xung quanh, mang lại khả năng điều trị hiệu quả với ít tác dụng phụ hơn so với hoá trị truyền thống. Bevacizumab (Avastin), cetuximab (Erbitux), panitumumab (Vectibix), ramucirumab (Cyramza), regorafenib (Stivarga) và ziv-aflibercept (Záltrap) được sử dụng để điều trị ung thư. Các tác nhân hoá trị liệu mới hơn này thường được kết hợp với hoá trị liệu tiêu chuẩn để tăng cường hiệu quả của chúng. Nếu phương pháp điều trị đầu tiên không hiệu quả, các lựa chọn thứ hai và thứ ba có sẵn có thể mang lại lợi ích cho những người mắc bệnh ung thư đại trực tràng.

Xạ trị:

Xạ trị trong điều trị chính ung thư đại trực tràng đã được giới hạn trong điều trị ung thư trực tràng. Như đã lưu ý trước đó, trong khi các bộ phận của đại tràng di chuyển tự do trong khoang bụng, trực tràng được cố định tại chỗ trong khung chậu. Đó là trong mối quan hệ mật thiết với nhiều cấu trúc khác nhau và khung chậu là một không gian hạn chế hơn. Vì những lý do này, một khối u trong trực tràng thường khó phẫu thuật hơn vì không gian nhỏ hơn và các cấu trúc khác có thể liên quan đến ung thư. Kết quả là, đối với tất cả trừ ung thư trực tràng sớm nhất hoá trị liệu ban đầu và xạ trị. Các phương pháp điều trị (điều trị tại chỗ đến một khu vực xác định) được khuyến nghị để thu nhỏ ung thư cho phép loại bỏ dễ dàng hơn và giảm nguy cơ ung thư trở lại cục bộ. Xạ trị thường được đưa ra dưới sự hướng dẫn của bác sĩ chuyên khoa phóng xạ gọi là bác sĩ chuyên khoa ung thư. Ban đầu, các cá nhân trải qua một phiên lập kế hoạch, một chuyến thăm phức tạp khi các bác sĩ và kỹ thuật viên xác định chính xác nơi để cung cấp bức xạ và những cấu trúc cần tránh. Hoá trị thường được thực hiện hàng ngày trong khi bức xạ được cung cấp. Tác dụng phụ của điều trị bức xạ bao gồm mệt mỏi, rụng tóc tạm thời hoặc vĩnh viễn và kích ứng da ở các khu vực được điều trị.

Liệu pháp xạ trị đôi khi sẽ được sử dụng như một phương pháp điều trị giảm nhẹ để giảm đau do ung thư đại tràng tái phát hoặc di căn hoặc ung thư trực tràng.

Chăm sóc theo dõi.

Ung thư có thể trở lại gần vị trí ban đầu, mặc dù điều này là bất thường. Nếu ung thư trở lại, nó thường làm như vậy ở một vị trí xa như các hạch bạch huyết, gan hoặc phổi. Những người được chẩn đoán mắc bệnh ung thư đại trực tràng vẫn có nguy cơ bị ung thư trở lại tới 10 năm sau khi chẩn đoán và điều trị ban đầu, mặc dù nguy cơ tái phát cao hơn nhiều trong vài năm đầu. Các nhà cung cấp dịch vụ y tế tại Hoa Kỳ theo dõi bệnh nhân khám sức khỏe và xét nghiệm máu bao gồm CEA (nếu có được nâng lên trước khi phẫu thuật) đánh dấu khối u ba tháng một lần trong hai năm đầu và sau đó với tần suất giảm dần sau đó.

Nếu một đợt tái phát được ghi nhận tại địa phương hoặc với sự di căn, các cá nhân vẫn có thể được điều trị với ý định chữa bệnh. Ví dụ, nếu một khối u mới tái phát ở gan, các cá nhân có thể được điều trị bằng sự kết hợp giữa hóa trị và phẫu thuật (hoặc các kỹ thuật xạ trị tinh vi) với hy vọng loại bỏ hoàn toàn ung thư. Đánh giá trong các bệnh viện xuất sắc chuyên phẫu thuật gan có thể giúp hướng dẫn các quyết định điều trị phức tạp này và tăng cơ hội chữa khỏi ngay cả trong bối cảnh bệnh di căn.

Ngoài việc kiểm tra ung thư tái phát, bệnh nhân bị ung thư ruột có thể tăng nguy cơ ung thư tuyến tiền liệt, vú và buồng trứng. Do đó, kiểm tra theo dõi trong phòng khám nên bao gồm sàng lọc ung thư cho các bệnh này.

Tiên lượng:

Ung thư đại trực tràng thường là ung thư phát triển chậm, phải mất nhiều năm để phát triển. Sàng lọc có thể làm giảm đáng kể khả năng tử vong liên quan đến căn bệnh này. Với mỗi năm trôi qua, sự hiểu biết của chúng ta tăng lên và phương pháp điều trị trở nên tinh tế hơn. Tỷ lệ sống sót cho bất kỳ bệnh ung thư thường được báo cáo theo giai đoạn, mức độ lây lan khi ung thư được xác định.

● Đối với ung thư đại tràng và trực tràng, khoảng 39% được chẩn đoán ở giai đoạn địa phương, trước khi ung thư lan ra ngoài khu vực địa phương. Tỷ lệ sống sót sau năm năm đối với những bệnh nhân bị ung thư đại tràng và trực tràng cục bộ là khoảng 90%.

● Khi ung thư đã lan đến các hạch bạch huyết khu vực gần nơi xuất phát, tỷ lệ sống sót sau năm năm là khoảng 71%.

● Khi ung thư đã di căn đến các vị trí xa trong cơ thể (ung thư giai đoạn IV), tỷ lệ sống sót sau năm năm giảm xuống còn khoảng 14%.

Có thể Ngăn ngừa Ung thư Đại tràng?

Cách phòng ngừa ung thư đại trực tràng hiệu quả nhất là phát hiện sớm và loại bỏ polyp đại trực tràng tiền ung thư trước khi chúng biến thành ung thư. Ngay cả trong trường hợp ung thư đã phát triển, phát hiện sớm vẫn cải thiện đáng kể cơ hội chữa khỏi bằng cách phẫu thuật loại bỏ ung thư trước khi bệnh lan sang các cơ quan khác.

Hoạt động thể lực thường xuyên có liên quan đến nguy cơ ung thư đại tràng thấp hơn. Sử dụng aspirin cũng giúp giảm nguy cơ ung thư ruột. Việc sử dụng kết hợp estrogen và proestin trong liệu pháp thay thế hoóc môn làm giảm nguy cơ ung thư đại tràng ở phụ nữ mãn kinh. Liệu pháp thay thế hoóc môn có những rủi ro phải được cân nhắc với tác dụng này, và nên được thảo luận với bác sĩ.

Tư vấn và xét nghiệm di truyền:

Các xét nghiệm máu hiện có sẵn để kiểm tra các hội chứng ung thư đại tràng di truyền. Các gia đình có nhiều thành viên bị ung thư đại tràng, nhiều polyp đại tràng, ung thư ở độ tuổi trẻ và các bệnh ung thư khác như ung thư niệu quản, tử cung, tá tràng, và nhiều hơn nữa, có thể tận dụng các nguồn lực như tư vấn di truyền, sau đó có thể là xét nghiệm di truyền. Xét nghiệm di truyền mà không có sự tư vấn trước là không được khuyến khích vì giáo dục gia đình sâu rộng có liên quan và tính chất phức tạp của việc diễn giải kết quả xét nghiệm.

Những lợi thế của tư vấn di truyền theo sau là xét nghiệm di truyền bao gồm:

● Xác định các thành viên gia đình có nguy cơ cao mắc bệnh ung thư ruột kết để bắt đầu nội soi sớm.

● Xác định các thành viên có nguy cơ cao để sàng lọc cơ thể bắt đầu ngăn ngừa các bệnh ung thư khác như siêu âm cho ung thư tử cung, kiểm tra nước tiểu cho ung thư niệu quản và nội soi cho ung thư dạ dày và tá tràng.

● Giảm bớt mối lo ngại cho các thành viên kiểm tra âm tính với các khiếm khuyết di truyền.

Chế độ Ăn uống để Ngăn ngừa Ung thư Đại Trực Tràng

Mọi người có thể thay đổi thói quen ăn uống bằng cách giảm lượng chất béo và tăng chất xơ trong chế độ ăn uống của họ. Các nguồn chất béo chính là thịt, trứng, các sản phẩm từ sữa, nước trộn salad và các loại dầu được sử dụng trong nấu ăn. Chất xơ là phần không hòa tan, không thể phá huỷ của nguyên liệu thực vật có trong trái cây, rau cải, và bánh mì ngũ cốc nguyên hạt và ngũ cốc. Chất xơ cao trong chế độ ăn uống kết hợp với các chất gây ung thư tiềm năng trong ruột dẫn đến việc tạo ra các phần cồng kềnh có thể loại bỏ. Ngoài ra, chất xơ dẫn đến việc vận chuyển nhanh hơn các chất trong phân qua ruột, do đó cho phép ít thời gian hơn để một chất gây ung thư tiềm năng phản ứng với niêm mạc ruột.

Tầm soát Ung thư Đại Trực Tràng

Thuật ngữ sàng lọc chỉ được áp dụng cho việc sử dụng xét nghiệm để tìm kiếm bằng chứng ung thư hoặc polyp tiền ung thư ở những người không có triệu chứng và chỉ có nguy cơ trung bình đối với một loại ung thư. Những bệnh nhân, ví dụ, có tiền sử gia đình dương tính với ung thư đại tràng, hoặc có triệu chứng của bất thường đại tràng qua xét nghiệm chẩn đoán.

Có nhiều loại xét nghiệm sàng lọc ung thư đại trực tràng khác nhau, xét nghiệm máu ẩn trong phân, soi đại tràng sigma, nội soi đại tràng, nội soi kỹ thuật số và xét nghiệm DNA của phân. Lực lượng đặc nhiệm dịch vụ phòng ngừa Hoa Kỳ (USPSTF) khuyến nghị mạnh mẽ rằng sàng lọc bắt đầu ở độ tuổi 50 đối với người trưởng thành có nguy cơ trung bình, nhưng không có khuyến nghị cụ thể nào cho một xét nghiệm sàng lọc hoặc chiến lược so với xét nghiệm khác. USPSTF khuyên rằng bệnh nhân nên được cung cấp các lựa chọn sàng lọc, sử dụng việc ra quyết định chung với bệnh nhân và bác sĩ để đưa ra lựa chọn tốt nhất cho các chương trình sàng lọc cho mỗi cá nhân.

Xét nghiệm Máu ẩn trong Phân (FOBT):

Các khối u của đại tràng và trực tràng có xu hướng chảy máu chậm vào phân. Lượng máu nhỏ trộn vào phân thường không nhìn thấy được bằng mắt thường. Các xét nghiệm máu ẩn trong phân thường được sử dụng dựa trên chuyển đổi màu hóa học để phát hiện lượng máu cực nhỏ. Những xét nghiệm này đều thuận tiện và không tốn kém.

Có hai loại xét nghiệm máu ẩn trong phân:

• Xét nghiệm đầu tiên được gọi là FOBT guaiac. Trong xét nghiệm này một lượng nhỏ phân được làm nhòe trên một thẻ đặc biệt để xét nghiệm máu ẩn khi một hoá chất được thêm vào thẻ. Thông thường, ba thẻ phân liên tiếp được thu thập.

● Một loại FOBT khác là xét nghiệm miễn dịch hóa học, trong đó một giải pháp đặc biệt được thêm vào mẫu phân và được phân tích trong phòng thí nghiệm bằng cách sử dụng các kháng thể có thể phát hiện máu trong mẫu phân. Xét nghiệm miễn dịch hóa học là xét nghiệm định lượng nhạy cảm và đặc hiệu hơn trong chẩn đoán polyp và ung thư. Nó được ưa thích hơn các bài kiểm tra guaiac.

Điều quan trọng cần nhớ là xét nghiệm phân có kết quả dương tính với máu ẩn không nhất thiết có nghĩa là một người bị ung thư đại tràng. Nhiều tình trạng khác có thể gây ra máu ẩn trong phân. Tuy nhiên, bệnh nhân có xét nghiệm máu ẩn phân dương tính nên trải qua các đánh giá tiếp theo để loại trừ ung thư ruột kết và để giải thích nguồn gốc của chảy máu. Một điều cũng quan trọng là nhận ra rằng phân đã được xét nghiệm âm tính với máu ẩn không có nghĩa là ung thư đại trực tràng hoặc polyp không tồn tại. Ngay cả trong các điều kiện xét nghiệm lý tưởng một tỷ lệ đáng kể ung thư đại tràng có thể bị bỏ qua khi sàng lọc máu trong phân. Nhiều bệnh nhân bị polyp đại tràng không có máu phân dương tính.

Soi Đại tràng Sigma linh hoạt và Nội soi:

● Soi đại tràng sigma linh hoạt là một cuộc kiểm tra trực tràng và đại tràng dưới (60cm hoặc khoảng 2 feet từ bên ngoài) bằng cách sử dụng ống quan sát (một phiên bản ngắn của nội soi). Các nghiên cứu đã chỉ ra rằng việc sử dụng sàng lọc sigmoidoscopy linh hoạt có thể làm giảm tỷ lệ tử vong do ung thư đại tràng. Đây là kết quả của việc phát hiện polyp hoặc ung thư sớm ở những người không có triệu chứng. Nếu một polyp hoặc ung thư được tìm thấy, nên nội soi đại tràng hoàn chỉnh. Phần lớn các polyp đại tràng có thể được loại bỏ hoàn toàn tại thời điểm nội soi mà không cần phẫu thuật, tuy nhiên, polyp trong đại tràng gần mà không thể đến được bằng ống soi đại tràng sẽ bị bỏ qua. Soi đại tràng sigma linh hoạt thường được kết hợp với xét nghiệm máu ẩn trong phân để sàng lọc ung thư đại trực tràng.

• Nội soi đại tràng sử dụng một ống linh hoạt dài (120cm-160cm) có thể kiểm tra toàn bộ chiều dài của đại tràng. Thông qua ống này, bác sĩ chuyên khoa có thể vừa xem và chụp ảnh toàn bộ đại tràng, vừa có thể lấy sinh thiết khối u đại tràng và loại bỏ polyp. Bệnh nhân có nguy cơ cao mắc ung thư đại trực tràng có thể tiến hành sàng lọc nội soi bắt đầu ở độ tuổi sớm hơn 50. Bệnh nhân mắc hội chứng ung thư đại tràng di truyền FAP, AFAP, HNPCC và MYH được khuyến cáo nên bắt đầu nội soi sớm. Các khuyến nghị khác nhau tùy thuộc vào khiếm khuyết di truyền. Ví dụ, ở những người mắc bệnh FAP, nội soi có thể bắt đầu trong những năm thiếu niên để tìm kiếm sự phát triển của polyp đại tràng. Bệnh nhân có tiền sử polyp hoặc ung thư đại tràng trước đó cũng có thể được nội soi để loại trừ tái phát.

Nội soi Ảo:

• Nội soi ảo (chụp cắt lớp vi tính hoặc chụp cắt lớp CT) đã được sử dụng trong phòng khám như một kỹ thuật sàng lọc ung thư đại trực tràng. Nội soi ảo sử dụng CT scan sử dụng liều thấp phóng xạ với phần mềm đặc biệt để hình dung bên trong đại tràng và tìm kiếm polyp hoặc khối u. Thủ thuật này thường bao gồm chuẩn bị ruột bằng thuốc nhuận tràng và hoặc thụt tháo, sau đó là chụp CT sau khi không khí được đưa vào đại tràng. Bởi vì không cần dùng thuốc an thần các cá nhân có thể quay lại làm việc hoặc các hoạt động khác sau khi hoàn thành bài kiểm tra. Nội soi ảo dường như có khả năng phát hiện các polyp lớn hơn (kích thước hơn 1cm) như các phương pháp nội soi thông thường. Nội soi ảo có thể được sử dụng để sinh thiết hoặc loại bỏ mô từ đại tràng. Nội soi đại tràng sigma hoặc nội soi đại tràng phải được thực hiện để thực hiện điều đó.

Xét nghiệm DNA phân:

• Xét nghiệm Cologuard có sẵn ở Mỹ để lấy mẫu tại nhà cho người lớn trên 50 tuổi có nguy cơ mắc ung thư đại tràng trung bình. Mẫu được gửi đến phòng thí nghiệm để phân tích các thay đổi DNA trong DNA từ các tế bào niêm mạc của ruột vào phân hoặc huyết sắc tố trong máu. Trong một nghiên cứu, thử nghiệm đã có thể tìm thấy 92% bệnh ung thư đại tràng và 69% tiền ung thư đại tràng. Kết quả âm tính giả và dương tính giả cũng có thể.

Các Dữ kiện về Ung thư Đại Trực tràng

• Ung thư đại trực tràng là một khối u ác tính phát sinh từ thành trong của đại tràng hoặc trực tràng.

• Ung thư đại trực tràng là nguyên nhân gây ung thư hàng đầu thứ ba ở cả nam và nữ tại Hoa Kỳ.

• Các yếu tố nguy cơ phổ biến của ung thư đại trực tràng bao gồm tuổi ngày càng tăng, chủng tộc người Mỹ gốc Phi, tiền sử gia đình mắc ung thư đại trực tràng, polyp đại tràng và viêm loét đại tràng lâu dài.

• Hầu hết các bệnh ung thư đại trực tràng phát triển từ polyp. Loại bỏ polyp đại tràng có thể hỗ trợ phòng ngừa ung thư đại trực tràng.

• Polyp đại tràng và ung thư sớm có thể không có dấu hiệu hoặc triệu chứng sớm đặc hiệu ung thư. Do đó, tầm soát ung thư đại trực tràng thường xuyên là rất quan trọng.

• Chẩn đoán ung thư đại trực tràng có thể được thực hiện bằng soi đại tràng sigma hoặc bằng nội soi đại tràng với xác nhận sinh thiết của mô ung thư.

• Điều trị ung thư đại tràng phụ thuộc vào vị trí, kích thước và mức độ lan rộng của ung thư cũng như sức khỏe của bệnh nhân.

• Phẫu thuật là phương pháp điều trị phổ biến nhất đối với ung thư đại trực tràng.

• Ung thư đại trực tràng giai đoạn đầu thường có thể điều trị bằng phẫu thuật một mình.

CÁC BỆNH MÃN TÍNH GÂY TỬ VONG HÀNG ĐẦU

● Hóa trị có thể kéo dài cuộc sống và cải thiện chất lượng cuộc sống cho những người đã hoặc đang sống chung với ung thư đại trực tràng di căn. Nó cũng có thể làm giảm nguy cơ tái phát ở những bệnh nhân được phát hiện có phát hiện ung thư đại tràng có nguy cơ cao khi phẫu thuật.

CHƯƠNG 23

UNG THƯ VÚ

Triệu chứng

Ung thư vú có thể có hoặc không có triệu chứng. Một số phụ nữ có thể tự khám phá vấn đề, trong khi những người khác có thể có sự bất thường đầu tiên được phát hiện trong một bài kiểm tra sàng lọc. Các triệu chứng ung thư vú phổ biến bao gồm:

- Khối u hoặc khối không đau
- Khối u hoặc sưng dưới cánh tay
- Thay đổi hoặc tiết dịch núm vú
- Vú phẳng đáng chú ý hoặc vú thụt vào
- Thay đổi ở núm vú
- Dịch tiết bất thường từ núm vú
- Thay đổi về cảm giác, kích thước hoặc hình dáng của mô vú

Các loại Ung thư Vú

Ung thư vú viêm:

Ung thư vú viêm là một ung thư hiếm gặp, thường không gây ra khối u hoặc khối u vú. Nó thường gây ra tình trạng dày và rỗ da, giống như vỏ cam. Vú bị ảnh hưởng cũng có thể lớn hơn hoặc săn chắc hơn, mềm hơn hoặc ngứa. Phát ban da hoặc đỏ da là phổ biến. Những thay đổi này được gây ra bởi các tế bào ung thư chặn các mạch bạch huyết trong da. Ung thư vú viêm thường có tốc độ tăng trưởng nhanh.

Ung thư biểu mô ống xâm lấn:

Ung thư biểu mô ống xâm lấn (hoặc xâm nhập) là loại

ung thư vú phổ biến nhất. Khoảng 80% của tất cả các bệnh ung thư vú là ung thư biểu mô ống xâm lấn. Ung thư biểu mô ống xâm lấn đề cập đến ung thư đã phá vỡ quá thành của ống dẫn sữa và đã xâm lấn các mô vú. Ung thư biểu mô ống xâm lấn có thể lan đến hạch bạch huyết và có thể đến các khu vực khác của cơ thể.

Ung thư biểu mô ống tại chỗ (DCIS):

Ung thư biểu mô ống tại chỗ (DCIS) được coi là ung thư vú không xâm lấn hoặc trước xâm lấn. Ống có nghĩa là ung thư bắt đầu bên trong ống dẫn sữa, ung thư biểu mô có nghĩa bệnh ung thư bắt đầu ở da hoặc các mô khác (bao gồm cả mô vú) nằm dọc hoặc che phủ các cơ quan nội tạng, và tại chỗ có nghĩa là ở vị trí ban đầu. Sự khác biệt giữa DCIS và xâm lấn là ở DCIS, các tế bào không lan qua thành ống dẫn sữa vào mô vú xung quanh. DCIS được coi là tiền ung thư, nhưng một số trường hợp có thể chuyển thành ung thư xâm lấn hơn.

Ung thư biểu mô tiểu thuỳ xâm lấn:

Ung thư biểu mô tiểu thùy xâm lấn hoặc xâm nhập (ILC) là loại ung thư vú phổ biến thứ hai sau ung thư biểu mô xâm lấn. Thùy có nghĩa là ung thư bắt đầu trong các tiểu thùy sản xuất sữa, chúng theo ra các ống dẫn sữa đến núm vú. Ung thư biểu mô tiểu thùy xâm lấn đề cập đến ung thư đã phá vỡ qua thành của thùy và bắt đầu xâm lấn đến các mô vú. Ung thư biểu mô tiểu thuỳ xâm lấn có thể lan đến các hạch bạch huyết và có thể đến các khu vực khác của cơ thể.

Ung thư biểu mô nhầy:

Ung thư biểu mô nhầy hoặc keo của vú là một dạng hiếm gặp của ung thư biểu mô xâm lấn. Trong loại ung thư này, khối u bao gồm các tế bào bất thường lơ lửng trong bể chứa chất nhầy. Biểu mô hay niêm mạc là lớp lót các bề mặt bên trong cơ thể của chúng ta, chẳng hạn như đường tiêu hoá, phổi, gan và các cơ quan quan trọng khác. Tế bào ung thư biểu mô vú có thể tạo ra một số chất nhầy. Trong ung thư biểu mô nhầy, mucin trở thành một phần của khối u và bao quanh các tế bào ung thư vú. Ung thư biểu mô nhầy chỉ chiếm 2 - 3% ung thư vú xâm lấn. Khoảng 5% khối ung thư vú xâm lấn sự kết hợp của các thành phần chất nhầy bên cạnh các loại tế bào ung thư vú khác.

Ung thư vú ba âm tính:

Xét nghiệm âm tính với thụ thể estrogen (ER -), thụ thể progesterone (PR -) và thụ thể HER 2 (HER 2 -) trên báo cáo bệnh lý có nghĩa là ung thư ba âm tính. Những kết quả này cho thấy sự phát triển của ung thư không được hỗ trợ bởi hoóc môn estrogen và progesterone. Do đó, ung thư vú ba âm tính không đáp ứng với liệu pháp hoóc môn (như thuốc ức chế tamoxifen hoặc aromatase) hoặc các liệu pháp nhắm vào các thụ thể HER2, như Herceptin. Tuy nhiên, các loại thuốc khác có thể sử dụng để điều trị ung thư vú ba âm tính.

Bệnh núm vú:

Bệnh Paget của núm vú là một dạng ung thư vú hiếm gặp, trong đó các tế bào ung thư thu thập trong hoặc xung quanh núm vú. Ung thư thường ảnh hưởng đến các ống dẫn của núm vú trước và sau đó lan ra bề mặt núm vú và quầng vú. Núm vú có vảy đỏ, ngứa và kích thích là dấu hiệu của bệnh Paget ở núm vú. Một lý thuyết cho nguyên nhân gây ra bệnh Paget là các tế bào ung thư bắt đầu phát triển bên trong các ống dẫn sữa bên trong vú và sau đó xâm nhập vào bề mặt núm vú. Một khả năng khác là các tế bào của núm vú trở thành ung thư.

Nguyên nhân Gây Ung thư Vú:

Một số gen nhất định kiểm soát vòng đời, sự tăng trưởng, chức năng, sự phân chia và sự chết của tế bào. Khi các gen này bị hư hại, sự cân bằng giữa tăng trưởng tế bào bình thường và cái chết sẽ bị mất. Các tế bào vú bình thường trở thành ung thư vì những thay đổi cấu trúc DNA. Ung thư vú là do tổn thương DNA tế bào dẫn đến tăng trưởng tế bào ngoài tầm kiểm soát.

Di truyền và Đột biến:

Các gen di truyền có thể làm tăng khả năng ung thư vú. Ví dụ, đột biến gen BRCA1 và BRCA2 (liên quan đến tăng nguy cơ ung thư vú và ung thư buồng trứng) có thể ức chế khả năng bảo vệ và sửa chữa DNA của cơ thể. Bản sao của các gen đột biến này có thể được truyền lại cho các thế hệ tương lai, dẫn đến nguy cơ ung thư tăng cao do di truyền.

Môi trường:

Ung thư vú có thể được gây ra bởi tiếp xúc với môi trường. Ánh sáng mặt trời có thể gây tổn thương DNA dẫn đến ung thư vú thông qua bức xạ cực tím. Vì vậy, các chất gây ô nhiễm không khí như bồ hóng, bụi gỗ, amiang và arsenic, chỉ là một số ít.

Lối sống:

Lựa chọn lối sống cũng có thể dẫn đến ung thư vú. Ăn một chế độ ăn uống kém, không hoạt động, béo phì, sử dụng rượu nặng, hút thuốc, tiếp xúc với hóa chất và độc tố có liên quan đến nguy cơ ung thư vú cao hơn.

Điều trị:

Điều trị y tế bằng hóa trị, xạ trị hoặc thuốc ức chế miễn dịch được sử dụng để làm giảm lây lan của ung thư khắp cơ thể cũng có thể gây tổn thương cho các tế bào khỏe mạnh. Một số bệnh ung thư vú thứ hai, tách biệt hoàn toàn với ung thư ban đầu, được biết là xảy ra sau các phương pháp điều trị ung thư tích cực.

Chụp Quang tuyến Vú và Phòng chống Ung thư Vú:

Phát hiện sớm ung thư vú là chìa khoá để sống sót. Chụp X quang tuyến vú có thể phát hiện khối u ở giai đoạn rất sớm, trước khi chúng được cảm nhận hoặc chú ý. Khi chụp X quang tuyến vú, ngực của bạn được nén giữa hai bề mặt vững chắc để trải ra các mô của vú. Sau đó, một tia X chụp lại hình ảnh

CÁC BỆNH MÃN TÍNH GÂY TỬ VONG HÀNG ĐẦU

đen trắng của bộ ngực của bạn được hiển thị trên màn hình máy tính và được bác sĩ kiểm tra các dấu hiệu ung thư. Phụ nữ có nguy cơ trung bình được khuyên nên chụp quang tuyến vú mỗi năm bắt đầu từ tuổi 45. Bắt đầu từ tuổi 54, phụ nữ được khuyên nên chụp quang tuyến vú mỗi hai năm miễn là họ vẫn khoẻ mạnh. Chụp X quang 3 D, là một thủ thuật hình ảnh vú cũng được sử dụng tia X để tạo ra hình ảnh của mô vú để phát hiện những bất thường.

MRI Vú và Siêu âm:

● MRI (chụp cộng hưởng từ) là một công nghệ sử dụng nam châm và sóng vô tuyến để tạo ra hình ảnh 3 D chi tiết của mô vú. Trước thủ thuật, bạn có thể được tiêm truyền tĩnh mạch, ở cánh tay, với dung dịch tương phản (thuốc cản quang). Các chất tương phản sẽ cho phép các mô vú ung thư tiềm năng hiển thị rõ ràng hơn. Các bác sĩ X quang có thể thấy các khu vực có thể bị ung thư vì độ tương phản có xu hướng tập trung nhiều hơn ở các khu vực phát triển ung thư này.

● Đôi khi siêu âm vú được yêu cầu, ngoài chụp X-quang tuyến vú. Siêu âm vú có thể chứng minh các u nang chứa đầy chất lỏng không phải là ung thư. Siêu âm cũng có thể được khuyến nghị để dùng kiểm tra sàng lọc thường quy ở một số phụ nữ có nguy cơ mắc ung thư vú cao hơn. Trong siêu âm vú, một lượng nhỏ gel hoà tan trong nước được áp dụng cho da trên khu vực cần kiểm tra. Sau đó, một đầu dò được nhẹ nhàng áp dụng trên da. Bạn có thể được yêu cầu nín thở, một thời gian ngắn. Siêu âm vú mất khoảng 10 phút để hoàn thành.

Tự kiểm tra vú:

Tự kiểm tra vú là một cách tự mình kiểm tra ngực để biết những thay đổi như cục u hoặc dày lên. Phát hiện ung thư vú sớm có thể cải thiện cơ hội sống sót của bạn. Bất kỳ thay đổi bất thường nào được phát hiện trong quá trình tự kiểm tra nên được báo cáo với bác sĩ của bạn.

Khối trong vú?

● Phần lớn (khoảng 80%) khối u vú không phải do ung thư. U nang, khối u lành tính hoặc thay đổi chu kỳ kinh nguyệt, cũng có thể gây ra các khối u vú lành tính. Tuy nhiên, điều quan trọng là phải cho bác sĩ của bạn biết về bất kỳ khối u hoặc thay đổi nào trong vú mà bạn tìm thấy.

Sinh thiết Khối u Vú:

Sinh thiết là cách chắc chắn nhất để xác định xem một khối u vú có phải là ung thư hay không. Sinh thiết có thể được thực hiện thông qua một kim hoặc thông qua một thủ thuật tiểu phẫu. Kết quả cũng có thể xác định được loại ung thư vú. Phương pháp điều trị được điều chỉnh theo loại ung thư vú.

Sinh thiết kim:

Sinh thiết kim sử dụng kim rộng để lấy mẫu mô hoặc tế bào ra khỏi vú. Một nhà nghiên cứu bệnh học nghiên cứu các mẫu mô dưới kính hiển vi để xem chúng có chứa tế bào ung thư hay không. Có hai loại sinh thiết kim sinh thiết kim lõi và sinh thiết kim mịn.

Sinh thiết kim lõi:

● Nếu một khối u có thể được cảm nhận trong vú (khối sờ thấy), sinh thiết kim lõi có thể được thực hiện. Bác sĩ sẽ sử dụng một lượng nhỏ thuốc gây tê cục bộ để làm tê liệt da và mô vú xung quanh khu vực. Bác sĩ sẽ chèn kim và loại bỏ một lượng nhỏ mô cần kiểm tra.

Sinh thiết kim lõi có hướng dẫn siêu âm:

● Đây là một loại sinh thiết cho các khối u hoặc bất thường không thể cảm nhận được (khối u không thể sờ được). Một kim loại được đặt vào mô vú và siêu âm giúp xác nhận vị trí chính xác của ung thư tiềm năng để kim được đặt chính xác. Các mẫu mô sau đó được lấy quả kim. Siêu âm có thể thấy sự khác biệt giữa u nang và tổn thương rắn.

Sinh thiết lõi hướng dẫn MRI:

• Đối với thủ thuật này, bạn sẽ được cung cấp một chất tương phản thông qua tiêm truyền tĩnh mạch. Vú của bạn sẽ bị tê và nén và một số hình ảnh MRI sẽ được chụp. Các hình ảnh MRI sẽ hướng dẫn bác sĩ đến khu vực đang nghi ngờ. Một kim sẽ được sử dụng để loại bỏ các mẫu mô bằng đầu dò hỗ trợ chân không.

Sinh thiết lập thể:

• Nếu khối u là không thể chữa được, bạn cũng có thể được sinh thiết lập thể. Sử dụng thuốc gây tê cục bộ, bác sĩ X quang tạo ra một lỗ nhỏ trên da. Một cây kim được đặt vào mô vú và các nghiên cứu hình ảnh giúp xác nhận vị trí chính xác. Mẫu mô được lấy qua kim.

Sinh thiết phẫu thuật:

• Một bác sĩ phẫu thuật thực hiện một vết cắt (vết mổ) trên vú để loại bỏ mô.

Sinh thiết cắt bỏ mô:

• Phẫu thuật này loại bỏ toàn bộ một khối và vấn đề được kiểm tra dưới kính hiển vi. Nếu một phần của mô vú bình thường được thực hiện tất cả các cách xung quanh một khối u, nó được gọi là cắt bỏ khối u. Trong thủ thuật này, một dây được đưa qua kim vào khu vực được sinh thiết. X quang giúp đảm bảo nó ở đúng vị trí và một cái mốc nhỏ ở đầu dây giữ nó ở đúng vị trí. Bác sĩ phẫu thuật sử dụng dây như một hướng dẫn để xác định vị trí mô đáng ngờ.

Sinh thiết vết mổ:

• Sinh thiết vết mổ rất giống với sinh thiết cắt bỏ, nhưng ít mô được loại bỏ. Thuốc gây tê cục bộ sẽ được sử dụng và bạn cũng sẽ được dùng thuốc an thần tiêm tĩnh mạch. Sinh thiết vết mổ loại bỏ một phần của khối u, điều đó có nghĩa là cần phải phẫu thuật nhiều hơn để loại bỏ ung thư còn lại.

Kết quả sinh thiết:

Sinh thiết có thể cho biết liệu khối u có thụ thể estrogen (ER) và hoặc progesterone (PR), cho biết hoóc môn nào kích thích khối u tăng trưởng. Khoảng hai phần ba ung thư vú dương tính với thụ thể hoóc môn. Thuốc có thể được đưa ra để giúp ngăn chặn sự phát triển của khối u khỏi sự kích thích bởi các hoóc môn này.

● Ung thư vú ER dương tính nhạy cảm với estrogen, trong khi ung thư vú PR dương tính nhạy cảm với progesterone. Cã ung thư vú dương tính ER và PR đều có thể đáp ứng với liệu pháp hoóc môn. Thụ thể hoóc môn (HR) âm tính là một loại ung thư không có thụ thể hoóc môn và sẽ không bị ảnh hưởng bởi các phương pháp điều trị ngăn chặn hoóc môn.

● Khối u HER-2 dương tính: HER- 2 (thụ thể yếu tố tăng trưởng biểu bì 2) là một protein được biểu hiện ở mức độ cao khoảng 20% ung thư vú. Có thụ thể này có nghĩa là ung thư có xu hướng phát triển và lan rộng nhanh hơn các dạng ung thư vú khác. Có những phương pháp điều trị đặc biệt dành cho loại khối u này.

Các thuốc điều trị đặc biệt cho ung thư vú HER2 dương tính bao gồm:

● Herceptin (trastuzumab)

● Kadcyla (ado-trastuzumab emtansinè)

● Perjeta (pertuzumab)

● Tykerb (lapatinib)

Giai đoạn Ung thư Vú:

Các giai đoạn ung thư vú được phân loại theo kích thước khối u ung thư, vị trí và mức độ lây lan. Dàn dựng giúp các bác sĩ xác định tiên lượng và điều trị ung thư. Hệ thống TNM phân loại ung thư vú theo:

• Khối u (Tumor): kích thước và hoặc khối u nguyên phát

• Hạch (Node): Lây lan ung thư đến các hạch bạch huyết ở khu vực của khối u nguyên phát

• Di căn (Metastasis): Lây lan ung thư đến các vị trí xa khỏi khối u nguyên phát

Phân loại Ung thư Vú theo Hệ thống TNM:

Phân loại TNM của bệnh ung thư vú thường liên quan đến một trong năm giai đoạn sau:

(1) Ung thư vú giai đoạn 0 (T, N 0, M 0):

Điều này đề cập đến ung thư tại chỗ, nghĩa là các tế bào ung thư bị giới hạn ở vú. Loại ung thư này không lan rộng và không xâm lấn các mô khác.

(2) Ung thư vú giai đoạn I:

Ung thư vú xâm lấn giai đoạn I được chia thành các tiểu thể loại được gọi là IA và IB:

• Ung thư vú giai đoạn IA (T 1, N 0, M 0) đề cập đến khối u có kích thước lên đến 2 cm và không có lan ra bên ngoài vú.

• Ung thư vú giai đoạn IB (T 0 hoặc T 1, N 1 mì, M 0) không có khối u ở vú, nhưng các nhóm nhỏ tế bào ung thư trong các hạch bạch huyết. Giai đoạn IB cũng có thể có khối u ở vú không lớn hơn 2cm và các nhóm tế bào ung thư nhỏ trong các hạch bạch huyết.

(3) Ung thư vú giai đoạn II

Ung thư vú xâm lấn giai đoạn II được chia thành hai tiểu loại được gọi là IIA và IIB:

• Ung thư vú giai đoạn IIA (T 0 hoặc T 1 hoặc T 2, N 0 hoặc N 1, M 0) không có khối u ở vú, nhưng có khối u (lớn hơn 2mm) trong 1 đến 3 hạch nách hoặc hạch bạch huyết gần xương ức. Giai đoạn IIA cũng có thể có khối u ở vú kích thước 2cm hoặc nhỏ hơn và ung thư đã lan đến các hạch bạch huyết ở nách hoặc một khối u 2 - 5 cm chưa lan đến các hạch bạch huyết ở nách.

● Ung thư vú giai đoạn IIB (T 2 hoặc T 3, N 0 hoặc N 1, M 0) đề cập đến một khối u ở vú 2 - 5 cm và các nhóm nhỏ (0, 2 - 2 mm) của các tế bào ung thư vú trong các hạch bạch huyết hoặc một khối u ở vú 2 - 5 cm với khối u ở 1 - 3 hạch nách hoặc hạch bạch huyết gần xương ức. Ung thư vú giai doan IIB cũng có thể gồm một khối u lớn hơn 5 cm và không có hạch bạch huyết bị ảnh hưởng.

(4) Ung thư vú giai đoạn III

Ung thư vú xâm lấn giai đoạn III được chia thành các tiểu loại IIIA, IIIB, và IIIC:

● Giai đoạn IIIA (T 0 đến T 3, N 1 hoặc N 2, M 0) đề cập đến khối u từ không tồn tại đến bất kỳ kích thước nào và ung thư được tìm thấy trong 4 đến 9 hạch bạch huyết ở nách hoặc trong các hạch bạch huyết gần xương ức. Giai đoạn IIA cũng có thể gồm một khối u lớn hơn 5cm với các nhóm tế bào ung thư vú nhỏ (0, 2 đến 2mm) trong các hạch bạch huyết hoặc một khối u lớn hơn 5cm với ung thư ở 1 đến 3 hạch bạch huyết ở nách hoặc hạch bạch huyết gần xương ức.

● Giai đoạn IIIB (T 4, N 0- N 2, M 0) đề cập đến một khối u có kích thước bất kỳ và đã lan đến thành ngực hoặc da của vú và ung thư đã lan đến 9 hạch bạch huyết ở nách hoặc hạch bạch huyết gần xương ức.

● Giai đoạn IIIC (bất kỳ T, N3, M0) đề cập đến một khối u có kích thước bất kỳ và có thể lan đến thành ngực và hoặc da của vú cũng như ung thư ở 10 hạch nách trở lên hoặc lan sang các hạch bạch huyết ở trên hoặc dưới xương đòn hoặc gần xương ức.

(5) Ung thư vú giai đoạn IV (bất kỳ T, bất kỳ N, M 1): đề cập đến ung thư vú đã di căn sang các cơ quan khác như phổi, hạch bạch huyết xa, da, xuống, gan hoặc não.

Tỷ lệ Sống sót:

Sự sống sót của ung thư vú phụ thuộc vào một số yếu tố. Ung thư được tìm thấy sớm thường được khu trú ở vú. Thống kê về tỷ lệ sống sót của ung thư vú thường được đưa ra là tỷ lệ sống sót sau năm năm. Tỷ lệ sống sót sau năm năm là tỷ lệ phần trăm của những người sống ít nhất 5 năm sau khi được chẩn đoán mắc bệnh ung thư vú. Theo Hiệp hội Ung thư Hoa Kỳ, phụ nữ mắc bệnh ung thư vú giai đoạn đầu (giai đoạn I) có tỷ lệ sống sót sau 5 năm là 100%. Phụ nữ bị ung thư vú đã di căn đến các vị trí xa trong cơ thể (giai đoạn IV) chỉ có 20% cơ hội sống sót sau 5 năm, những tỷ lệ này có thể cải thiện khi tiến bộ điều trị được thực hiện.

Điều trị Phẫu thuật:

Phẫu thuật bảo tồn vú loại bỏ ung thư và một số mô khoẻ mạnh xung quanh nó, nhưng không phải là vú. Một số hạch bạch huyết dưới cánh tay có thể được loại bỏ để sinh thiết. Nếu ung thư ở gần thành ngực, một phần của nó có thể được loại bỏ. Phẫu thuật bảo tồn vú còn được gọi là phẫu thuật cắt bỏ vú, cắt bỏ khối u, cắt bỏ vú một phần, cắt bỏ vú tứ giác và cắt bỏ vú phân đoạn.

Cắt bỏ vú:

Cắt bỏ vú là loại bỏ toàn bộ vú và tất cả các mô xung quanh và có thể các mô lân cận. Có nhiều phẫu thuật cắt bỏ vú khác nhau, tùy thuộc vào số lượng mô xung quanh được loại bỏ. Sau đây là các thủ thuật khác nhau:

● Phẫu thuật cắt bỏ vú đơn giản bao gồm cắt bỏ toàn bộ vú, nhưng không loại bỏ các hạch bạch huyết hoặc mô cơ.

● Phẫu thuật cắt bỏ vú đôi khi cả hai vú được cắt bỏ.

● Phẫu thuật cắt bỏ vú ngoài da bao gồm giữ cho da trên vú còn nguyên vẹn. Phẫu thuật tái tạo vú thường được lên kế hoạch ngay sau phẫu thuật cắt bỏ vú.

● Phẫu thuật cắt bỏ vú giữ cho da và núm vú nguyên vẹn và phẫu thuật tái tạo vú ngay sau đó.

● Phẫu thuật cắt bỏ triệt để kết hợp cắt bỏ vú đơn giản với cắt bỏ các hạch bạch huyết dưới cánh tay

● Phẫu thuật cắt bỏ triệt để bao gồm cắt bỏ toàn bộ vú, các hạch bạch huyết và các cơ ngực dưới vú.

Xạ trị:

Các chùm năng lượng cao của bức xạ cục bộ được sử dụng để tiêu diệt các tế bào ung thư nhắm mục tiêu. Liệu pháp xạ trị có thể được sử dụng sau phẫu thuật ung thư vú, hoặc nó có thể được sử dụng cùng với hoá trị liệu cho ung thư lan rộng. Điều trị này có tác dụng phụ, có thể bao gồm sưng khu vực, mệt mỏi hoặc hiệu ứng giống như bị cháy nắng. Có hai cách xạ trị.

● Chùm tia bên ngoài

Một chùm bức xạ được tập trung vào khu vực bị ảnh hưởng bởi một máy bên ngoài. Việc điều trị thường được thực hiện năm ngày một tuần trong năm đến sáu tuần.

● Brachytherapy

Dạng phóng xạ này liên quan đến hạt phóng xạ hoặc viên được cấy vào vú bên cạnh ung thư.

Hoá trị:

Thuốc hoá trị được đưa ra để tiêu diệt các tế bào ung thư nằm ở bất kỳ đâu trong cơ thể. Nó có thể được quản lý bằng cách truyền tĩnh mạch chậm, bằng thuốc hoặc tiêm tĩnh mạch, tùy thuộc vào thuốc. Đôi khi hoá trị được đưa ra sau phẫu thuật để giúp ngăn ngừa ung thư tái phát (liệu pháp hỗ trợ). Tác dụng phụ của hóa trị liệu có thể bao gồm tăng nguy cơ nhiễm trùng, buồn nôn, mệt mỏi và rụng tóc. Thông thường, thuốc hoá trị được đưa ra theo chu kỳ với khoảng thời gian điều trị nhất định sau đó là một khoảng thời gian nghỉ ngơi. Độ dài chu kỳ và khoảng thời gian nghỉ khác nhau giữa các loại thuốc.

Hoá trị hỗ trợ:

● Nếu tất cả các loại ung thư có thể nhìn thấy đã được loại bỏ, vẫn có khả năng các tế bào ung thư đã bị phá vỡ hoặc bị bỏ lại. Hoá trị liệu phụ trợ được đưa ra để đảm bảo rằng những lượng nhỏ tế bào này bị tiêu diệt. Vì một phụ nữ có nguy cơ tái phát rất thấp ngay cả khi không hoá trị, nó không được đưa ra trong mỗi trường hợp.

Hoá trị ung thư vú tiến triển:

● Hoá trị có thể được sử dụng nếu ung thư đã di căn đến các vị trí xa trong cơ thể. Trong trường hợp này, các bác sĩ sẽ xác định phương pháp điều trị thích hợp nhất.

Tác dụng phụ của hóa trị:

Các loại thuốc khác nhau gây ra các tác dụng phụ khác nhau. Một số loại hóa trị có tác dụng cụ thể, những kinh nghiệm của mỗi bệnh nhân là khác nhau.

Những tác dụng phụ phổ biến của hóa trị liệu:

● Mệt mỏi

● Đau (nhức đầu, đau cơ, đau dạ dày và đầu do tổn thương thần kinh)

● Loét miệng và cổ họng

● Tiêu chảy

● Buồn nôn và ói mửa

● Táo bón

● Rối loạn máu

● Thay đổi suy nghĩ và trí nhớ

● Các vấn đề tình dục và sinh sản

● Mất ngon miệng

● Rụng tóc

● Tổn thương vĩnh viễn cho tim, phổi, gan, thận hoặc hệ thống sinh sản

Liệu pháp hoóc môn:

● Một số tế bào ung thư vú được kích hoạt bởi nội tiết tố nữ estrogen và hoặc progesterone (ung thư vú dương tính ER và PR). Liệu pháp hoóc môn có thể ngăn chặn hoặc làm chậm sự phát triển của các khối u dương tính với thụ thể hoóc môn bằng cách ngăn chặn các tế bào ung thư tiếp nhận các hoóc môn mà chúng cần để phát triển. Liệu pháp hoóc môn thường được đưa ra sau phẫu thuật, nhưng nó cũng có thể được dùng để giảm nguy cơ phát triển ung thư vú ở những phụ nữ có nguy cơ cao.

Liệu pháp nhắm mục tiêu:

● Các liệu pháp nhắm mục tiêu là phương pháp điều trị mới hơn cho bệnh nhân ung thư vú. Họ sử dụng các protein cụ thể trong các tế bào ung thư, như protein HER2. Các liệu pháp nhắm mục tiêu có thể ngăn chặn protein HER2 kích thích tăng trưởng các tế bào ung thư trong khối u có protein này. Các liệu pháp nhắm mục tiêu có ít tác dụng phụ hơn so với hoá trị truyền thống vì chúng chỉ nhắm vào các tế bào ung thư. Chúng thường được sử dụng kết hợp với hóa trị.

Phục hồi Ung thư Vú:

Điều trị ung thư vú có thể là mệt mỏi cả về thể chất lẫn tinh thần. Có nhiều thay đổi diễn ra có thể khó đối phó. Bệnh nhân bị thiếu hụt trí nhớ và không có khả năng tập trung. Phương pháp điều trị ung thư vú cũng có thể khiến bệnh nhân mệt mỏi, đó là điều bình thường. Có thể khó theo kịp các hoạt động của cuộc sống hằng ngày và khiến bệnh nhân cảm thấy bị cô lập hoặc quá tải. Bạn bè và gia đình có thể là nguồn hỗ trợ vô giá trong thời gian này. Một số người chọn tham gia một nhóm hỗ trợ trực tuyến hoặc địa phương để chia sẻ kinh nghiệm của họ và truyền bá nhận thức về ung thư vú.

Phẫu thuật Tái tạo Vú:

Nhiều phụ nữ lựa chọn phẫu thuật tái tạo sau phẫu thuật ung thư vú. Phẫu thuật tái tạo sử dụng cấy ghép hoặc các mô thu được từ các vị trí khác trong cơ thể. Các thủ thuật này có thể được thực hiện tại thời điểm phẫu thuật cắt bỏ vú, hoặc chúng có thể được thực hiện trong nhiều tháng hoặc thậm chí nhiều năm sau đó.

Cấy ghép:

Một thiết bị giãn nở mô sẽ được đưa vào da, trong một vài tuần, để kéo căng da và cho phép cấy silicon-gel hoặc nước muối. Mỗi tuần trước khi cấy ghép implant, thiết bị giãn nở mở được lấp đầy đến một thể tích mong muốn cho đến khi bệnh nhân hài lòng với kích thước vú mới của họ.

Thủ thuật nắp mô:

Một mô riêng của phụ nữ được lấy từ bụng hoặc lưng để tạo ra một gờ để tái tạo vú. Các mô đôi khi được giữ gần với nguồn cung cấp máu ban đầu của nó hoặc nó bị ngắt kết nối và nối lại với một nguồn cung cấp máu gần vị trí mới. Một số bệnh nhân cũng được tái tạo núm vú, được tạo ra bằng cách sử dụng mô từ vạt lưng hoặc bụng. Núm vú sau đó được xăm để giống với màu của núm vú. Một núm vú giả cũng là một lựa chọn và có thể được tạo ra bằng cách tạo một bản sao của núm vú tự nhiên của bạn.

Thiết bị phục hình vú:

Một bộ phận giả, hoặc hình thức vú, là một thay thế chỗ

phẫu thuật tái tạo. Một bộ phận giả cung cấp sự xuất hiện của bộ ngực mà không cần phẫu thuật. Đây là một thiết bị được mặc bên trong áo ngực hoặc đồ tắm để cho phép vẻ ngoài cân đối khi mặc quần áo. Phục hình vú có nhiều hình dáng, kích cỡ và vật liệu (gel-silicon, bột, hoặc chất xơ bên trong). Thiết bị phục hình vú thường được bảo hiểm chi trả bởi các kế hoạch bảo hiểm.

Ung thư Vú Di truyền:

Ung thư vú xảy ra ở cả nam và nữ, nhưng nó có khả năng ảnh hưởng đến phụ nữ gặp 100 lần so với nam giới. Phụ nữ trên 55 tuổi và những người có họ hàng gần mắc bệnh này có nguy cơ mắc ung thư vú cao nhất. Tuy nhiên, có tới 80% phụ nữ bị ung thư vú không có người thân mắc bệnh. Một số đột biến di truyền nhất định làm tăng đáng kể nguy cơ ung thư vú của phụ nữ. Phổ biến nhất trong số này là các gen được gọi là BRCA1 và BRCA2. Phụ nữ thừa hưởng đột biến gen này có tới 80% khả năng mắc ung thư vú.

Xét nghiệm Gen Ung thư Vú (BRCA):

Một số xét nghiệm có sẵn để tìm kiếm gen ung thư vú (BRCA). Một xét nghiệm máu cơ thể được đưa ra để phân tích các đột biến DNA trong BRCA1 và BRCA2. Phụ nữ bị đột biến gen có nguy cơ mắc ung thư vú cao hơn nhiều. Thử nghiệm BRCA thường chỉ được cung cấp cho những người có thể đã thừa hưởng đột biến. Bạn có thể là ứng cử viên cho xét nghiệm gen BRCA nếu bạn có những điều sau đây:

● Tiền sử cá nhân bị ung thư vú.

● Tiền sử cá nhân ung thư buồng trứng.

● Tiền sử gia đình mắc bệnh ung thư vú ở cha mẹ, anh chị em và hoặc trẻ em.

● Một người đàn ông mắc bệnh ung thư vú.

● Một thành viên gia đình bị ung thư vú và buồng trứng.

- Một thành viên gia đình bị ung thư vú song phương.

- Hai hoặc nhiều người thân bị ung thư buồng trứng.

- Một người họ hàng với đột biến BRCA1 hoặc BRCA2 đã biết.

- Tổ tiên của người Do Thái Ashkenazi có họ hàng gần với bệnh ung thư vú hoặc buồng trứng.

- Tổ tiên của người Do Thái Ashkenazi và tiền sử cá nhân bị ung thư buồng trứng.

Phòng chống Ung thư Vú:

Các yếu tố có thể làm tăng nguy cơ mắc bệnh ung thư vú bao gồm không tập thể dục đầy đủ, uống nhiều hơn một ly rượu mỗi ngày và thừa cân. Phòng ngừa ung thư vú cũng bao gồm tránh tiếp xúc với chất gây ung thư, hoá chất và phóng xạ từ chẩn đoán hình ảnh. Một số loại liệu pháp hoóc môn và thuốc tránh thai cũng có thể làm tăng nguy cơ, những nguy cơ trở lại bình thường sau khi ngừng các loại thuốc này. Một số nghiên cứu đã chỉ ra rằng hoạt động thể chất thường xuyên có thể giúp giảm nguy cơ tái phát ở những phụ nữ sống sót sau ung thư vú.

Phẫu thuật phòng ngừa (cắt bỏ vú dự phòng) cũng có thể ngăn ngừa ung thư vú. Phẫu thuật cắt bỏ vú song phương là loại bỏ cả hai vú để ngăn ngừa ung thư vú. Phụ nữ có tiền sử gia đình mạnh về đột biến BRCA1 hoặc BRCA2 có thể chọn phẫu thuật cắt bỏ vú dự phòng song phương để giảm nguy cơ phát triển ung thư vú.

Chú Giải:

Aldosterone. Một loại hoóc môn làm tăng lượng natri và nước trong máu và tăng huyết áp.

Angiotensin I. Được tạo ra bởi sự tương tác của renin và angiotensinogen trong điều kiện căng thẳng; chuyển đổi angiotensin II thông qua hoạt động của enzyme chuyển đổi angiotensin (ACE).

Angiotensin II. Được tạo ra bởi tác dụng của enzyme ACE với angiotensin I. Làm cho các cơ của động mạch và tiểu động mạch co thắt và tuyến thượng thận tiết ra các hoóc môn căng thẳng; cùng nhau, chung thúc đẩy tăng huyết áp.

Angiotensinogen. Một protein được sản xuất liên tục trong gần tương tác với enzyme renin để tạo thành angiotensin I, kích hoạt hệ thống renin-angiotensin-aldosterone.

Antioxidant. Chất chống oxy hóa, phân tử có khả năng ngăn ngừa tổn thương các mô bởi các gốc tự do. Các chất chống oxy hoá phổ biến bao gồm vitamin C, E, A, và beta-caroten và khoáng chất selen.

Arachidonic acid. Một axit béo không no có 20 nguyên tử cacbon và bốn nối đôi được tìm thấy trong chất béo động vật; là chất dinh dưỡng thiết yếu cho cơ thể con người, là tiền chất để sản xuất axit béo không bão hòa ở các mô (như prostaglandin).

Axit amin (amino acid). Hợp chất hữu cơ chứa một nhóm amin và một nhóm axit cacboxylic. Protein bao gồm các tỷ lệ khác nhau của khoảng 20 axit amin phổ biến.

Axit béo cần thiết. Hai lớp chất béo có lợi omega-3 và omega-6 tạo thành màng tế bào, giúp cơ thể hấp thụ vitamin và là nền tảng của nhiều loại hoóc môn của cơ thể. Dầu cá, hạt lanh và dầu thực vật là những nguồn giàu axit béo cần thiết.

Bệnh động mạch vành. Hẹp động mạch vành do đó lượng máu đến tim bị giảm. Còn được gọi là bệnh tim mạch vành.

Bệnh tiểu đường. Căn bệnh mà có thể thiếu insulin hoặc sử dụng insulin không đúng cách. Còn gọi là đái tháo đường.

Bệnh tim mạch. Bất kỳ bệnh nào về tim hoặc mạch máu.

Bệnh tim thiếu máu cục bộ. Bệnh tim do động mạch vành bị thu hẹp và đặc trưng bởi lượng máu cung cấp cho tim bị giảm sút. Còn gọi là bệnh tim mạch vành.

Béo phì. Tình trạng dư thừa cân đáng kể. Béo phì làm tăng nguy cơ mắc bệnh tăng huyết áp và tiểu đường.

Cao huyết áp. Huyết áp tăng cao mạn tính trên giới hạn bình thường.

Cao huyết áp nguyên phát. Huyết áp cao do hậu quả của thói quen ăn uống và sinh hoạt kém. Còn được gọi cao huyết áp vô căn.

Cao huyết áp thứ phát. Tăng huyết áp do hậu quả của các tình trạng bệnh lý khác.

Chất béo bão hoà. Chất béo rắn ở nhiệt độ phóng, hầu hết được tìm thấy trong thịt động vật và dầu nhiệt đới.

Chất béo không bão hoà đa. dầu ở dạng lỏng ở nhiệt độ phòng, bao gồm hầu hết các loại dầu thực vật, chẳng hạn như dầu ngô, hướng dương, đậu nành hoặc dầu hoa két (safflower).

Chất béo không bão hoá đơn. Loại chất béo được tìm thấy chủ yếu trong dầu hạt cải, ô liu, quả óc chó và quả bơ.

Chất đối kháng kim loại nặng. Một nguyên tố, chẳng hạn như chất khoáng vi lượng kẽm có thể loại bỏ dấu vết của chì, cadmium và các chất kim loại nặng khác khỏi cơ thể.

Chất ức chế men chuyển (ACE inhibitors). Một loại thuốc hạ huyết áp kê đơn ngăn chặn enzyme khởi động hệ thống renin-angiotensin-aldosterone.

Chỉ số đường huyết (Glycemic Index). Là chỉ số cho bạn khái niệm về một loại thực phẩm (có carbohydrate) ảnh hưởng đến lượng đường glucose trong máu của bạn nhanh như thế nào. Số càng nhỏ , thực phẩm càng ít ảnh hưởng đến lượng đường trong máu của bạn; thấp (55 hoặc ít hơn), trung bình (56-69), và cao (70 trở lên).

Cholesterol. Một chất béo được tìm thấy trong tất cả tế bào động vật và đó là một phần không thể thiếu của tất cả các màng, cũng như tiền thân của các hoóc môn steroid. Có hai loại cholesterol chính. Cholesterol LDL (được tích tụ vào thành động mạch) và cholesterol HDL (loại bỏ cholesterol ra khỏi cơ thể). Cholesterol trong thức ăn chỉ được tìm thấy trong thực phẩm động vật, bao gồm các sản phẩm sữa, kem, thịt, cá, thịt gia cầm. Mỡ động vật và tròng đỏ trứng.

Cơ tim. Cơ thành tim co bóp để bơm máu ra khỏi tim và thư giãn để nạp máu trở lại cho tim.

Coenzyme Q10. Một chất tự nhiên liên quan đến sản xuất năng lượng. CoQ10 được sử dụng trong điều trị suy tim sung huyết, tăng huyết áp và các bệnh tim mạch khác. Còn được gọi là ubiquinone.

Cơn đau tim. Tổn thương hoặc chết một phần cơ tim hậu quả của không đủ máu cung cấp. Còn gọi là nhồi máu cơ tim.

Cross-sectional study. Hay nghiên cứu cắt ngang, là những nghiên cứu thu thập dữ liệu tại một thời điểm.

Cục máu đông. Hình thành để ngăn dòng chảy của máu sau một chấn thương. Các cục máu đông có thể hình thành bên trong các động mạch, tạo ra sự gián đoạn của máu và do đó gây ra cơn đau tim hoặc đột quỵ.

Vật thuyên tắc (embolus). Vật thuyên tắc hay vật nghẽn mạch. Là vật hình thành ở một phần của cơ thể và được di chuyển qua các mạch máu và làm nghẽn mạch máu. Vật có thể là cục máu đông, mỡ, tế bào ung thư, hay là bong bóng khí.

Đái tháo đường không phụ thuộc insulin. Một loại tiểu đường liên quan trực tiếp đến hội chứng X và đặc biệt với tình trạng kháng insulin. Còn được gọi là bệnh tiểu đường loại 2 hoặc bệnh tiểu đường khởi phát ở người trưởng thành.

Đái tháo đường phụ thuộc insulin. Một loại bệnh tiểu đường mà cơ thể không thể tự cung cấp insulin. Còn được gọi là bệnh tiểu đường loại 1.

Điện tâm đồ. Ghi lại các xung điện của tim.

Động mạch. Các mạch máu đưa máu từ tim đến các bộ phận khác nhau của cơ thể. Động mạch có thành dày, đàn hồi, có thể giãn nở khi máu chảy qua chúng.

Động mạch cảnh. Động mạch chính ở hai bên cổ.

Động mạch chủ. Động mạch lớn nhận máu từ tâm thất trái của tim và đưa máu đi phân phối khắp cơ thể.

Động mạch vành. Hai động mạch phát sinh tự động mạch chủ đi xuống phía trên cùng của tim, sau đó phân nhánh và cung cấp máu cho cơ tim.

Đột quỵ. Cung cấp máu đột ngột không đủ cho một vùng của não dẫn đến mất khả năng nói, chức năng cơ, thị lực hoặc cảm giác. Còn được gọi là tai biến mạch máu não.

Đột tử. Chết đột ngột, chết bất ngờ và tức thời hoặc chết ngay sau khi có các triệu chứng. Nguyên nhân phổ biến nhất của đột tử là đau tim.

Dung nạp glucose bất thường. Không có khả năng chuyển hoá glucose.

Enzyme. Chất men, một hoá chất phức tạp có khả năng khởi động và tăng tốc các quá trình sinh hóa cụ thể trong cơ thể.

Epinephrine. Một loại hoóc môn do tuyến thượng thận tiết ra có tác dụng đẩy nhanh nhịp tim và cung lượng tim. Điều này làm tăng huyết áp. Còn được gọi là adrenaline.

Gốc tự do. Một nguyên tử hoặc phân tử có một điện tử chưa ghép đôi rất không ổn định và gây hại cho các phân tử khác. Gốc tự do bị trung hòa bởi các chất chống oxy hoá.

Glucagon. Hoóc môn do tụy tạng tiết ra gây tăng mức đường huyết, có tác động ngược lại với insulin.

Gluconeogenesis. Sự tân tạo glucose trong cơ thể động vật.

Glycoprotein. Hợp chất gồm một protein kết hợp với một carbohydrate.

Glycogen. Dạng tinh bột dự trữ của động vật.

Glycogenesis. Sự tạo glycogen.

Hệ thống Renin-Angiotensin-Aldosterone (RAAS). Nhóm hoóc môn mạnh mẽ, chức năng chính là làm co mạch máu và tăng huyết áp.

Hội chứng X. Một phức hợp các triệu chứng được xác định bởi béo phì (đặc biệt là ở vùng bụng), kháng insulin, tăng triglyceride, cholesterol HDL thấp, huyết áp cao và tăng nguy cơ mắc bệnh tiểu đường và bệnh tim.

Huyết áp. Áp lực của máu khi tim bơm máu qua các động mạch.

Huyết áp tâm trương. Huyết áp xảy ra khi cơ tim được thả lỏng giữa các nhịp đập. Đây là số thứ hai hoặc ở dưới trong kết quả đo huyết áp, chẳng hạn như số 80 của kết quả huyết áp 120/80.

Huyết áp tâm thu. Huyết áp đo được khi tim co bóp. Đây là số đầu tiên hoặc ở trên trong kết quả đo huyết áp, ví dụ như số 120 trong kết quả đo huyết áp 120/80.

Huyết khối. Hình thành hoặc hiện diện cục máu đông bên trong mạch máu hoặc khoang tim.

Insulin. Hóc môn tiết ra bởi các tế bào bêta của tiểu đảo Langerhans trong tuyến tụy; điều chỉnh lưu trữ glycogen trong gan và tăng tốc quá trình oxy hóa đường trong tế bào.

Kháng insulin. Tình trạng insulin không thể vận chuyển glucose vào tế bào một cách chính xác, dẫn đến nồng độ insulin trong máu tăng cao và thường làm tăng mức đường huyết. Nguyên nhân cơ bản của hội chứng X.

Lipid. Chất béo, một hợp chất hữu cơ dạng dầu không tan trong nước nhưng tan trong dung môi hữu cơ; thành phần cấu trúc thiết yếu của tế bào sống (cùng với protein và carbohydrate).

Lipogenesis. Sự tạo chất béo.

Lipolysis. Sự phân giải mỡ.

Lipoprotein. Sự kết hợp của một chất béo được bao quanh bởi một protein.

Lipoprotein a (Lp a). Một hạt nhỏ giống LDL cholesterol; nó dính vào các khu vực nhỏ của động mạch bị tổn thương và khởi động sự nghẽn động mạch.

Lipoprotein mật độ thấp (LDL). Mang cholesterol có hại trong máu. Còn được gọi là cholesterol xấu.

Lipoprotein mật độ cao (HDL). Chất mang cholesterol; vận chuyển cholesterol ra khỏi các mô và đến gan để cholesterol có thể được loại bỏ khỏi máu. Còn gọi là cholesterol tốt.

Lớp nội mạc. Lớp tế bào nhẵn lót trong tim (nội tâm mạc), mạch máu và mạch bạch huyết.

Mỡ bão hòa (saturated fatty acid). Còn gọi là axit béo bão hòa hay axit béo no, một axit béo có chuỗi cacbon không thể hấp thụ thêm bất kỳ nguyên tử hydro nào. Chủ yếu tìm thấy trong mỡ động vật.

Mạch máu. Mạng lưới các ống, hay đường ống, qua đó máu lưu thông, bao gồm động mạch, tiểu động mạch, tĩnh mạch, tiểu tĩnh mạch và mao mạch.

Mảng bám. Chất béo lắng đọng trong thành động mạch. Còn được gọi là mảng xơ vữa.

Mao mạch. Các mạch máu nhỏ vĩ mô giữa động mạch và tĩnh mạch kết thúc trong các giường mao mạch giống như mạng lưới, nơi các chất dinh dưỡng, khí, hoóc môn và các thành phần quan trọng khác được phân phối đến các mô và tế bào và các chất thải của tế bào được chuyển đi.

Men chuyển angiotensin (ACE). Một enzyme phản ứng với angiotensin I để tạo thành angiotensin II, góp phần cho tăng huyết áp.

MUFA (monounsaturated fatty acid). Chất béo không bão hòa đơn hay một nối đôi có nguồn gốc từ thực vật, có lợi cho sức khỏe.

Nhịp tim chậm. Nhịp tim ít hơn 60 nhịp mỗi phút

Nhịp tim nhanh thất. Tình trạng trong vùng tâm thất của tim tạo ra nhịp tim rất nhanh, bất thường.

Nhồi máu cơ tim. Tổn thương hoặc chết một phần cơ tim do không cung cấp đủ máu; một cơn đau tim.

Norepinephrine. Một loại hoóc môn do tuyến thượng thận tiết ra có tác dụng thắt chặt các mạch máu và làm tăng áp huyết. Cũng là một chất dẫn truyền thần kinh được tạo ra trong não.

Phình mạch. Bong bóng của thành động mạch, tĩnh mạch hoặc tim do thành bị yếu đi do cao huyết áp, chấn thương hoặc bệnh tật.

Phytochemical. Hóa chất thực vật, một loại chất dinh dưỡng có tự nhiên trong thực vật; nhiều loại có đặc tính y học, tăng cường sức khỏe.

Prospective study. Hay tiền cứu, là những nghiên cứu theo dõi tình trạng sức khỏe của các đối tượng trong một thời gian; và những dữ liệu được thu thập nhiều lần. Đôi khi còn gọi là longitudinal study.

PUFA (polyunsaturated fatty acid). Chất béo không bão hòa đa nối đôi; là các axit béo cơ thể con người không thể tự tổng hợp được (omega-3, omega-6) mà chỉ có thể hấp thụ qua thức ăn hàng ngày. Chúng được gọi là axit béo cần thiết.

Renin. Một enzyme do thận tiết ra trong điều kiện căng thẳng, vận động thể lực hoặc do thay đổi trong chế độ ăn uống. Cùng với angiotensinogen, renin tạo thành angiotensin I và khởi động hệ thống RAAS.

Rối loạn nhịp tim. Một nhịp tim bất thường.

Sodium. Chất khoáng tìm thấy trong hầu hết các mô của thực vật và động vật. Muối ăn sodium chloride có gần một nửa sodium.

Stress test. Một thủ tục chẩn đoán đơn giản, không gây đau đớn, thường được tiến hành bằng treadmill hoặc xe đạp tại chỗ tại phòng khám của bác sĩ. Trong khi bạn tập, một số màn hình đo các dấu hiệu quan trọng của bạn, và bác sĩ của bạn dùng dữ liệu để xác định mức độ thể lực của bạn.

Suy tim sung huyết. Tim không có khả năng bơm hết máu trở về, dẫn đến việc ứ đọng máu trong các tĩnh mạch dẫn đến tim, và đôi khi tích tụ chất lỏng ở các bộ phận khác nhau của cơ thể.

Tải lượng đường huyết (Glycemic Load). Phương pháp tính lượng carbohydrate trong một khẩu phần ăn ảnh hưởng tới mức đường huyết nhanh như thế nào. GL = GI x carbohydrate / 100.

Tâm nhĩ. Một trong hai ngăn trên của tim, nơi chứa máu trước khi chuyển qua tâm thất.

Thụ Thể. Một phân tử protein nằm trên màng tế bào hay nằm bên trong tế bào chất của tế bào mà nhận những tín hiệu hóa học từ bên ngoài của tế bào. Khi một tín hiệu hóa học như vậy liên kết với một thụ thể, chúng gây ra một số dạng phản ứng của tế bào/mô, ví dụ như một sự thay đổi trong hoạt động điện của tế bào.

Thuốc chẹn beta. Loại thuốc hạ huyết áp kê toa nhiều thứ hai sau thuốc lợi tiểu. Chúng làm giảm huyết áp bằng cách ngăn chặn khả năng phản ứng của tim với epinephrine và adrenaline.

Thuốc chẹn calci. Thuốc hạ huyết áp làm giảm huyết áp bằng cách ngăn chặn lượng calci dư thừa xâm nhập vào các tế bào, do đó làm thư giãn và giãn nở các động mạch.

Thuốc lợi tiểu. Một loại thuốc thúc đẩy bài tiết nước qua nước tiểu.

Thử nghiệm lâm sàng đối chứng ngẫu nhiên (RCT). là loại hình nghiên cứu thực nghiệm có giá trị nhất về mặt y học thực chứng để đánh giá hiệu quả của một thuật điều trị. RCT là một thử nghiệm trong đó các đối tượng được phân phối vào hai nhóm: nhóm thử nghiệm nhận được can thiệp (thuốc điều trị mới, phẫu thuật mới...) và nhóm đối chứng hoặc nhóm so sánh được điều trị thường quy hoặc giả trị (placebo).

Tĩnh mạch. Mạch máu đưa máu từ cơ thể trở về tim.

Trans fat. Một dạng chất béo không bão hòa, được tạo ra bằng cách hydro hóa các axit béo có trong dầu thực vật nhằm biến dầu dạng lỏng thành dạng rắn có thời gian bảo quản lâu hơn và hương vị thơm ngon hơn. Sản phẩm chính của quá trình hydro hóa này là bơ thực vật (margarine).

Triglyceride. Phân tử chứa ba axit béo, là dạng chất béo có tỷ lệ chiếm đến 95% chất béo hàng ngày mà chúng ta đang tiêu thụ trong chế độ ăn uống. Đây là một trong những thành phần chủ yếu của dầu thực vật và mỡ động vật.

Tỏi. một loại thảo mộc có tính dược liệu và ẩm thực (Allium sativum) được sử dụng trong điều trị tăng huyết áp, tăng cholesterol máu và các chứng bệnh khác.

Tỷ số cholesterol. Là tỷ số cholesterol toàn phần/HDL cholesterol. Tỷ số càng thấp, nguy cơ mắc phải bệnh tim mạch càng giảm. Tỷ số tối ưu là 3,5 trên 1.

Chất ức chế men chuyển (ACE inhibitors). Một loại thuốc hạ huyết áp kê đơn ngăn chặn enzyme khởi động hệ thống renin-angiotensin-aldosterone.

Van hai lá. Van tim giữa tâm thất trái và tâm nhĩ trái.

Vật thuyên tắc (embolus). Vật thuyên tắc hay vật nghẽn mạch. Là vật hình thành ở một phần của cơ thể và được di chuyển qua các mạch máu và làm nghẽn mạch máu. Vật có thể là cục máu đông, mỡ, tế bào ung thư, hay là bong bóng khí.

Vegetable oil. Hay dầu thực vật. Có tới 85% dầu thực vật là từ đậu nành, loại được sử dụng phổ biến nhất. Các loại dầu khác ít phổ biến hơn, như dầu ngô, hướng dương, và dầu hạt cải. Một số khác từ trái cây bao gồm dầu ô liu, dừa, và dầu cọ.

Xenobiotic. Tác nhân xa lạ với cuộc sống. Thuốc là xenobiotic vì chúng không phải là hợp chất tự nhiên.

Xơ cứng động mạch (arteriosclerosis). Thiệt hại và sự cứng lại sau đó của các động mạch chính. Các gốc tự do và cholesterol LDL là nguyên nhân chính gây tổn thương động mạch và mất tính đàn hồi.

Xơ vữa động mạch (atherosclerosis). Sự tích tụ của mảng bám chất béo trong thành động mạch. Các thành động mạch hẹp dần và không đều. Kết quả là lưu lượng máu giảm. Dùng thay thế cho chứng xơ cứng động mạch.

Yếu tố rủi ro. Những tình trạng làm gia tăng cơ hội phát triển bệnh. Ví dụ như: chủng tộc, giới tính, tuổi tác, sự béo phì, hút thuốc, mức độ phơi nhiễm do nghề nghiệp.

Tài Liệu Tham Khảo

Chương 1: Các Nguyên Do Tử Vong Hàng Đầu Trên Thế Giới - Các Cấp Độ Phòng Ngừa Bệnh

1. CDC https://www.cdc.gov/obesity/data/adult.html. Adult obesity facts.

2. J. Reid. 2008. The philosophy of death: or a general medical and statistical treatise on the nature and causes of human mortality.

Chương 2: Nghiên Cứu Tim Framingham và Điểm Rủi Ro Framingham - Nghiên Cứu Sức Khỏe Y Tá

1. United states national heart and lung and blood institute. 2017. The Framingham study: an epidemiological investigation of cardiovascular disease.

2. D. Levy et al. 2005. A change of heart: how the people of Framingham, Massachusetts, help unravel the mysteries of cardiovascular disease.

Chương 3: Cholesterol và Cơ Chế Điều Hòa và Giải Nobel Y Học 1985

1. Williams Textbook of Endocrinology 2016. Lipid metabolism

Wikipedia - Lipid metabolism.

2. R. Furman. 2017. Your cholesterol matters: what your numbers mean and how you can improve them.

3. G.K. Wilson et al. The great cholesterol myth: why lowering your cholesterol won't prevent heart disease and the statin-free plan that will.

4. S.P. Upadhye. 2011. Textbook of biochemistry.

Chương 4: Insulin và Giải nobel Y Học 1923

1. Lustig. 2008. Which comes first? The Obesity or the Insulin? The Behavior or the Biochemistry?

2. Insulin. https://en.wikipedia.org/wiki/Insulin.

3. M. Bliss. 2007. The discovery of insulin.

4. T. Cooper et al. 2011. Breakthrough: Elizabeth Hughes, the discovery of insulin, and the making of a medical miracle.

5. I.G. Fantus. 2011. Insulin resistance and cancer: epidemiology, cellular and molecular mechanisms and clinical implications.

Chương 5: Hội Chứng Chuyển Hóa - Hội Chứng "X" và Ông Gerald M. Reaven

1. Christian K. Roberts et al. 2013. Metabolic syndrome and Insulin resistance: underlying causes and modification by exercise training.

2. Pete McCal.l 2015. Exercise and hormones: 8 hormones involved in exercise.

3. Ito MK. 2004. The metabolic syndrome: pathophysiology, clinical relevance, and the use of niacin..

4. Norman K. Pollock et al. 2011. Greater fructose consumption is associated with cardiometabolic risk markers and visceral adiposity in adolescents.

5. Sarah A. Hannou et al. 2018. Fructose metabolism and metabolic disease.

Chương 6: Ông William Banting và Bệnh Béo Phì - Chỉ Số Cân Nặng - Tỷ Số Eo/Chiều Cao - Tỷ Số Eo/Hông

1. W. Banting. 2015. The banting diet: Letter on Corpulence.

2. R. Gallop et al. 2010. The G.I. (glycemic index) diet.

3. R. Thompson. 2006. The glycemic-load diet: a powerful new program for losing weight and reversing insulin resistance.

4. G. Taubes. 2007. Good calories, bad calories.

Chương 7: Giả Thuyết Cholesterol và Tháp Thực Phẩm - Nhu Cầu Năng Lượng của Cơ Thể

1. L.R. Quigley. 2000. Food pyramid feast: the cuisine of healthy abundance.

2. S.K. Henderson et al. 2000. Food fight: challenging the USDA food pyramid, 1991.

3. A. Rondeau et al. 2002. The food pyramid (what should I eat).

4. H. Okuyama et al. 2006. Prevention of coronary heart disease: from the cholesterol hypothesis to w6/w3 balance.

5. G.D. Lawrence. 2019. The low-fat lie: rise of obesity, diabetes, and inflammation.

Chương 8: Các Nhóm Thức Ăn - Những Chất Dinh Dưỡng trong Thức Ăn - Chỉ Số Đường - Tải Đường - Chỉ Số Insulin của Thức Ăn

1. N. Barnard et al. 2011. Food for life: how the new four food group can save your life.

2. C. Gelles. 1992. Wholesome harvest: cooking with the new four food groups: grains, beans, fruits, and vegetables.

3. F. Sizer et al. 2019. Nutrition: concepts and controversies.

Chương 9: Chế Độ Dinh Dưỡng Phương Tây - Địa Trung Hải - DASH - OmniHeart - Ăn Chay - Ít Carb - Keto - Hạn Chế Calo - Nhịn Ăn Gián Đoạn

1. Katz and Meller 2014. Can we say what diet is best for health?.

2. E.C. Westman. 2019. The new Atkins for a new you: the ultimate diet for shedding weight and feeling great.

3. J.S. Volek et al. 2011. The art and science of low carbohydrate living.

4. Berg JM et al. 2002. Food intake and starvation induce metabolic changes.

5. Savendahl L et al. 1999. Fasting increases serum total cholesterol, LDL cholesterol and apolipoprotein B in healthy, non-obese humans.

6. J. Fung. 2016. The complete guide to fasting: heal your body through intermittent, alternate-day, and extended fasting.

7. M. Heller. The DASH diet action plan: proven to lower blood pressure and cholesterol without medication.

Chương 10: Hệ Vi Sinh của Con Người

1. A. Collen. 2016. 10% human: how your body's microbes hold the key to health and happiness.

2. R. Kellman. 2015. The microbiome diet: the scientifically proven way to restore your gut health and achieve permanent weight loss.

3. E. Mayer. 2018. The Mind-Gut connection: how the hidden conversation within our bodies impacts our mood, our choices, and our overall health.

Chương 11: Cơ Chế Di Truyền Biểu Sinh

1. J.S. Bland.1999. Genetic nutrioneering: how you can modify inherited traits and live a longer, healthier life.

2. M. Wolynn. 2017. It didn't start with you: how inherited family trauma shapes who we are and how to end the cycle.

3. K.R. Pelletier et al. 2019. Change your genes, change your life: creating optimal health with the new science of genetics.

Chương 12: Bệnh Cao Mỡ Máu - Hướng Dẫn ATP-III và ATP-IV

1. Talwalkar et al. 2013. Journey in guidelines for lipid management: From ATP-I To ATP-III and what to expect in ATP-IV.

2. National Cholesterol Education Program 2001. ATP-III Guidelines At-A-Glance Quick Desk Reference.

3. Scott M. Grundy 2013. Then and Now: ATP-III vs IV.

4. Allen Adolphe. Lipid Guidelines 2018: Updates from ACC/AHA Guidelines 2013.

5. M.W. Daboul. 2019. Hypertriglyceridemia, type II diabetes mellitus and hypercholesterolemia: the correlations and interrelations.

Chương 13: Bệnh Cao Huyết Áp

1. R.D. Moore. 2001. The high blood pressure solution: a scientifically proven program for preventing strokes and heart disease.

2. J.S. Cohen. 2004. The magnesium solution for high blood pressure.

3. J. Whitaker. 2001. Reversing hypertension: a vital new program to prevent, treat, and reduce high blood pressure.

4. S. Sheps and Mayo Clinic. 2003. Mayo Clinic on high blood pressure: taking charge of your hypertension.

Chương 14: Bệnh Tim Mạch

1. Dehghan M. et al. 2017. Associations of fats and carbohydrate intake with cardiovascular disease and mortality in 18 countries from five continents (PURE): a prospective cohort study.

2. Vessby B. et al. 1982. Reduction of low density and high density lipoprotein cholesterol by fat-modified diets. A survey of recent findings.

3. Gan CF et al. 2008. Effects of high-carbohydrate/low fat diet on serum lipid ratios in healthy young subjects.

4. A. Malhotra et al. 2016. Saturated fat does not clog the arteries: coronary heart disease is a chronic inflammatory condition, the risk of which can be effectively reduced from healthy lifestyle interventions.

Chương 15: Bệnh Đột Quỵ

1. R.C. Senelick. 2016. Living with stroke: a guide for patients and their families

2. D.O. Wiebers. 1st edition. Cerebrovascular disease in clinical practice.

3. T. Tanzman. 2019. Hope after stroke for caregivers and survivors: the holistic guide to getting your life back.

4. G. Gillen. 2011. Stroke rehabilitation: a function-based approach.

5. M.C. Denny et al. 2007. Acute stroke care (Cambridge manuals in neurology).

Chương 16: Bệnh tiểu Đường

1. National Institute of Diabetes and Digestive and Kidney Diseases - Type 2 diabetes.

2. J. Fung. 2018. The diabetes code: prevent and reverse type 2 diabetes naturally.

3. H. Wright. 2013. The prediabetes diet plan: how to reverse prediabetes and prevent diabetes through healthy eating and exercise.

4. R.K. Bernstein. 2011. Diabetes solution: the complete guide to achieving normal blood sugars.

Chương 17: Bệnh Alzheimer

1. National Institute on Aging. Alzheimer's disease fact sheet.

2. Wikipedia. Alzheimer's disease, en.wikipedia.org>wiki>Alxheimer's_disease.

3. D. and A. Sherzai. 2019. The Alzheimer's solution: a breakthrough program to prevent and reverse the symptoms of cognitive decline at every age.

4. D. Perlmutter. 2018. Grain Brain: the surprising truth about wheat, carbs, and sugar--your brain's silent killers.

5. M.T. Newport. 2015. The coconut oil and low-carb solution for Alzheimer's, Parkinson's, and other diseases.

Chương 18: Ung Thư là gì - Phì Đại Tuyến Tiền Liệt

1. Hennenfent B. 1997. Prostatitis and benign prostatic hyperplasia: emerging infectious diseases?.

2 J.E. Castro. 2013. The treatment of prostate hypertrophy and neoplasia.

3. K.T. McVary. 2003. Management of benign prostatic hypertrophy.

4. R.M. Bazar. 2013. The prostate health diet: what to eat to prevent and

heal prostate problems including prostate cancer, BPH enlarged prostate and prostatitis.

Chương 19: Ung Thư Tuyến Tiền Liệt

1. CDC. Prostate cancer, cdc.gov/cancer/prostate/basic_info/what-is-prostate-cancer.htm.

2. S. Marks. 2009. Prostate and cancer: a family guide to diagnosis, treatment, and survival.

3. E.A. Ripoll. 2017. Prostate cancer: a new approach to treatment and healing.

4. J.R. Williams. 2019. The immuno therapy revolution: the best new hope for saving cancer patient's lives.

5. P. Ellsworth. 2019. 100 question & answers about prostate cancer.

Chương 20: Ung Thư Phổi

1. CDC. Lung cancer, cdc.gov/cancer/lung/basic_info/what-is-lung-cancer.htm.

2. B.J. Addario. 2015 Navigating lung cancer 360 degrees of hope.

3. P. Kalanithi et al. 2016. When breath becomes air.

4. Nancy G. et al. 2012. Lung cancer.

Chương 21: Bệnh Phổi Tắc Nghẽn Mãn tính

1. Mayo Clinic. COPD, mayoclinic.org/diseases-conditions/copd/symptoms-causes/syc-20353679

2. D.A. Mahler. 2017. Breath easy: relieving the symptoms of chronic lung disease.

3. D.L. Fielding. 2016. The COPD solution: a proven 10-week program for living and breathing better with chronic lung disease.

4. Global Initiative for Chronic Obstructive Lung Disease. 2018. Pocket guide to COPD diagnosis, management, and prevention: a guide for healthcare professionals.

5. D.A. Mahler. 2015. COPD: answers to your questions.

Chương 22: Ung Thư Đại-Trực Tràng

1. Cedars sinai. Colon and rectal cancers, cedars-sinai.org/health-library/diseases-and-conditions/c/colon-and-rectal-cancers.html.

2. J.R. Williams.2019. The immunotherapy revolution: the best new hope for saving cancer patient's lives.

3. P.R. Ruggieri et al.. 2018. Colon & Rectal cancer: from diagnosis to treatment.

4. M.E. Pezim. 1992. The intelligent patient guide to colorectal cancer.

Chương 23: Ung Thư Vú

1. CDC. Breast cancer, cdc.gov/cancer/breast/basic_info/what-is-breast-cancer.htm.

2. American college of surgeons clinical research program, alliance for clinical trials in oncology 2015. Operative standards for cancer surgery.

3. S.M. Love et al. 2015. Dr. Susan Love's breast book.

4. J. Link et al. 2017. The breast cancer survival manual: a step-by-step guide for women with newly diagnosed breast cancer.

5. J. McLelland. 2018. How to starve cancer: without starving yourself.

6. P. Prijatel. 2013. Surviving triple-negative breast cancer: hope, treatment, and recovery.

Liên lạc Tác giả
Charlie Nguyễn
locarbandfast@gmail.com

Liên lạc Nhà xuất bản
Nhân Ảnh
han.le3359@gmail.com
(408) 722-5626

www.ingramcontent.com/pod-product-compliance
Lightning Source LLC
Chambersburg PA
CBHW031838200326
41597CB00012B/192